奈特绘涂生理学

Netter's Physiology Coloring Book

原　　著　Susan E.Mulroney

Adam K.Myers

插　　图　Frank H. Netter

插图润色　Dragonfly Media Group

主　　译　宋德懋

译　　者（按姓名汉语拼音排序）

金宏波（哈尔滨医科大学）

韩丽萍（温州医科大学）

宋德懋（北京大学医学部）

严钰锋（复旦大学）

杨秀红（华北理工大学）

张海锋（空军军医大学）

朱敏佳（四川大学）

北京大学医学出版社

NAITE HUITU SHENGLIXUE

图书在版编目（CIP）数据

奈特绘涂生理学 /（美）苏珊・马尔罗尼（Susan E. Mulroney），（美）亚当・迈尔斯（Adam K. Myers）原著；宋德懋主译 . —北京：北京大学医学出版社，2022.9
书名原文：NETTER’S PHYSIOLOGY COLORING BOOK
ISBN 978-7-5659-2705-8

Ⅰ. ①奈…　Ⅱ . ①苏… ②亚… ③宋…　Ⅲ . ①人体生理学－图集　Ⅳ . ① R33-64

中国版本图书馆 CIP 数据核字（2022）第 139160 号

北京市版权局著作权合同登记号：图字：01-2022-0104

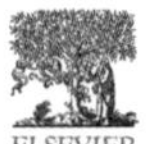

Elsevier (Singapore) Pte Ltd.
3 Killiney Road, #08-01 Winsland House I, Singapore 239519
Tel：(65) 6349-0200；Fax：(65) 6733-1817

NETTER’S PHYSIOLOGY COLORING BOOK

ISBN：978-0-323-69463-6
This translation of NETTER’S PHYSIOLOGY COLORING BOOK by Susan E. Mulroney and Adam K. Myers was undertaken by Peking University Medical Press and is published by arrangement with Elsevier (Singapore) Pte Ltd.
NETTER’S PHYSIOLOGY COLORING BOOK by Susan E. Mulroney and Adam K. Myers 由北京大学医学出版社进行翻译，并根据北京大学医学出版社与爱思唯尔（新加坡）私人有限公司的协议约定出版。
《奈特绘涂生理学》（宋德懋　主译）
ISBN：978-7-5659-2705-8

奈特绘涂生理学

主　　译： 宋德懋
出版发行： 北京大学医学出版社
地　　址：（100191）北京市海淀区学院路 38 号　北京大学医学部院内
电　　话： 发行部 010-82802230；图书邮购 010-82802495
网　　址： http://www.pumpress.com.cn
E-mail： booksale@bjmu.edu.cn
印　　刷： 中煤（北京）印务有限公司
经　　销： 新华书店
责任编辑： 郭　颖　　**责任校对：** 靳新强　　**责任印制：** 李　啸
开　　本： 889 mm×1194 mm　1/16　　**印张：** 19.25　　**字数：** 526 千字
版　　次： 2022 年 9 月第 1 版　2022 年 9 月第 1 次印刷
书　　号： ISBN 978-7-5659-2705-8
定　　价： 95.00 元

译者前言

我们很荣幸承担了《奈特绘涂生理学》的翻译工作。《奈特绘涂生理学》是国际知名教材《奈特基础生理学》系列丛书中的一本，是生理学界公认的优秀教材。本书的出版对国内生理学教学的发展将有积极的推动作用。

本书将生理学知识与现在流行的“秘密花园”涂色书的思路相结合，使原本枯燥难懂的生理学理论知识跃然纸上，一下变得生动起来。在参与涂色的过程中，读者可在不知不觉中加深对知识的理解和掌握，同时巩固了记忆，既减压，又乐趣无穷。书中奈特博士绘制的一幅幅精美的图片，清晰准确，给读者以美的享受，我相信每位读者一定会有相同的感受。

特别值得一提的是，该书对生理学的独特解读视角与国内的教材有所不同，能够使读者更容易、更深刻地理解相关的生理学内容，对于生理学教师、临床医生和正在学习生理学的学生都有借鉴意义。

感谢来自全国多所院校的各位教授欣然承担此次翻译工作，并在百忙中抽出时间，字斟句酌，精益求精，不但对翻译文字反复斟酌，而且还对原书内容进行了完善。

尽管在翻译过程中，译者们竭尽全力，力求完美，但由于时间仓促，难免存在错误，恳请各位读者不吝批评指正。

宋德懋

原著致谢

感谢多年来与我们共事的数千名学生，他们逐渐成长为有技能、有爱心的医生、牙医、护士、其他卫生专业人员和科学家。他们的奉献、努力和成功激励着我们成为最好的教育者，并使我们对医疗保健和医学的未来充满信心。

原著前言

欢迎使用《奈特绘涂生理学》。希望本书能给读者提供一种互动的方法，从而加强对生理学原理和机制的学习。生理学是一门具有挑战性的学科，其本质上是多领域知识的综合，涉及了基础生物学、物理学和化学等学科。阅读文本，完成特定的绘涂任务和相关练习，然后回答习题，将有助于明晰和巩固人体生理学的主要原理。将本涂色书与教科书《奈特基础生理学》结合使用，将极大地丰富你对人体生理学的理解。

关于作者

SUSAN E. MULRONEY 博士和 **ADAM K. MYERS 博士**是《奈特基础生理学》和相关研究工具《奈特基础生理学卡片》第二版的作者，他们都是华盛顿特区乔治敦大学的教师。他们还共同撰写了一系列关于教育技术和翻转学习在生物医学教育中应用的原创研究论文。

Mulroney 博士是乔治敦大学医学中心药理学和生理学教授，是备受赞誉的生理学特别硕士项目主任。她为医学生和研究生讲授人体生理学，包括肾、胃肠和内分泌生理学等。 Mulroney 博士获得了许多教学奖项，包括 2015 年美国生理学会年度大奖——Arthur C. Guyton 生理学教育家奖。其研究重点是肾发育和肾疾病的性别差异。

Myers 博士是乔治敦大学医学中心药理学和生理学教授，特别研究生项目的副主任和副院长助理。他也是乔治敦大学健康和公共利益硕士项目的联合主任，多年来开发和指导了多个创新研究生项目。Myers 博士曾获得许多教学奖项，在教育项目开发和管理以及新教育技术的实施方面具有丰富的经验。他撰写了许多心血管生理学领域的原创研究论文。

关于插图作者

Frank H. Netter, MD

奈特博士于 1906 年生于美国纽约市。他曾在学生艺术联合会和美国国家设计院学习绘画艺术，后进入纽约大学医学院学习医学，于 1931 年获得医学博士学位。在学习期间，他的素描作品就引起了医学界的注意，纷纷聘请他为一些文章和著作绘制插图。在 1933 年成为职业外科医生后，奈特继续在业余时间从事绘画工作，但他最终放弃了医生的职业，全身心地投入到钟爱的绘画艺术中。第二次世界大战期间，他在美国军队服役，退役后便开始了与 CIBA 制药公司（现为 Novartis 制药公司）的长期合作。长达 45 年的合作使他积累了宝贵的医学艺术财富，成为世界各国医生和其他医务工作者十分熟悉的医学绘画艺术家。

2005 年，Elsevier 公司从 Icon 公司购买了奈特博士的图集和所有出版物。目前已有超过 50 种奈特博士的艺术作品出版物可以通过 Elsevier 公司获得。

奈特博士的作品是用图画形象地传授医学知识的典范。13 卷《奈特图解医学全集》收入了奈特博士创作的 2 万多幅插图中的大部分，是世界著名的医学巨著之一。《奈特人体解剖学彩色图谱》于 1989 年首次出版，现已被译为 16 种语言，成为全世界医学及相关学科学生在学习中首选的解剖学图谱。

奈特博士的作品之所以受到人们的青睐，不仅是由于其超常的美学水平，更重要的是其丰富的知识内涵。正如奈特博士于 1949 年所说，“阐明主题是插图的根本目的和最高目标。作为医学插图，无论绘制得多么精美，渲染得多么细腻，如果不能阐明其医学观点，就将失去价值。”奈特博士的绘画设计、对艺术的理解构想、观察和处理问题的方式，以及对事业的追求，全部淋漓尽致地表现在他的绘画作品中，使他的作品达到了艺术性和科学性的完美结合。

奈特博士，这位杰出的医学工作者和艺术家，于 1991 年与世长辞。

了解更多关于医学艺术家奈特博士的信息，可登录网站 https://netterimages.com/artist-frank-h-netter.html

Carlos A. G. Machado, MD

Novartis 公司选择卡洛斯・马查多作为奈特医生的接班人。他也是奈特医学图集的主要贡献者。

心脏病专家卡洛斯·马查多自学医学插图绘画，他对奈特博士的一些原版图片进行了细致的更新，并创作了许多奈特风格的画作，作为奈特系列的延伸。马查多博士现实主义的画作风格和他对医患关系的敏锐洞察力塑造了其作品生动而难忘的视觉风格。他致力于研究他所画的每一个主题，这使他成为当今最优秀的医学插图画家之一。

了解更多关于他的背景和艺术，可登录网站 https://netterimages.com/artist-carlos-a-g-machado.html

目 录

第一章　细胞生理学与内环境稳态

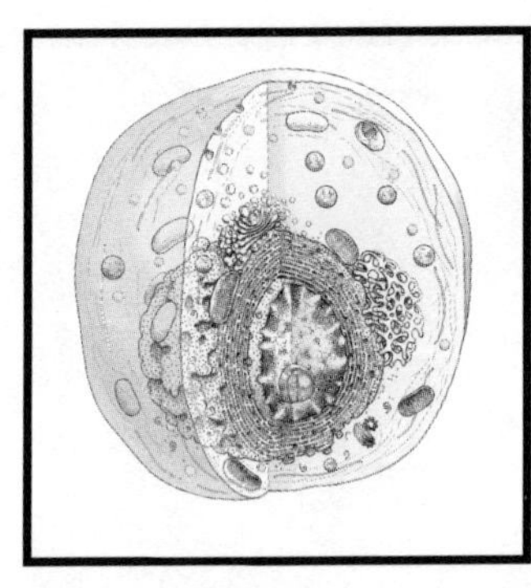

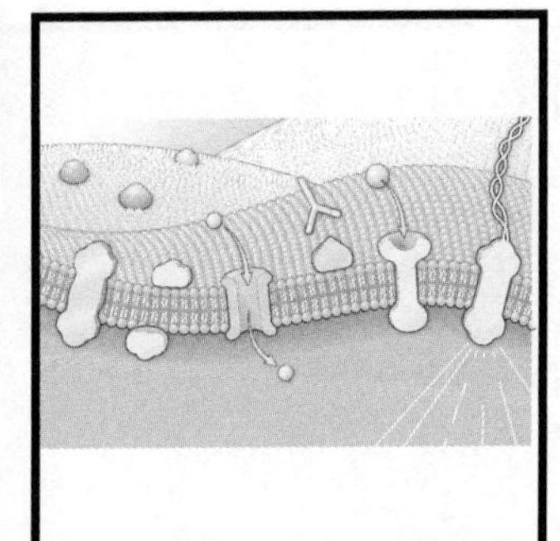

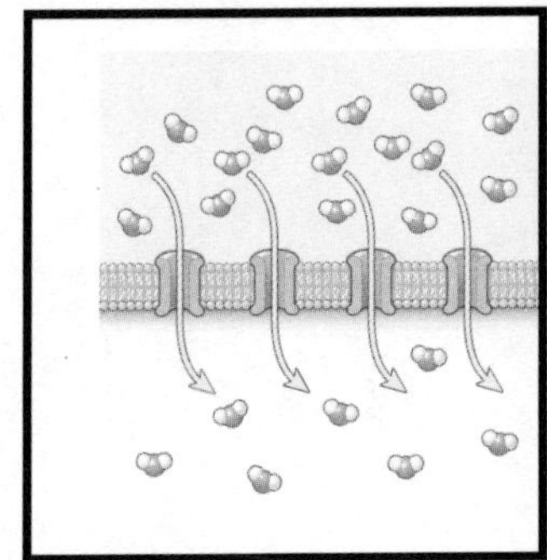

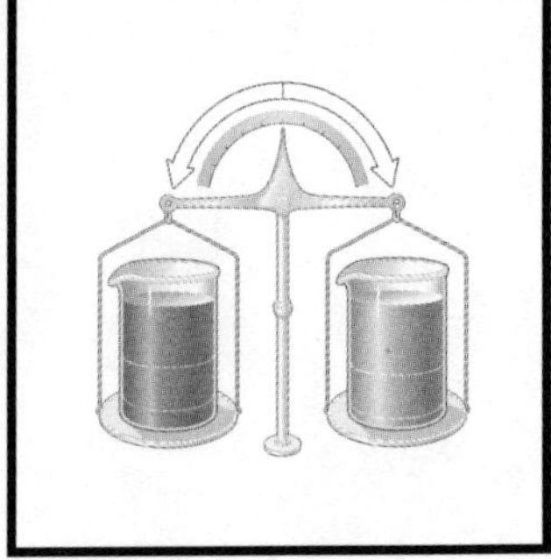

1 第一节　细胞结构

细胞是生物体的基本结构和功能单位。虽然细胞内的细胞器会因细胞类型的不同而有所区别，但一般来说，细胞都有某些共同结构来执行某些基本功能，如蛋白质合成、细胞呼吸、脂质合成，以及各种物质的生成、包装与分泌。以上所有结构都被半流体的**细胞质（cytosol）**和**细胞膜（cell membrane）**所包绕。

重要的结构

- **细胞核（nucleus）**将遗传信息以 DNA、基因和染色体的形式进行储存，并控制细胞各种功能和生殖。
- **核仁（nucleolus）**位于细胞核内，它可启动核糖体的生成过程，这是合成蛋白质所必需的步骤。
- **内质网（endoplasmic reticulum）**由扁平的管状膜或囊组成。粗面内质网（RER）的膜上有核糖体，是合成蛋白质必需的结构；而光面内质网（SER）没有核糖体，参与脂质的合成，包括类固醇激素的合成。
- **高尔基体（Golgi apparatus）**由充满液体的囊组成，处理合成的蛋白质供其他细胞器使用，或通过囊泡对这些物质进行细胞转运。
- **囊泡（vesicles）**的作用涉及分泌、摄取、储存以及对各种物质的加工处理。囊泡可与细胞膜融合，通过胞吐将其内容物分泌到胞外；也可以通过胞吞作用吞噬细胞外的物质，并在细胞内产生囊泡。溶酶体囊泡内含有各种酶，可以将细胞中不需要的物质进行分解。
- **线粒体（mitochondria）**是细胞代谢的“引擎”，它可以产生三磷酸腺苷（ATP），后者是整个细胞能量的来源。通过细胞中线粒体的数量可以了解细胞的代谢水平。

习题答案

A. 线粒体

B. 核仁，RER

C. 囊泡

D. 细胞核

标记下列细胞的结构：

- ☐ 1. 囊泡
- ☐ 2. 高尔基体
- ☐ 3. 细胞核
- ☐ 4. 核仁
- ☐ 5. 粗面内质网（RER）
- ☐ 6. 光面内质网（SER）
- ☐ 7. 线粒体
- ☐ 8. 细胞膜

涂绘并标记在以下方面起主要作用的结构：

- ☐ 1. 产生能量：线粒体（绿色）
- ☐ 2,3,4,5. 蛋白质合成：高尔基体、细胞核、核仁、RER（黄色）
- ☐ 6,7. 脂质合成：SER（红色）

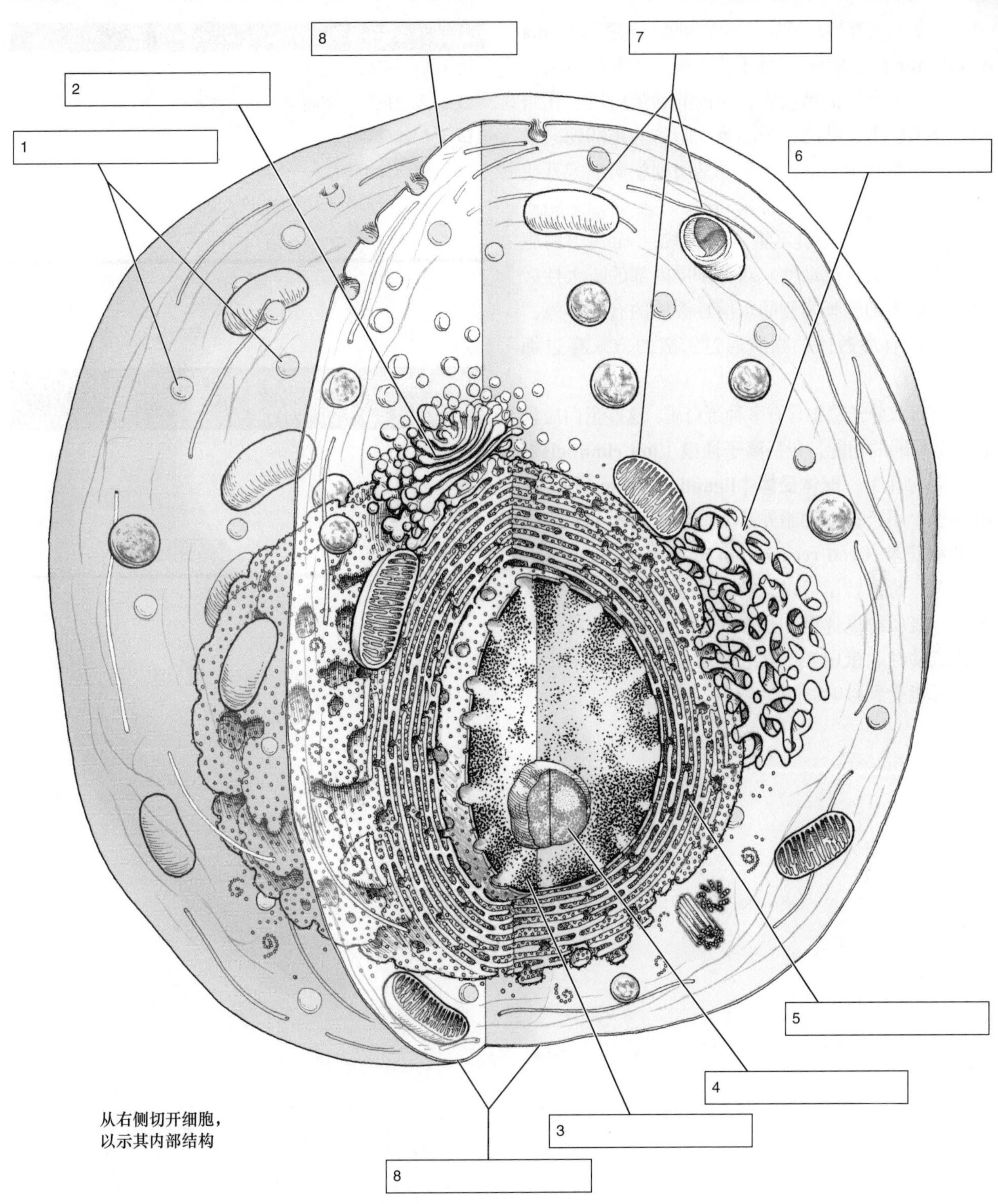

从右侧切开细胞，
以示其内部结构

习题

A. 什么细胞器可以合成 ATP，为细胞的各种生命活动提供能量？

B. 核糖体在 ________ 合成，与 ________ 一起参与蛋白质的合成。

C. ________ 能与细胞膜融合，通过胞吐作用将内容物分泌到细胞外。

D. 遗传信息存储于哪种细胞器中？

1 第二节　细胞膜

将细胞与外界环境分开的细胞膜［**质膜（plasma membrane）**］由脂质双分子层组成，主要是磷脂，也含有不同数量的糖脂质、胆固醇和蛋白质。在脂质双分子层中，磷脂分子的疏水脂肪酸尾部朝向膜的中间，而其亲水的极性头端基团则朝向细胞外或细胞内的空间。质膜具有流动性，主要是因为脂质双分子层中含有短链不饱和脂肪酸；而其中的胆固醇则会降低其流动性。双分子层内部的疏水性区域使其成为细胞膜两侧的水溶性液体的有效屏障，只允许具有渗透性的物质通过扩散的方式穿过细胞膜。

脂质双分子层中含有多种蛋白质，这些蛋白质具有许多不同的功能，包括**离子通道（ion channels）**（膜上的孔）、**配体受体（ligand receptors）**、黏附分子（用于黏附细胞外基质或其他细胞）和**细胞识别标记物（cell recognition markers）**（如表面抗原）。跨膜转运可以是被动的或主动的，根据膜组成、溶质浓度梯度和是否存在转运蛋白而定。如果膜流动性、蛋白质浓度或厚度发生改变，则转运过程可能受到影响。

涂绘并标记下列膜蛋白：

- □ 1. 离子通道
- □ 2. 表面抗原（细胞识别标记物）
- □ 3. 配体受体
- □ 4. 黏附分子

注意哪些结构是跨细胞膜的（整合蛋白质），而哪些仅仅是表面蛋白质。

涂绘并标记下列每种分子，使用与相关膜蛋白相同的颜色（使用与1-4相同的色彩）：

- □ 5. 离子
- □ 6. 抗体
- □ 7. 配体
- □ 8. 细胞外基质蛋白（例如：胶原蛋白）

习题答案

A. 脂质双分子层，亲水性

B. 蛋白质

C. 流动性

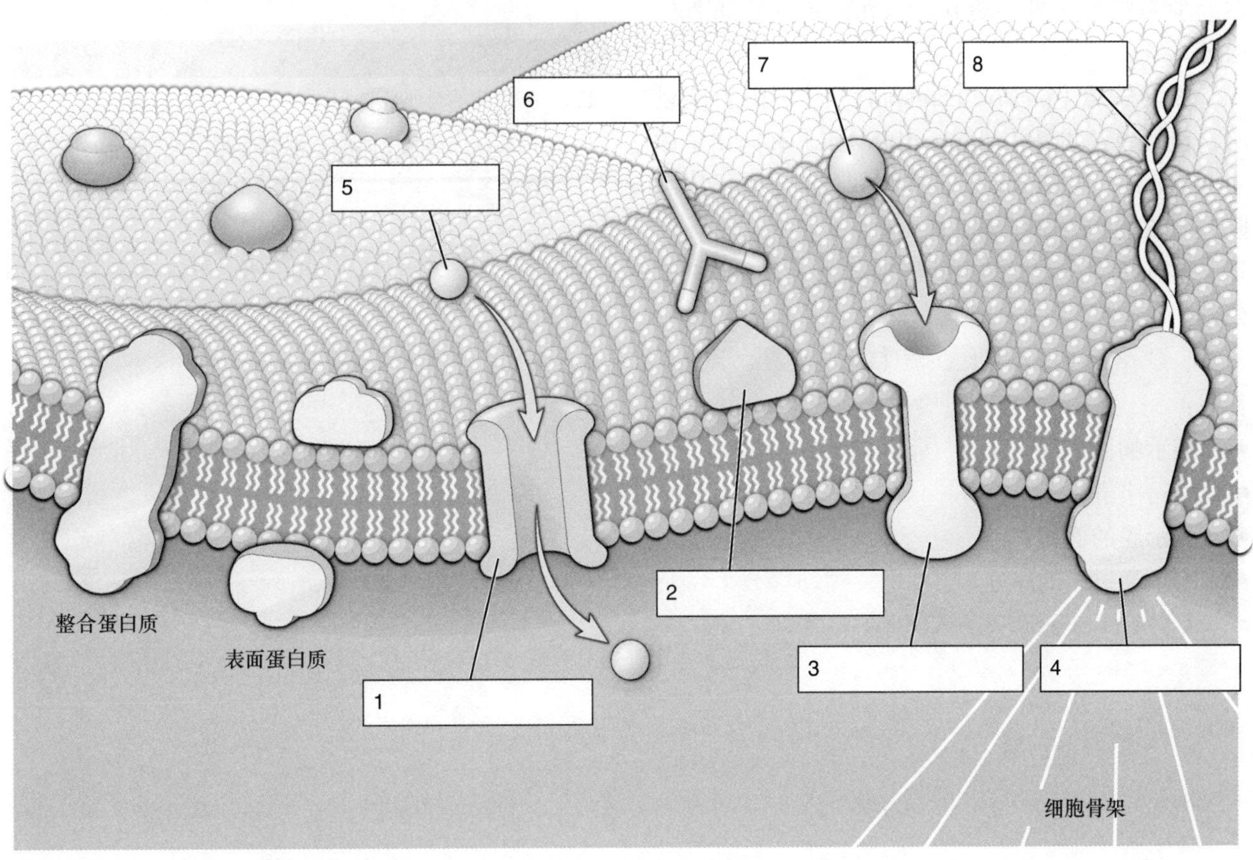

习题

A. 细胞膜由 __________ 构成，其磷酸脂质分子的 ________ 头端朝向细胞膜的外表面。

B. 离子跨膜移动，与特殊配体结合以及细胞的黏附均与细胞膜上的 __________ 有关。

C. 不饱和短链脂肪酸赋予了细胞膜 ___________ 的特征。

第三节 扩散

维持机体内环境的**稳态（homeostasis）**是生理学的核心概念。在生物体层面，机体的内环境在面对环境变化和应激时需要保持相对稳定；在细胞水平，内环境也必须保持平衡，以维持细胞正常的生理功能。

细胞膜保护细胞内环境的稳定，限制细胞内外溶质、颗粒以及水的运动；但同时也必须进行必要的物质交换，以摄取营养物质，清除不需要的废物。除此之外，细胞内外进行物质交换还有很多其他用途。细胞膜是一种半透膜，只允许某些物质自由通过。

被动转运（passive transport）是不需要能量的，包括**单纯扩散（simple diffusion）**和**异化扩散（facilitated diffusion）**。扩散是指溶质从高浓度区向低浓度区的净移动。

单纯扩散是跨膜转运的最基本类型，根据 Fick 公式：

$$J_i = D_i \times A(1/X) \times (C_1 - C_2)$$

其中：

- J_i 表示物质 i 的净通量
- D_i 表示扩散系数
- A 表示膜的面积
- X 表示通过膜的厚度
- （$C_1 - C_2$）表示跨膜的浓度差

扩散的速率与膜的表面积和跨膜分子浓度差成正比，与膜的厚度成反比。

易化扩散是通过膜上的特殊通道或载体蛋白介导的。通道由蛋白质“孔”构成，允许特定物质通过细胞膜的疏水区域。载体介导的易化扩散是通过配体与特定的蛋白质结合导致分子跨膜移动而实现的。易化扩散的扩散速率受最大转运速率的限制。在膜两侧较高的浓度差的情况下，载体将出现饱和，从而达到最大转运速率并保持衡定。

涂绘

- □ 1. 膜两侧的分子（蓝色）
- □ 2. 用箭头表明分子跨膜扩散的方向

习题答案

A. 单纯

B. 易化

C. 易化

D. 不，扩散不需要消耗能量，但扩散受膜的组成及溶质浓度梯度的影响。

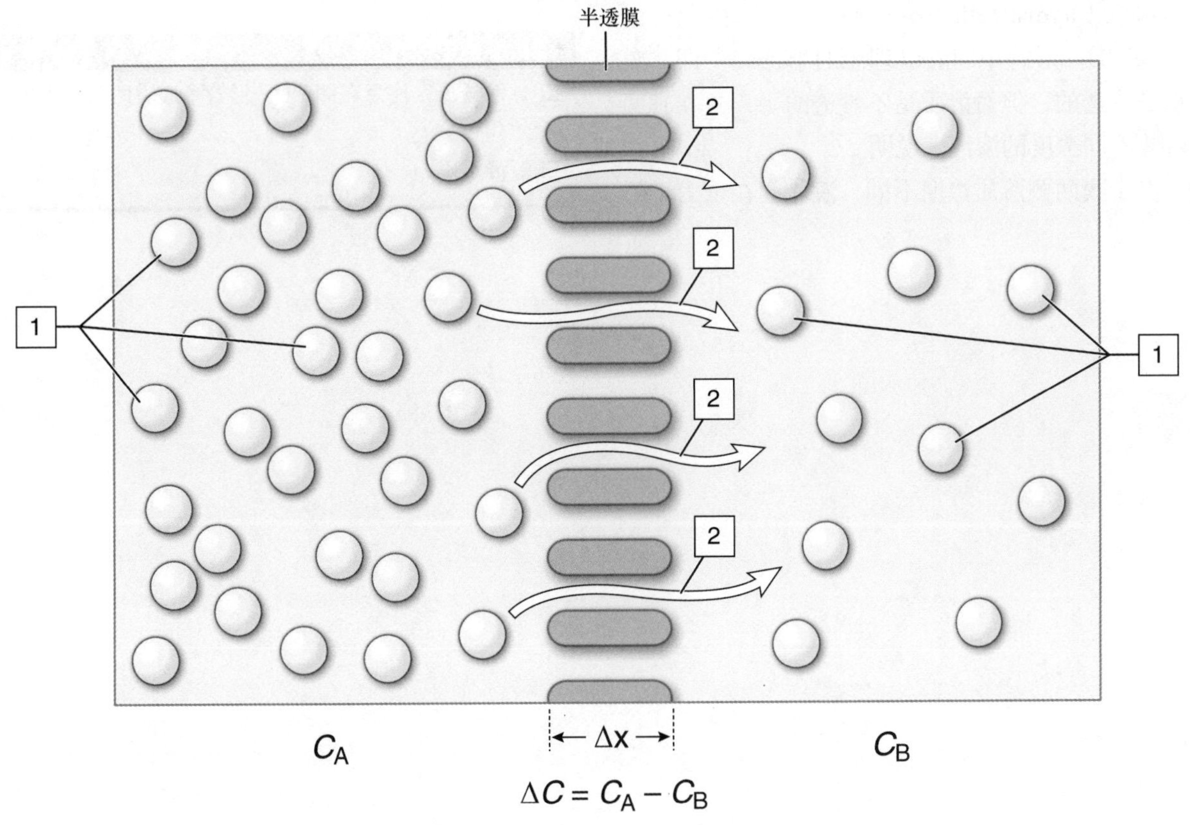

习题

A. ________ 扩散会发生在所有细胞膜两侧存在浓度梯度的情况下，其速率与浓度梯度的大小呈正相关。

B. 完成 __________ 扩散需要通道和载体的介导。

C. 哪种类型的扩散与最大转运速率有关?

D. 扩散需要消耗能量吗?

1 第四节 渗透和渗透压在液体平衡中的重要性

细胞内液（ICF）和细胞外液（ECF）中溶质的量用毫摩尔表示，其浓度用液体渗透压表示。人体体液的渗透压约为290毫摩尔/升（mOsm/L）(在机体处于稳态时细胞内外的渗透压相同）。这种平衡是通过渗透作用实现的。

相对于溶质通过扩散的移动，**渗透（osmosis）**是水从低溶质浓度区域到高溶质浓度区域的移动（或扩散）。水的运动是由于溶质浓度所形成的**渗透压（osmotic pressure）**引起的。

渗透压相当于阻止液体通过半透膜渗透所必需的**静水压（hydrostatic pressure）**。这一概念可以通过在"U"形管中间隔以理想的半透膜（即，膜对水是渗透的，但对溶质是不渗透的），并在其两侧盛装不同浓度的溶液来说明。

由于膜两侧溶质浓度不同，液体会在重力（静水压）的作用下向溶质浓度较高的一侧移动，直到产生的静水压与渗透压相等（不要将其与胶体渗透压相混淆，后者特指由蛋白质产生的渗透压！）在这个例子中，平衡状态下，膜两侧溶质浓度几乎相等，而水位却不相等——水的移动是由于渗透压不同造成的。如果这种情况发生在人体内，细胞外溶质浓度的变化将会引起渗透压变化，从而导致细胞肿胀或皱缩。

涂绘并标记

- ☐ 1. 渗透压；注意右侧"U"形管半透膜两侧的水位不相等
- ☐ 2. 静水压

习题答案

A. 水会移动到溶质浓度较高的区域，即从细胞内液向细胞外液移动（细胞会皱缩）。

B. 要使水进入细胞引起细胞肿胀，那么细胞内液的渗透压必须高于细胞外液。

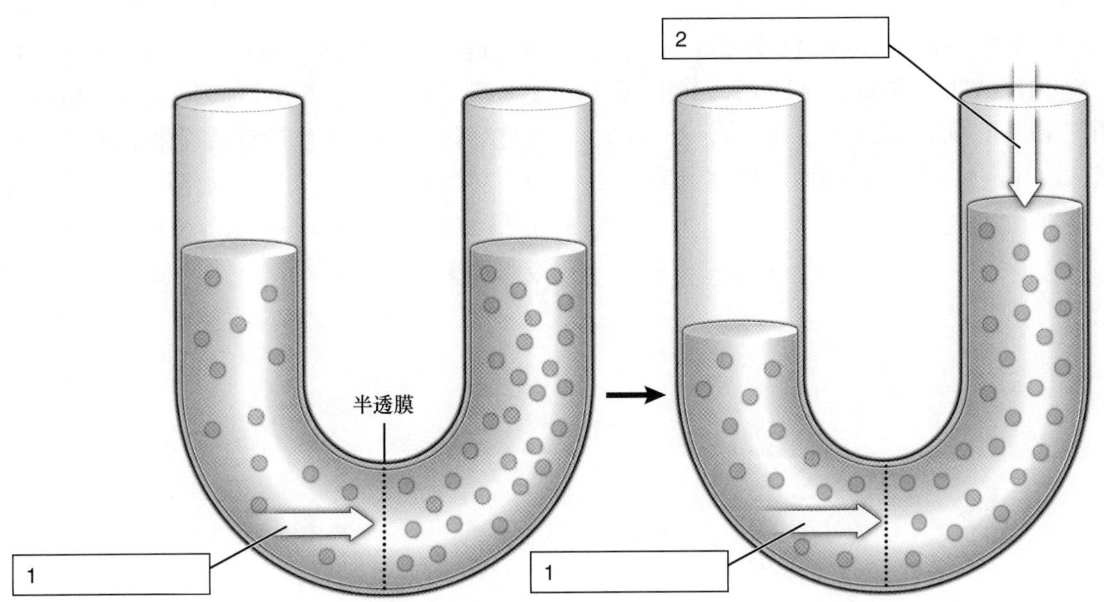

A. 没有受到渗透压影响的初始状态　　B. 渗透压与静水压相等的平衡状态

习题

A. 如果细胞外液的溶质浓度高于细胞内液，水会向哪个方向移动？

B. 细胞外液出现什么情况时会引起细胞肿胀？

第五节 细胞转运：原发性主动转运

原发性主动转运（primary active transport）是直接利用 ATP 转化为二磷酸腺苷（ADP）所释放出的能量，用于离子的跨膜转运的过程。

Na^+/K^+-ATP 酶（Na^+/K^+-ATPase）是一种广泛存在的活性转运体，通过消耗 ATP 的能量，将 Na^+转运出细胞，并将 K^+转运入细胞，以建立必要的细胞内和细胞外的离子环境。在此过程中，三个带正电荷的 Na^+被转运出细胞外，而只有两个带正电荷的 K^+被转运入细胞内，所以这个泵被称为**生电泵（electrogenic pump）**。Na^+浓度梯度的建立为 Na^+在各种细胞过程中顺浓度梯度扩散奠定了基础，即继发性主动转运（详见下一节）。

其他原发性主动转运的例子还包括 H^+/K^+-ATP 酶、H^+-ATP 酶和 Ca^{2+}-ATP 酶，其中 ATP 都是被用于逆浓度梯度移动（一个或多个）离子的。

本节以 Ca^{2+}-ATP 酶为例阐明原发性主动转运的机制。

涂绘

- ☐ 1. 用箭头指示正在通过载体向更高浓度区域移动的 Ca^{2+}，强化原发性主动转运允许分子逆浓度梯度运动

涂绘并标记为 Ca^{2+}逆浓度梯度移动提供能量的反应：

- ☐ 2. ATP
- ☐ 3. ADP

临床知识点

原发性主动转运对体液稳态（Na^+/K^+-ATP 酶）、细胞信号转导（Ca^{2+}-ATP 酶）、酸分泌（H^+/K^+-ATP 酶）和其他一些功能都至关重要。阻断大多数这些转运蛋白会产生严重的后果，甚至可危及生命。转运蛋白可以作为药物作用的靶点，例如可用于治疗心力衰竭（Na^+/K^+-ATP 酶）和胃酸分泌过量（H^+/K^+-ATP 酶）。

习题答案

A. 下列任意两个：Na^+/K^+-ATP 酶；H^+/K^+-ATP 酶；H^+-ATP 酶；Ca^{2+}-ATP 酶

B. ATP，ADP

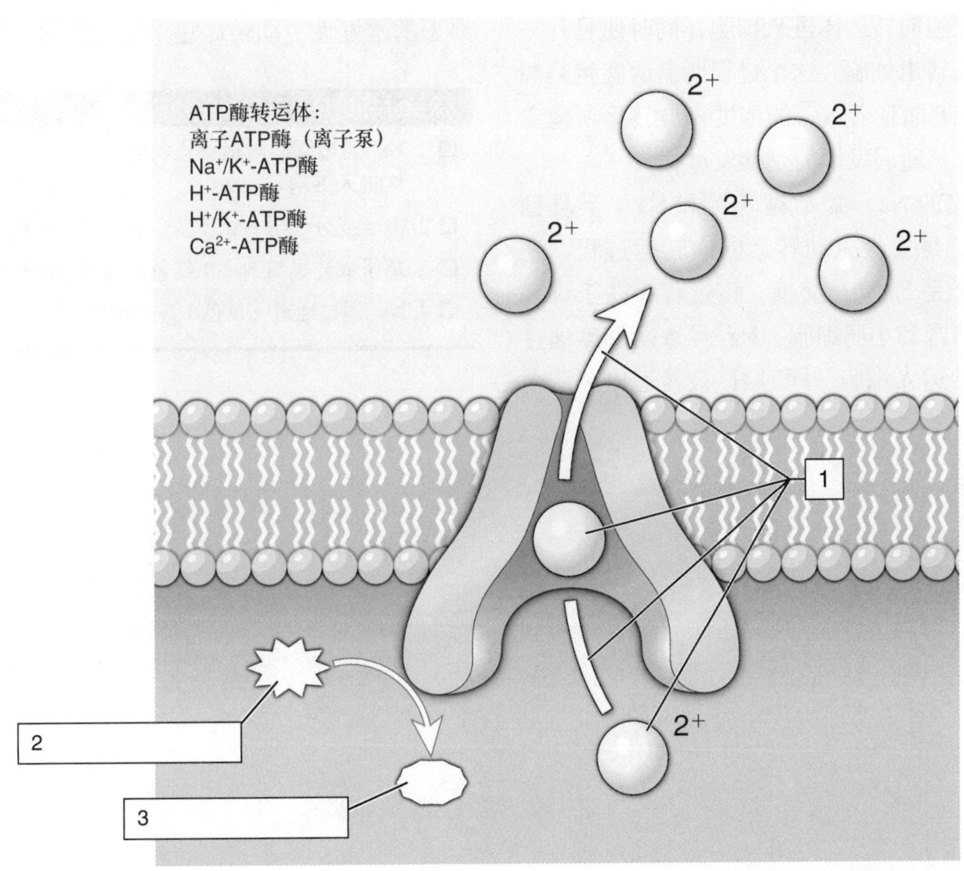

习题

A. 列举两种原发性主动转运的例子。

B. 逆浓度梯度转运离子所需要的能量来源于 __________ 向 __________ 的转化。

1 第六节　细胞转运：继发性主动转运

许多物质进、出细胞是通过与 Na^+ 相关的**继发性主动转运（secondary active transport）**的方式完成的。这种继发转运可以是**同向转运（symport）**（相同的转运方向），也可以是**逆向转运（antiport）**（也称为交换，当一个离子或分子进入细胞时，另一个离子或分子离开细胞）。

Na^+ 的浓度梯度是依赖活化 Na^+/K^+-ATP 酶来建立和维持的，该浓度梯度可以使 Na^+ 通过特殊的同向转运体或逆向转运体进入细胞，同时使另外一种分子转入或转出细胞。这个过程所需的能量是源自 Na^+/K^+-ATP 酶逆着 Na^+ 的浓度梯度转运所建立的势能储备，其随后发生的是继发过程。

跨肠上皮的 Na^+- 葡萄糖转运和 Na^+- 半乳糖转运是典型的继发性主动转运同向转运过程。逆向转运的例子是 Na^+/H^+ 交换，该过程存在于许多细胞中，包括肾和小肠细胞，Na^+ 顺浓度梯度通过逆向转运体转运入细胞，同时 H^+ 被转运出细胞。以上两个例子中，Na^+ 进入细胞所依赖的浓度梯度是在原发性主动转运过程中，Na^+/K^+-ATP 酶将 Na^+ 泵出细胞时所建立的。

Na^+/K^+-ATP 酶的活动也可导致离子通过通道完成被动扩散：Na^+（顺着其自身浓度梯度）、Cl^-（紧随 Na^+ 以保持电中性）和 H_2O（顺渗透压梯度）的移动。

每个例子都表明原发性主动转运（钠泵）可为典型的继发性主动转运建立其所需的浓度梯度。

涂绘并标记每个继发性主动转运的例子：

- ☐ 1. Na^+ 通过同向转运或逆向转运（黄色）顺其浓度梯度进入细胞
- ☐ 2. 离子或分子与 Na^+（蓝色）通过同向转运进入细胞
- ☐ 3. 离子或分子与 Na^+（红色）通过逆向转运离开细胞
- ☐ 4. Na^+ 通过通道（黄色）进入细胞

习题答案

A. Na^+

B. Na^+/K^+-ATP 酶（原发性主动转运）为 Na^+ 从细胞外液高浓度区向细胞内液低浓度区移动建立了浓度梯度。

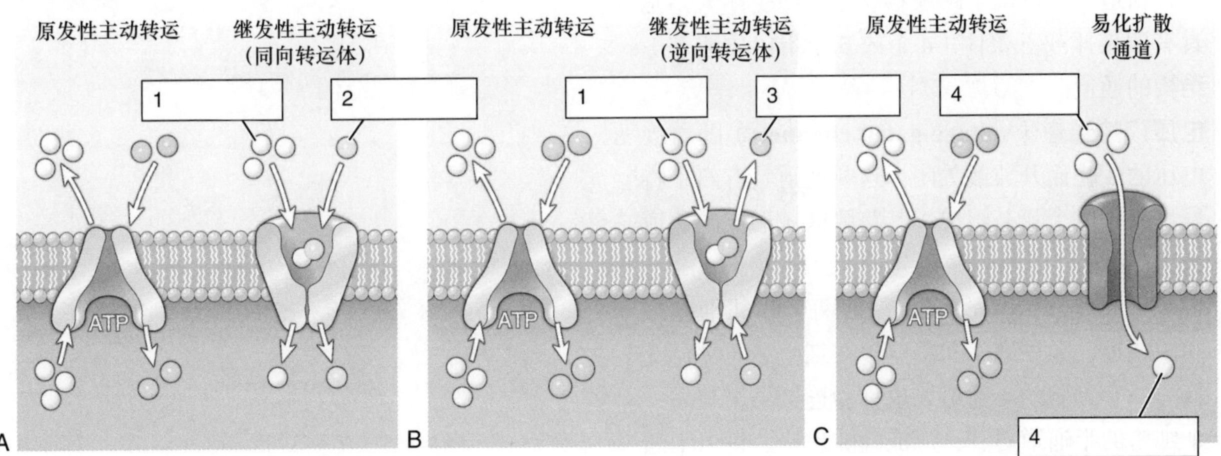

习题

A. 在上述的三个例子中，什么离子在继发过程中始终顺着浓度梯度移动？

B. 细胞膜两侧的离子浓度梯度是如何建立的？

第七节 离子通道

离子的跨膜转运除了有载体介导的形式外，还有通道介导的形式。**离子通道（ion channels）** 通常具有很高的选择性，只允许特定的离子（例如，Na^+、Cl^-、K^+、Ca^{2+}）顺着其浓度梯度通过。通道对离子的选择性取决于离子的大小及其所带的电荷种类。门控通道可以根据不同的刺激类型打开或关闭。声音、光线、机械拉伸、化学物质和电压变化等刺激可以通过控制门控系统来影响离子移动。

通道包括以下几种类型：

- **配体门控通道（ligand-gated channels）** 可以通过与特定的配体结合打开通道，如乙酰胆碱（ACh）或5-羟色胺。配体与其受体结合可以打开通道，允许离子跨膜移动。这些受体大多是具有四聚体或五聚体（4个或5个蛋白质亚基）结构的通道。
- **电压门控通道（voltage-gated channels）** 随着膜电压的变化而开放或关闭。这些通道具有离子特异性，由数个亚基组成，其跨膜区域形成的通道是离子跨膜的途径。
- **缝隙连接（gap junction）** 是在两个相邻细胞之间的通道，允许离子和小分子在细胞之间进行交换。一个细胞的半通道（也称为连接子）与另一个细胞的半通道对齐，形成缝隙连接。每个半通道是由6个连接蛋白亚基组成的六聚体阵列。

涂绘并标记

- □ 1. 打开的通道门（绿色）：表示分子顺浓度梯度沿通道移动
- □ 2. 关闭的通道门（红色）

临床知识点

特定离子通道阻滞剂具有重要的临床用途。例如，钙通道阻滞剂（如硝苯地平或维拉帕米）可用于治疗心律失常和高血压，而钠通道阻滞剂（如利多卡因）则可用于局部麻醉。

习题答案

A. 配体门控离子通道与电压门控离子通道

B. 配体门控

C. 电压

D. 离子，小分子，细胞

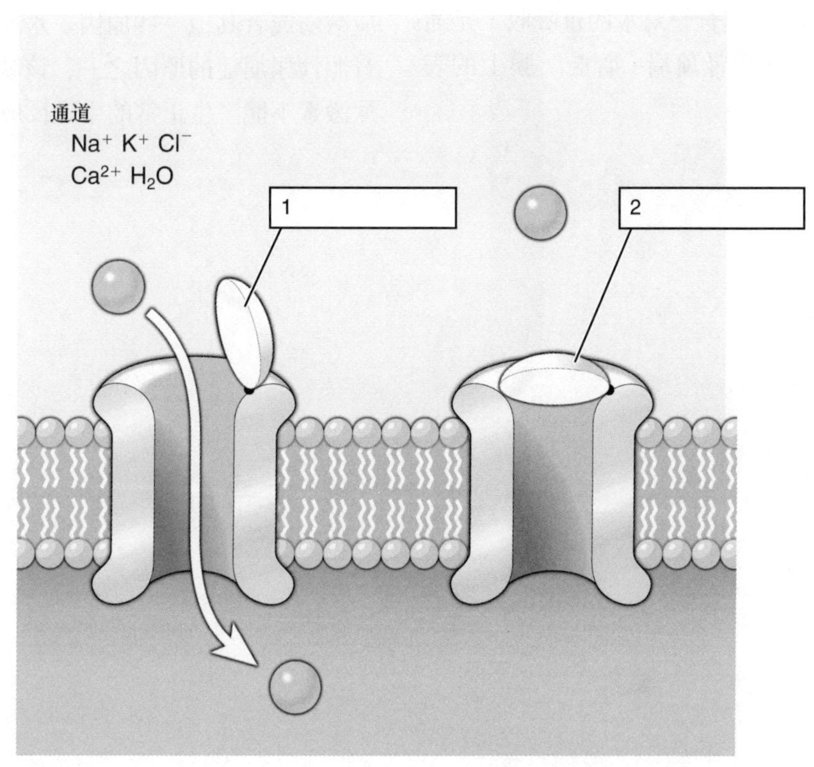

习题

A. 门控的离子通道包括哪两种类型?

B. ACh 或 5- 羟色胺等物质可以通过结合使 ________________________________ 通道打开。

C. 可以通过改变细胞膜的 ________________ 使通道打开。

D. 缝隙连接可以使 ____________ 和 ___________ 在相邻的 ____________ 间进行交换。

第八节 水通道

细胞膜上除了有离子通道外，还有特定的水通道或**水通道蛋白**（**aquaporins，AQPs**），允许水沿着**渗透压梯度**（**osmotic pressure gradient**）通过疏水的细胞膜。水通道蛋白对维持细胞内和细胞外间隙之间渗透压相同起着至关重要的作用。

目前已经确认了多种类型的水通道蛋白，这些通道表达在细胞膜上，可以通过改变细胞膜上通道的表达数量对其进行调节［例如，抗利尿激素（ADH）可以调节水通道蛋白 -2 的表达］。水通道蛋白 -3 则一般存在于肾集合管基底侧膜上，抗利尿激素促进肾小管、集合管对水的重吸收，是通过促进水通道蛋白 -2 在肾顶端（管腔）膜上的表达来完成的。

涂绘

- □ 1. 膜一侧的液体，溶质浓度较低（蓝色）
- □ 2. 膜另一侧的液体，溶质浓度较高（另一种颜色，以强调水分子向溶质浓度较高的区域移动）

临床知识点

尿崩症（一种与糖尿病无关的疾病）患者会感到极度的口渴，同时会排出大量的尿液。其病因可能是缺乏抗利尿激素，也可能是肾对抗利尿激素反应减弱或者其他一些原因。水通道蛋白基因缺陷是肾源性尿崩症的原因之一，该缺陷使肾小管对抗利尿激素不能产生正常的生理反应。

习题答案

A. 水通道蛋白

B. 水通道蛋白 -3

C. 水通道蛋白允许水顺渗透浓度梯度通过细胞膜

D. 抗利尿激素

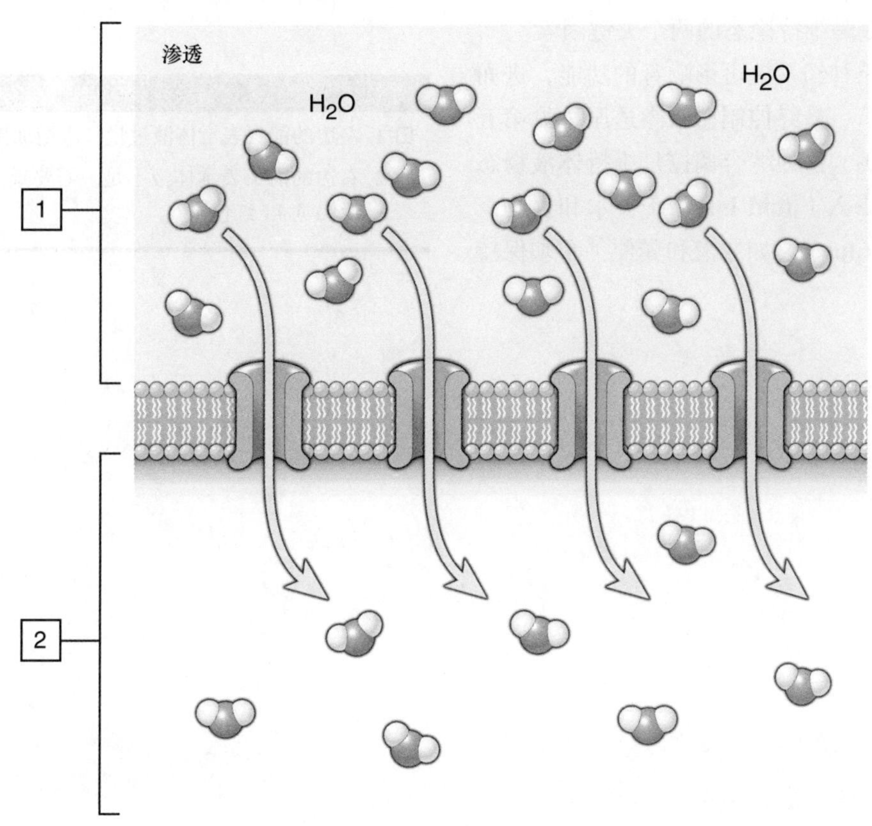

习题

A. 水通道也被称为什么？

B. 肾集合管细胞基底侧膜中常存在哪一种类型的水通道？

C. 水通道的功能是什么？

D. 什么激素可导致水通道蛋白在肾集合管细胞的顶端膜中表达？

第九节　稳态简介

当外部环境变化时保持机体内环境恒定的能力称为**稳态（homeostasis）**。稳态是通过多器官系统对内环境的综合调控实现的。

在细胞水平，稳态是细胞膜通过渗透以适应膜两侧的渗透压（溶质浓度）的微小改变实现的。为了维持细胞的正常功能，细胞内液的渗透压（等渗）必须受到严格的控制。血浆渗透压与细胞内液和**组织液（interstitial fluid，ISF）**的渗透压是相同的；肾通过对水和电解质的调节影响血浆渗透压，以及中枢对饮水的控制是维持稳态的两个关键因素。

内分泌与交感神经系统可影响肾的功能，进而对钠和水进行调节，最终控制血浆渗透压（见第五章，肾脏生理学）。这种综合调控是维持体液稳态的关键。**液体的摄入（fluid intake）**（水和食物）和**排出（fluid output）**（如尿液和粪便）必须保持平衡。如果液体摄入量大于排出量，血浆渗透压就会降低，肾随之会排出多余的液体。

如果液体摄入量少于排出量，机体就会出现液体不足，血浆渗透压升高。在这种情况下，口渴反应会被激活，肾会保留更多液体，产生较少的尿液。关于平衡的观点会在后面的章节中详述，并且也会在内分泌、心血管和泌尿系统的相关部分加以整合。

涂绘

- □ 1. 左边的箭头表示体液过量，应增加排尿量（绿色）
- □ 2. 右边的箭头表示体液不足，需要减少排出（以及刺激渴觉）（红色）

习题答案

A. 血浆是细胞内、外环境之间相互连接的媒介

B. 过量摄入液体将降低血浆渗透压

C. 血浆渗透压增加，这将刺激机体保留更多液体并减少尿的排出，同时也会刺激产生渴觉。

D. 增加尿的排出

E. 体液潴留，尿量减少，口渴

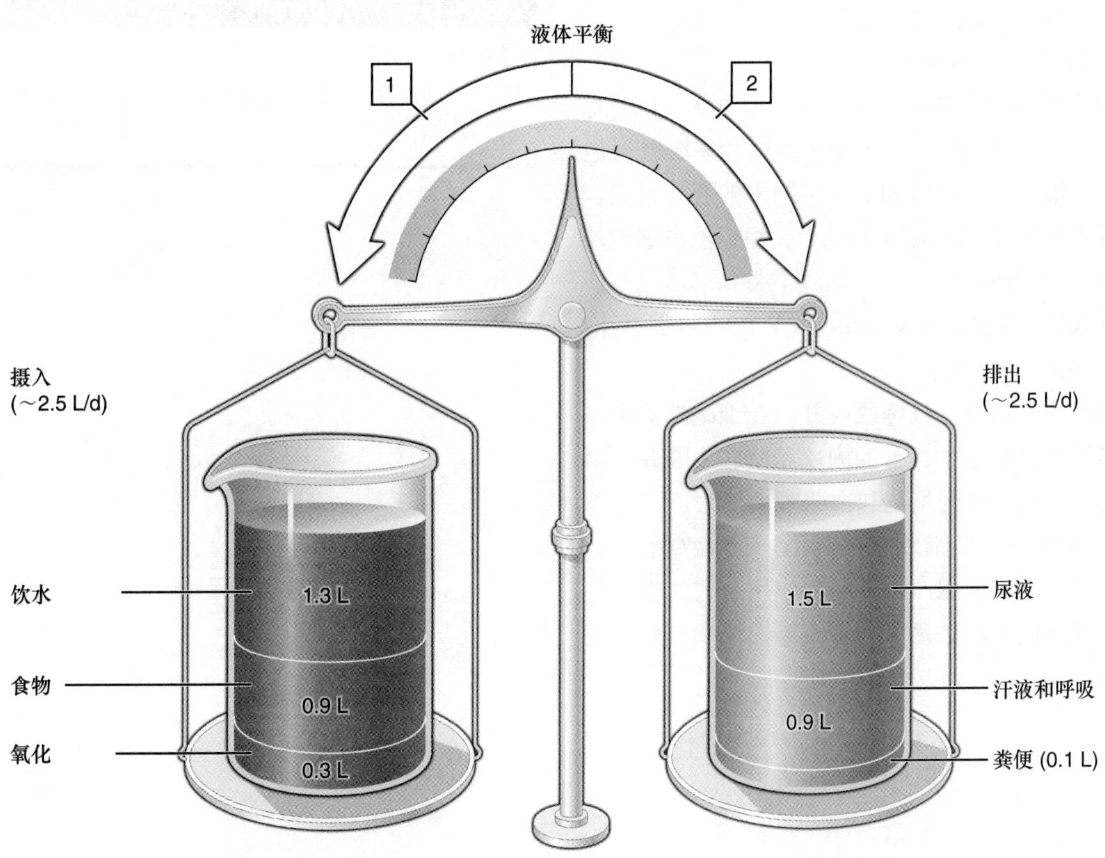

习题

A. 体液的哪个组成部分可以被定义为内、外环境之间的连接媒介？

B. 摄入过量的液体会对血浆渗透压有什么影响？

C. 减少液体摄入量（或增加液体排出量）对血浆渗透压有什么影响？

D. 摄入过多液体对排尿有什么影响？

E. 饮水不足对排尿有什么影响？

第十节 体液的分布

一般成年人体内大约 60% 是水，对于一个体重 70 kg 的人来说，其体内水的含量相当于 42 升（L），也就是 42 kg。

体液的多少与多种因素有关，包括人的体型和体重指数。

以一个体重 70 kg 的成人为例：

- 细胞内液占**体液总量（total body water，TBW）**的 2/3（28 L），细胞外液占体液总量的 1/3（14 L）。
  - 细胞内液＝2/3 体液总量
  - 细胞外液＝1/3 体液总量
- 细胞外液部分由**血浆（plasma）**［即没有红细胞（RBC）的血液］、组织液（即血管系统外浸泡细胞的液体）以及骨和结缔组织中的液体组成。血浆占细胞外液的 1/4（3.5 L），组织液占细胞外液的 3/4（10.5 L）。
  - **血浆体积（plasma volume，PV）**＝1/4 细胞外液
  - 组织液＝3/4 细胞外液

细胞内外组分由细胞膜隔开。在细胞外液中，血浆和组织液被毛细血管的内皮和基底膜隔开。组织液包围细胞，并与细胞和血浆密切接触。

细胞内液与细胞外液具有不同的溶质浓度，这主要是因为 Na^+/K^+-ATP 酶的作用，它使细胞外液中有较高的 Na^+浓度，而在细胞内液中有较高的 K^+浓度。

涂绘并标记体液分布示意图：

- □ 1. 体液总量
- □ 2. 细胞内液
- □ 3. 细胞外液
- □ 4. 组织液
- □ 5. 血浆体积

涂绘并标记膜屏障：

- □ 6. 细胞膜
- □ 7. 毛细血管壁（注意这条线代表毛细血管壁的选择性渗透）

习题答案

A. 40 kg 的人：

体液总量＝24 L

细胞内液量＝16 L

细胞外液量＝8 L（组织液＝6 L；血浆体积＝2 L）

85 kg 的人：

体液总量＝51 L

细胞内液量＝34 L

细胞外液量＝17 L（组织液＝12.75 L；血浆体积＝4.25 L）

B. 血浆，组织液

C. 细胞内液＝2/3 体液总量；细胞外液＝1/3 体液总量

第十节　体液的分布

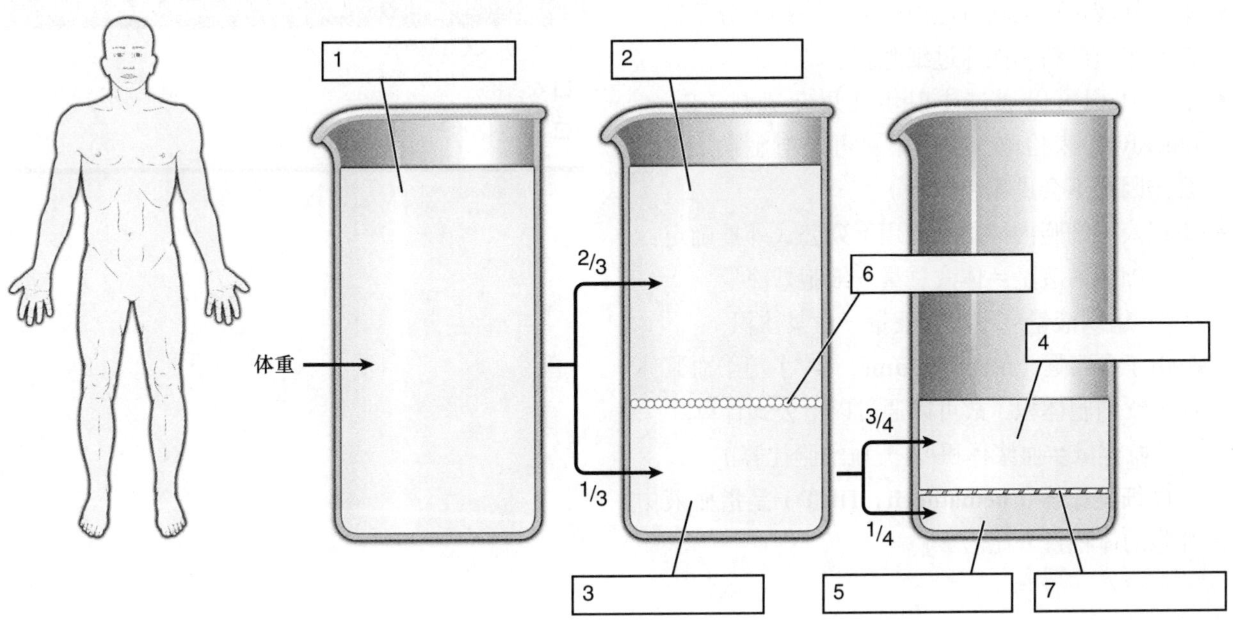

习题

A. 分别计算体重 40 kg 的人和 85 kg 的人的体液总量、细胞内液、细胞外液、组织液和血浆体积量。

B. 毛细血管壁将 _________ 和 _________ 分离开来。

C. 细胞内液和细胞外液各占体液总量的比例是多少?

第十一节　使用指示剂稀释法确定各组分体液量

指示剂稀释法可用于测定人体不同组分的体液量，即将特定组分内指示剂的分布作为指标进行测量（见后文）。将一定量的指示剂注入受试者的血液，待其分布均匀，取血浆样品，然后测定指示剂浓度。通过以下公式计算这部分体液的体积：

$$\text{体积（L）}=\frac{\text{注射的指示剂量（mg）}}{\text{指示剂终浓度（mg/L）}}$$

- 体液总量可以通过注入氚化水来确定，氚化水会在整个机体扩散并达到平衡。
- 细胞外液量可以通过注射菊粉（一种大分子糖）来测定，菊粉不能穿过细胞膜。
- 血浆体积可以通过注射伊文思蓝染料（Evans blue dye）来检测，这种染料可以与血浆蛋白结合（因此不会进入组织液）。
- 组织液和细胞内液量可以用下列公式外推确定：

细胞内液量＝体液总量－细胞外液量

组织液量＝细胞外液量－血浆体积

由于**血容量（blood volume，BV）**等于血浆体积加上红细胞体积，故可以通过以下公式计算：

血容量＝血浆体积/(1－血细胞比容)

血细胞比容（hematocrit，HCT）是指血液中血细胞的体积百分比。

涂绘并标记体液的不同组分（用不同颜色，可以重叠）：

- □ 1. 体液总量
- □ 2. 细胞外液
- □ 3. 血浆体积
- □ 4. 细胞内液

涂绘和标记，使用与 1-4 中相同的颜色，箭头表示测量该组分液体体积时所使用指示剂及其可扩散通过的部位：

- □ 5. 伊文思蓝染料
- □ 6. 菊粉
- □ 7. 氚化水

习题答案

A. 组织液量＝细胞外液量－血浆体积，因此注射菊粉（细胞外液）和伊文思蓝染料（血浆体积）测定组织液体积；细胞内液量＝体液总量－细胞外液量，因此注入氚化水（体液总量）和菊粉（细胞外液量）测定细胞内液量。

B. 可以用菊粉（20 mg/1.67 mg/L＝12 L）直接测定细胞外液量，用伊文思蓝染料（0.5 mg/0.17 mg/L＝3 L）直接测定血浆体积，因此血液体积为 5 L（血浆体积/[1－血细胞比容]）。组织液量可间接确定为 9 L（组织液量＝细胞外液量－血浆体积）。因为细胞外液量是体液总量的 1/3，体液总量是 36 L，细胞内液量是 24 L。

第十一节　使用指示剂稀释法确定各组分体液量

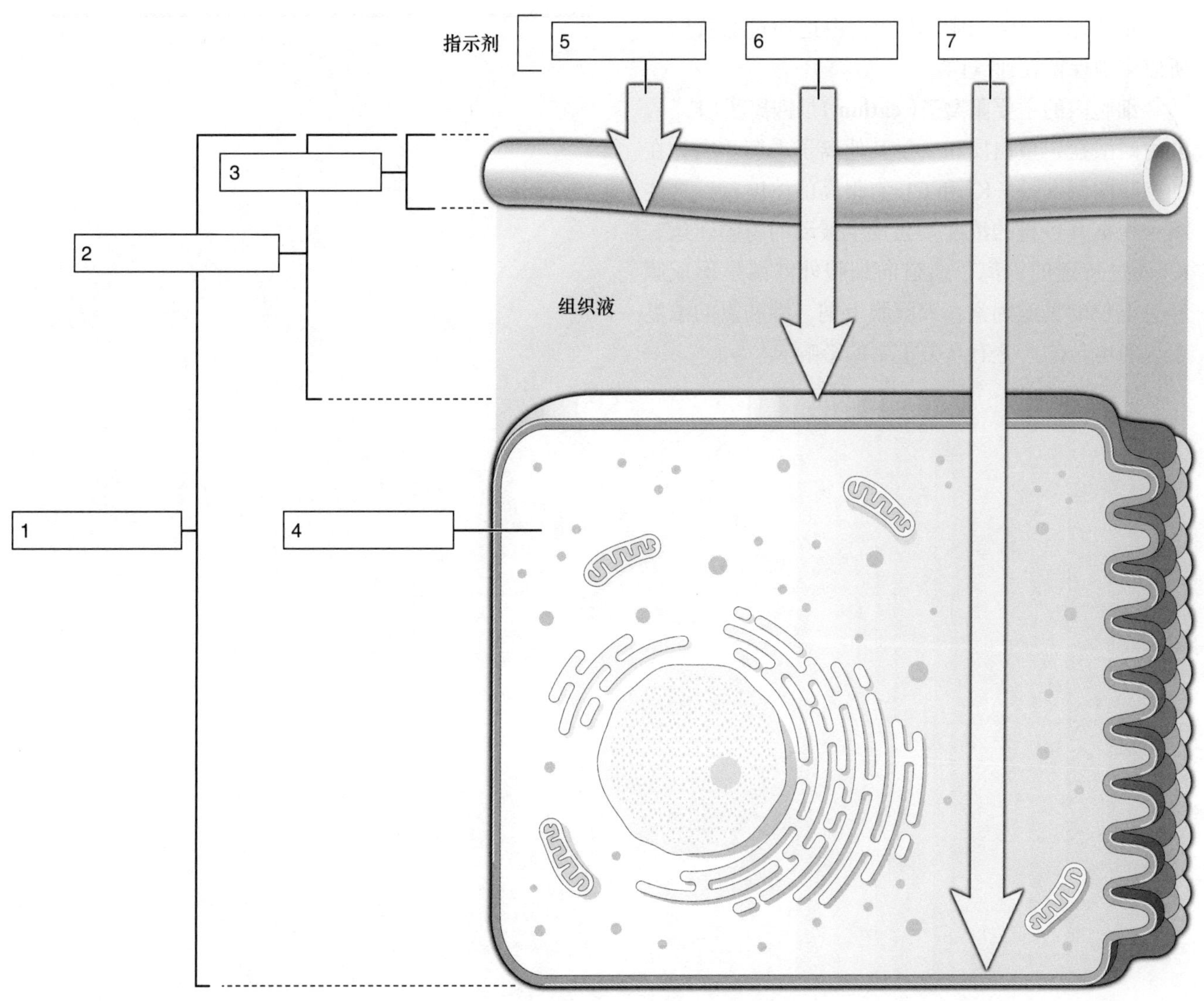

习题

A. 你会使用什么指示剂来测定组织液体积？细胞内液量呢？

B. 给一个红细胞比容为 40（0.40）的人注射 20 mg 菊粉和 0.5 mg 伊文思蓝染料。平衡后采血，菊粉浓度为 1.67 mg/L，伊文思蓝染料浓度为 0.17 mg/L。这一方法可以测量哪些体液组分，它们的体积各是多少？

第十二节　Na^+/K^+-ATP酶和细胞内外环境

人体体液的渗透压约为 290 mOsm/L（为计算方便，以 300 mOsm/L 计）。细胞膜上的 Na^+/K^+-ATP 酶在建立和维持细胞内外环境中起重要作用。胞外 Na^+（以及少量的其他阳离子）由 Cl^-、HCO_3^-和阴离子蛋白质平衡。在大多数情况下，血浆和组织液之间的离子浓度是相似的，而**蛋白质（proteins）**（通常表示为 A^-）因为不能自由地通过血管壁，所以多被保留在血管内。

细胞内的主要**阳离子（cation）**是钾离子（K^+），它由磷酸盐、蛋白质和少量其他离子平衡。因为在细胞膜两侧 Na^+、K^+和 Cl^-有很高的浓度差，这些离子根据其各自的浓度差会发生被动的跨膜转运。K^+通过特定的钾离子通道向细胞外渗漏是形成膜静息电位的关键因素。细胞膜上钠、钾和氯的浓度差也对电位的产生有至关重要的影响。

涂绘并标记各种离子的代表区域（用不同颜色），以强化细胞内外不同的阳离子和阴离子的浓度：

- ☐ 1. Na^+
- ☐ 2. Cl^-
- ☐ 3. 碳酸氢根（HCO_3^-）
- ☐ 4. K^+

习题答案

A. Na^+/K^+-ATP 酶

B. 相同

C. 钠离子和钾离子会在细胞膜的两侧达到浓度平衡，从而破坏浓度梯度。

第十二节 Na^+/K^+-ATP酶和细胞内外环境

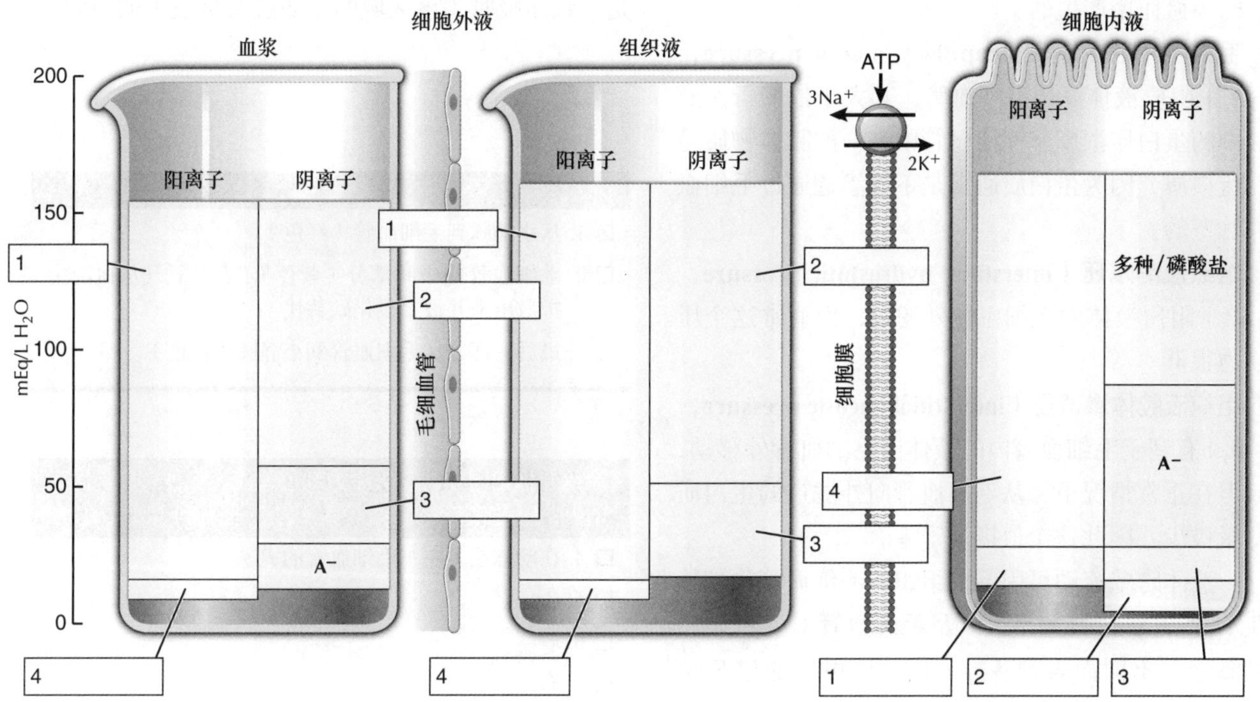

习题

A. 细胞内和细胞外的离子浓度是由细胞膜上的 ______________ 建立和维持的。

B. 细胞外液的渗透压比细胞内液的渗透压低、高还是相同？

C. 如果 Na^+/K^+-ATP 酶停止工作，会发生什么情况？

第十三节 Starling力

Starling力是推动液体通过**毛细血管壁（capillary wall）**的静水压和胶体渗透压。水净流出毛细血管的运动称为**滤过（filtration）**，净流入毛细血管的运动称为**吸收（absorption）**。有4种力控制液体流动：

- **毛细血管静水压（capillary hydrostatic pressure，P_c）**有利于毛细血管内的液体向管外流动（像其他部位的血压一样，毛细血管的静水压是由心脏的泵血作用产生的）。
- **毛细血管胶体渗透压（capillary oncotic pressure，π_c）**阻碍液体滤出毛细血管，其大小依赖于血液中的蛋白质浓度。毛细血管中唯一的胶体物质是蛋白质，因为蛋白质通常是不能渗透通过毛细血管壁的。
- **组织液静水压（interstitial hydrostatic pressure，P_i）**阻碍液体向毛细血管外滤过，但通常这个压力很低。
- **组织液胶体渗透压（interstitial oncotic pressure，π_i）**有利于毛细血管内的液体向毛细血管外移动，但在正常情况下，从毛细血管向外滤过的蛋白质量极少，因此这个值接近于零。

液体跨壁流动可因不同组织的毛细血管物理特性不同（如孔隙大小）以及毛细血管对蛋白质相对渗透率不同而表现各异，但一般可以通过Starling方程对产生净滤过的力进行描述：

$$净滤过压=K_f[(P_c-P_i)-\sigma(\pi_c-\pi_i)]$$

在这个方程中，滤过系数K_f反映膜对水的通透性，而σ（反射系数）描述了膜对蛋白质的渗透性（其中，$0<\sigma<1$）。肝毛细血管（血窦）对蛋白质具有较高的渗透性，$\sigma=0$。因此，肝窦内液体的运动是由静水压控制的。相反，大多数组织的毛细血管对蛋白质的渗透性较低，也就是$\sigma\approx1$，在这种情况下，静水压和胶体渗透压的平衡就显得尤为重要。Starling方程可以重新排列，以有利于滤过的因素减去有利于吸收的因素来表示净滤过：

$$净滤过压=K[(P_c+\pi_i)-(P_i+\pi_c)]$$

正常情况下，毛细血管动脉端P_c较高，是导致正的净滤过的动力；而毛细血管静脉端P_c较低，是导致净吸收（该区域的净滤过为负值）的原因。

涂绘

- ☐ 1. 从小动脉到毛细血管（红色）
- ☐ 2. 毛细血管的中间部分（紫色），表示氧气从血液中扩散出来并被二氧化碳替代
- ☐ 3. 最后一部分从毛细血管到小静脉（蓝色）

涂绘并标记向外的箭头涂为红色，代表一种有利于滤过的力；向内的箭头涂为蓝色，代表一种有利于吸收的力：

- ☐ 4. 在动脉端（左）毛细血管的P_c
- ☐ 5. P_i
- ☐ 6. π_c
- ☐ 7. π_i
- ☐ 8. 在静脉端（右）毛细血管的P_c

习题答案

A. 净滤过压=（37+5）－（28+3）=11 mmHg（滤出毛细血管）

B. 净滤过压=（15+5）－（28+3）=－11 mmHg（净吸收）

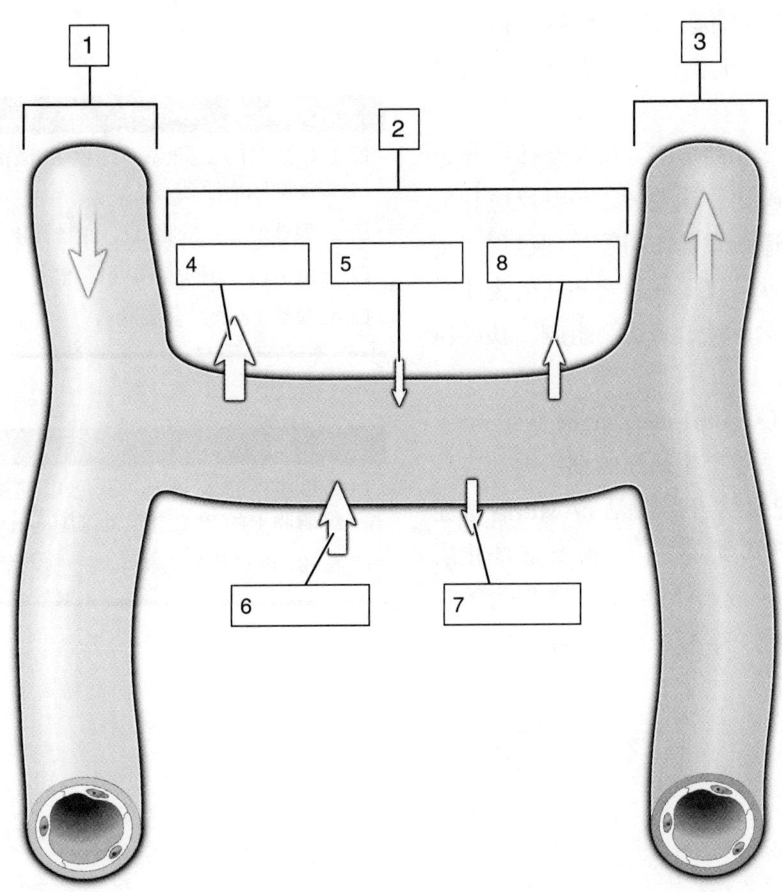

习题

A. 上图毛细血管动脉端压力分别为 P_c=37，P_i=3；π_c=28，c_i=5。毛细血管这一端的净滤过压是多少？

B. 上图毛细血管静脉端压力分别为 P_c=15，P_i=3；π_c=28，π_i=5。毛细血管这一端的净滤过压是多少？

1

第十四节　信号转导：G蛋白偶联受体和第二信使

多数膜受体都与G蛋白发生偶联。这些受体是异三聚体，有多个跨膜结构域（跨膜7次），它们主要与两个信号转导系统有关：环磷酸腺苷（cAMP）和磷脂酰肌醇［肌醇三磷酸（IP_3）］信号通路。配体与膜上**G蛋白偶联受体（G protein-coupled receptor，GPCR）**结合后，将与G蛋白结合的二磷酸鸟苷转换为三磷酸鸟苷（GTP），这将导致G蛋白 α 亚基与其 β 和 γ 亚基分离。随后，α 亚基会与不同的效应蛋白相互作用，并根据特定的 α 亚型，启动细胞内信号转导。被激活的G蛋白也具有GTP酶的活性，前者可以灭活复合物并结束这一过程。

G蛋白偶联受体有6种类型，这些受体可介导或调控感觉（视觉、嗅觉、味觉）、免疫反应和炎症、自主神经系统传递和激素作用等生理过程。例如，G蛋白偶联受体可以被多种激素和肽类物质激活，包括去甲肾上腺素、肾上腺素、组胺、胰高血糖素、ACTH等。

第二信使系统（second messenger systems）（cAMP和IP_3）通路诱导产生最终的细胞内效应。G蛋白偶联受体与配体结合后激活cAMP信号通路，受体的 α 亚基转移到膜上，与腺苷酸环化酶结合，后者催化ATP形成cAMP。cAMP作为第二信使激活蛋白激酶A（PK-A），后者磷酸化其下游分子，产生生理效应。

G蛋白的 α 亚基转移到膜上，与磷脂酶C（PLC）结合，可激活IP_3信号转导途径。PLC分解磷脂酰肌醇二磷酸，构成第二信使［DAG，其会留在膜上，将磷酸激酶C（PK-C）插入细胞膜］和IP_3，进入细胞质。IP_3可引起滑面内质网的Ca^{2+}通道开放，升高的细胞内［Ca^{2+}］激活PK-C。活化的PK-C可以使其他分子磷酸化，导致细胞活性改变并引起相应的生理效应。非常重要且与之密切相关的钙–钙调蛋白途径将在下一节进行介绍。

涂绘并标记，在A图中：

- □ 1. G蛋白的 α 亚基（绿色），激活腺苷酸环化酶并启动细胞内活动
- □ 2. 腺苷酸环化酶将ATP底物转化为第二信使
- □ 3. 由ATP形成cAMP第二信使
- □ 4. 激活PK-A，合成激酶

涂绘并标记，在B图中：

- □ 5. G蛋白的 α 亚基（蓝色），它被刺激后，可激活细胞膜上的PLC并启动细胞内效应
- □ 6. IP_3, PLC作用直接形成的胞内第二信使

习题答案

A. 受体可与不同的第二信使系统发生联系或对这些第二信使系统产生不同的作用，这取决于其与哪种特定G蛋白（如G_s或G_i）相连接。

B. PK-C被细胞内钙（Ca^{2+}）激活。

C. 促进或抑制细胞的信息传递取决于配体–受体复合物是与Gs（促进）还是Gi（抑制）相偶联。

第十四节 信号转导：G蛋白偶联受体和第二信使

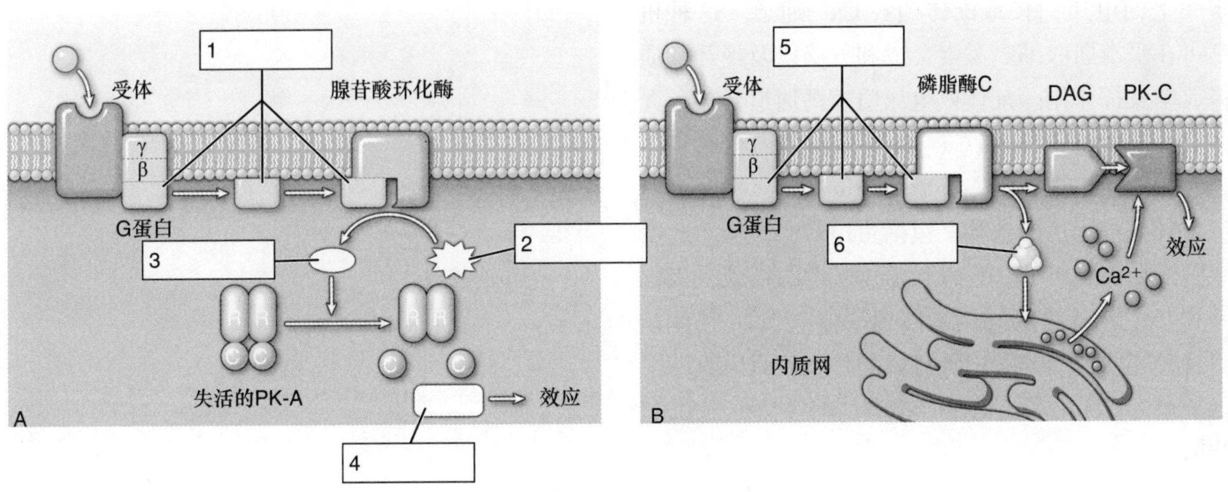

习题

A. G 蛋白偶联受体如何引起不同的效应？

B. PK-C 如何被激活？

C. 配体结合是怎样促进或抑制细胞内信息传递的？

1 第十五节 信号转导与第二信使系统：钙－钙调蛋白

多数细胞过程（例如，物质的分泌、肌肉的收缩与舒张、酶的活化、细胞生长）的调控是由调节物质与其受体结合，激活第二信使，最终导致细胞反应引起相应的生理效应。

在静息状态下，与细胞外液浓度（～10^{-3} M）相比，细胞内Ca^{2+}浓度维持在较低水平(～10^{-7} M)。通过各种刺激引起细胞质［Ca^{2+}］的增加，可起到激活各种细胞过程的作用。如前所述，IP_3可以刺激滑面内质网释放Ca^{2+}到细胞质中，［Ca^{2+}］的升高与随后的生理效应是PLC/IP_3通路的重要组成部分，具体见上一节的相关内容。

另一个提高胞质［Ca^{2+}］的重要途径是通过细胞膜上的电压门控或配体门控Ca^{2+}通道。这种机制可在平滑肌收缩、激素合成和分泌以及神经递质释放中发挥作用。配体或电压门控钙通道开放，允许Ca^{2+}内流，内流的Ca^{2+}会与钙调蛋白相结合。**Ca^{2+}-钙调蛋白（Ca^{2+}-calmodulin）**复合物会进一步与其他细胞蛋白结合，包括蛋白激酶，从而改变细胞的功能。例如，在胃肠道，平滑肌细胞去极化导致Ca^{2+}内流并与钙调蛋白相结合，Ca^{2+}-钙调蛋白复合物激活肌球蛋白轻链激酶，引起肌肉收缩。这种被Ca^{2+}-钙调蛋白复合物激活的激酶称为CaM激酶。

涂绘并标记

- ☐ 1. 打开通道，强化Ca^{2+}顺浓度梯度进入细胞
- ☐ 2. Ca^{2+}
- ☐ 3. 钙调蛋白，一种可以结合游离Ca^{2+}并被激活的蛋白质
- ☐ 4. 肌球蛋白轻链激酶，在胃肠道平滑肌中被Ca^{2+}-钙调蛋白复合物激活的CaM激酶

习题答案

A. 配体，电压

B. 滑面内质网

C. 10^{-7} M

第十五节　信号转导与第二信使系统：钙－钙调蛋白

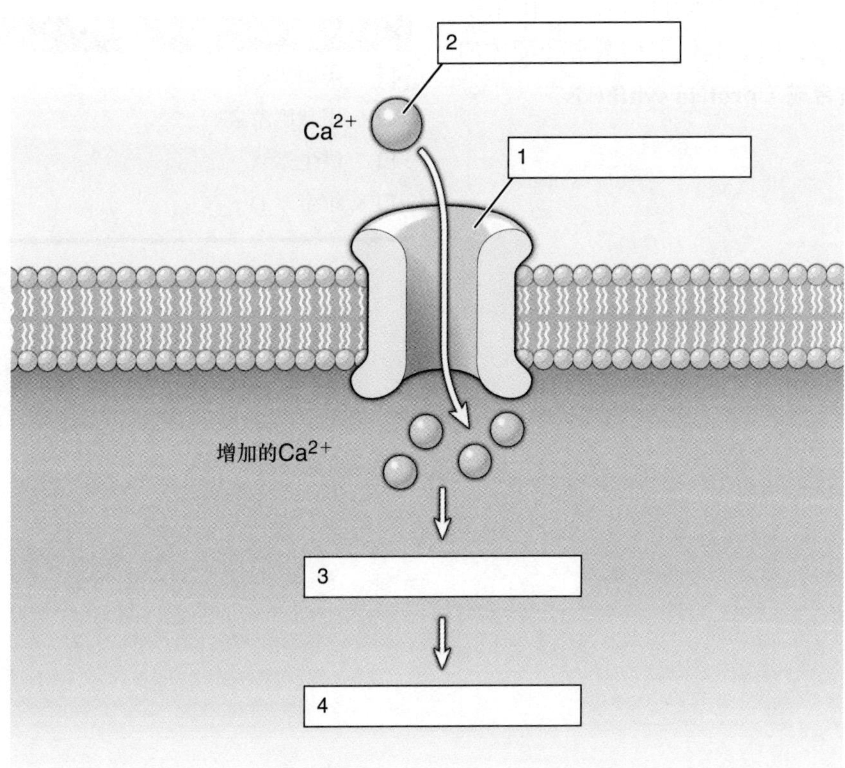

习题

A. Ca^{2+}通过 __________ 门控和 ________ 门控的通道进入细胞。

B. 什么细胞器可以释放 Ca^{2+}？

C. 细胞处在静息状态下时，细胞内 Ca^{2+}浓度约为 ______________。

1 第十六节　信号转导：核受体

亲脂性配体，如**类固醇激素（steroid hormones）**、**甲状腺激素（thyroid hormone）**、维生素 D 和维生素 A（及其代谢物维甲酸）可通过细胞膜，直接与其核受体相结合。受体也可以贮留在细胞质中，在与配体结合后进入细胞核中。配体-核受体复合物会与 DNA 转录调控位点相互作用，增加或减少靶基因的**信使核糖核酸（messenger ribonucleic acid，mRNA）**转录。

当这一途径被激活时，由于该过程需要基因转录和翻译，因此需要一定的时间才能表现出蛋白质表达的增加或减少。与其他激素和配体的作用相比，这一过程有延迟现象，因为其他类型激素和配体的作用不需要**蛋白质合成（protein synthesis）**。

涂绘

- ☐ 1. 细胞膜外的配体沿着箭头进入细胞
- ☐ 2. 配体直接与核受体结合，配体-受体复合物可以通过核膜并触发蛋白质的合成

涂绘并标记

- ☐ 3. mRNA，核受体与 DNA 结合的结果
- ☐ 4. 蛋白质合成，细胞活动的最终产物

列举核受体的配体：

- ☐ 5. 类固醇激素
- ☐ 6. 甲状腺激素
- ☐ 7. 维生素 A
- ☐ 8. 维生素 D

习题答案

A. 调控基因转录和翻译，进而调控蛋白质合成。

B. 在发挥作用的蛋白质产生生物学效应之前，必须完成 DNA 转录、翻译和蛋白质合成，这与其他配体（包括肽激素）不同，它们的作用通常不需要转录和翻译。

C. 与核受体结合的配体是脂溶性的，可以通过细胞膜。

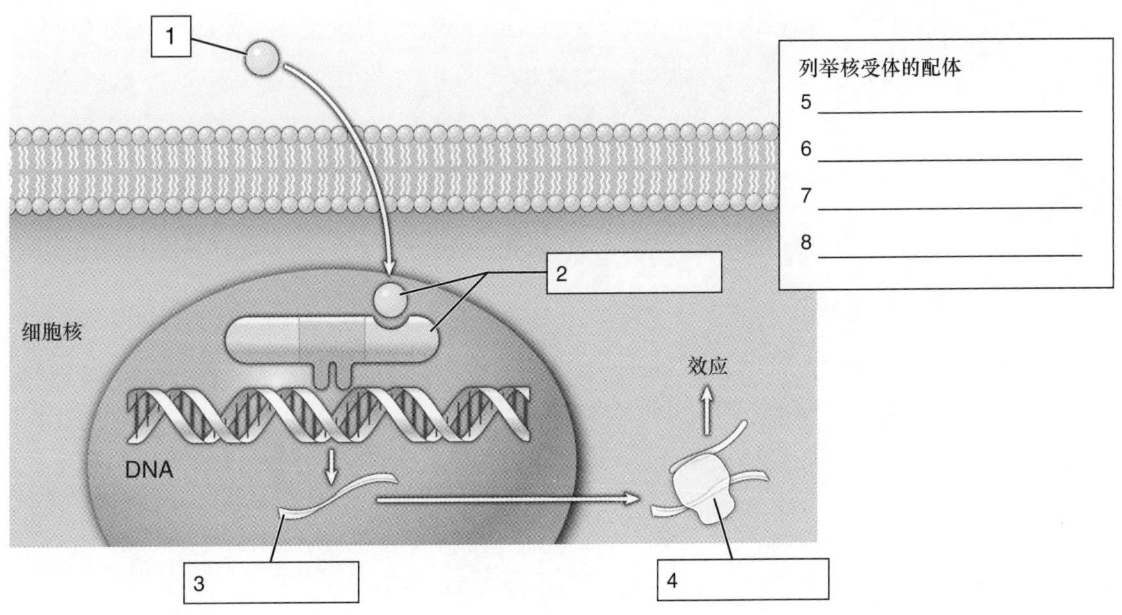

习题

A. 配体与核受体结合后，可引起的常见的细胞内过程是什么？

B. 为什么配体通过核受体起作用会出现延迟？

C. 配体的什么特性使其能够与核受体结合？

第二章 神经和肌肉生理学

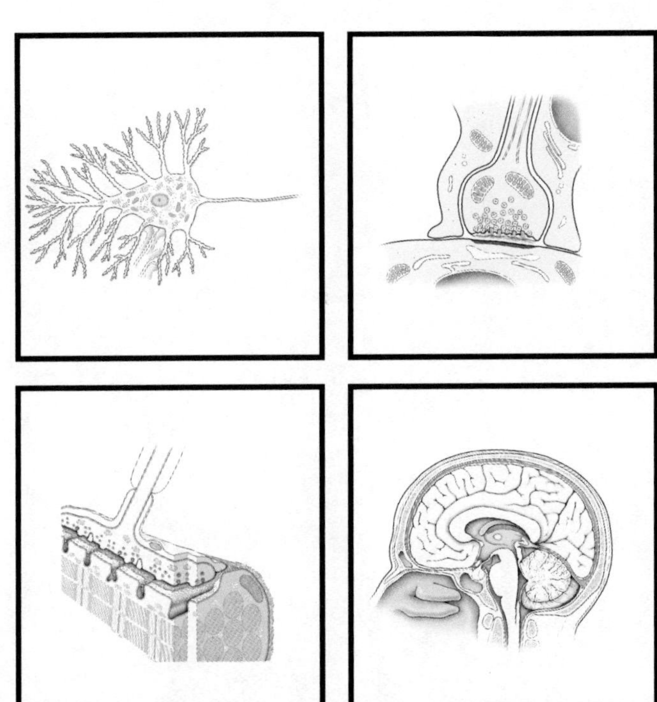

第一节　神经系统

内分泌系统和神经系统是控制组织和器官生理活动的两大调节系统。神经系统在快速生理反应中尤为重要，主要负责协调多系统参与的整合性功能活动。本章着重介绍神经与肌肉功能的基本原理。

神经系统由**中枢神经系统（central nervous system，CNS）**和周围神经系统组成。中枢神经系统包括脑和脊髓。周围神经系统包括神经纤维、神经节（神经元胞体群）以及 CNS 以外的感受器。周围神经系统又分为感觉神经和运动神经两部分。感觉神经将信息从各个感受器传递至 CNS；运动神经则将信号从 CNS 传出至肌肉和腺体，从而控制它们的活动。

脊髓起自脑的延髓，于脊柱形成的椎管内向下延伸至腰段。脊髓含有将冲动传出或传入脑的神经；脊髓内还有中间神经元，参与形成反射弧。从神经传入脑的电脉冲经感觉（传入）神经传入脑，脑发出的冲动则经运动（传出）神经传递至外周。

涂绘并标记

- □ 1. 脑
- □ 2. 脊髓
- □ 3. 肋间神经，属于周围神经
- □ 4. 脊神经，属于周围神经

习题答案

A. 中枢

B. 神经纤维，神经节，感受器

C. 传入神经或感觉神经

D. 传出神经或运动神经

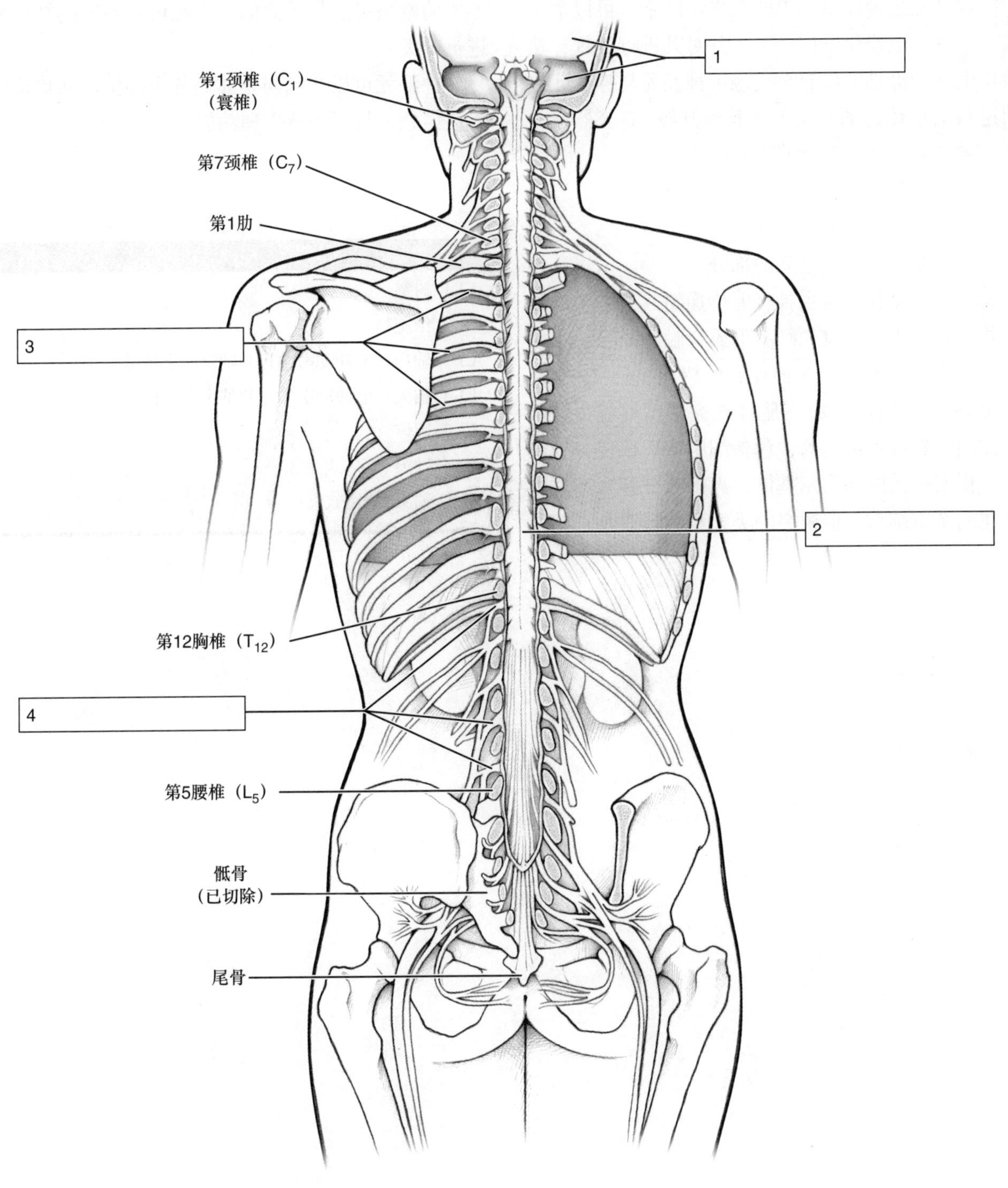

习题

A. 脑和脊髓是 ______________ 神经系统的组成部分。

B. 周围神经系统包括 ____________，____________ 和 ____________。

C. 哪些神经可将冲动传导到脑？

D. 哪些神经传导来自脑的冲动？

2 第二节 神经元

神经元是神经系统中的电兴奋细胞，可以接受输入信息（电或化学信号），并对其进行处理，然后将电冲动沿轴突传导至突触（神经元与神经元之间进行信息传递的部位）或其他神经-效应器接头处。神经元主要包含以下部分：

- 胞体（神经元细胞体）
- 树突（胞体表面的树枝状突起）
- 轴丘（胞体与轴突之间的部分）
- 轴突（将动作电位由神经元传递给其他细胞的结构：轴突末梢与其他细胞形成突触）

轴突可以与另一个神经元的树突（轴突-树突式突触）或胞体（轴突-胞体式突触）形成突触。胞体内含有各种细胞器，包括细胞核、核仁、线粒体、粗面内质网和高尔基体。大多数神经元都具有上述的基本结构，但树突的类型和数量以及它们所形成的网络可能是不同的，据此可对不同的神经元进行分类。

神经元可以在脑与躯体的各个部位之间快速地传递信息，从而调节生理功能。

涂绘并标记下列结构：

- ☐ 1. 树突
- ☐ 2. 细胞核
- ☐ 3. 轴丘；电冲动沿轴丘和轴突向下传递
- ☐ 4. 轴突；电冲动沿轴丘和轴突向下传递
- ☐ 5. 胞体
- ☐ 6. 轴突-胞体式突触
- ☐ 7. 轴突-树突式突触

习题答案

A. 轴突

B. 轴突-胞体式突触

C. 轴突-树突式突触

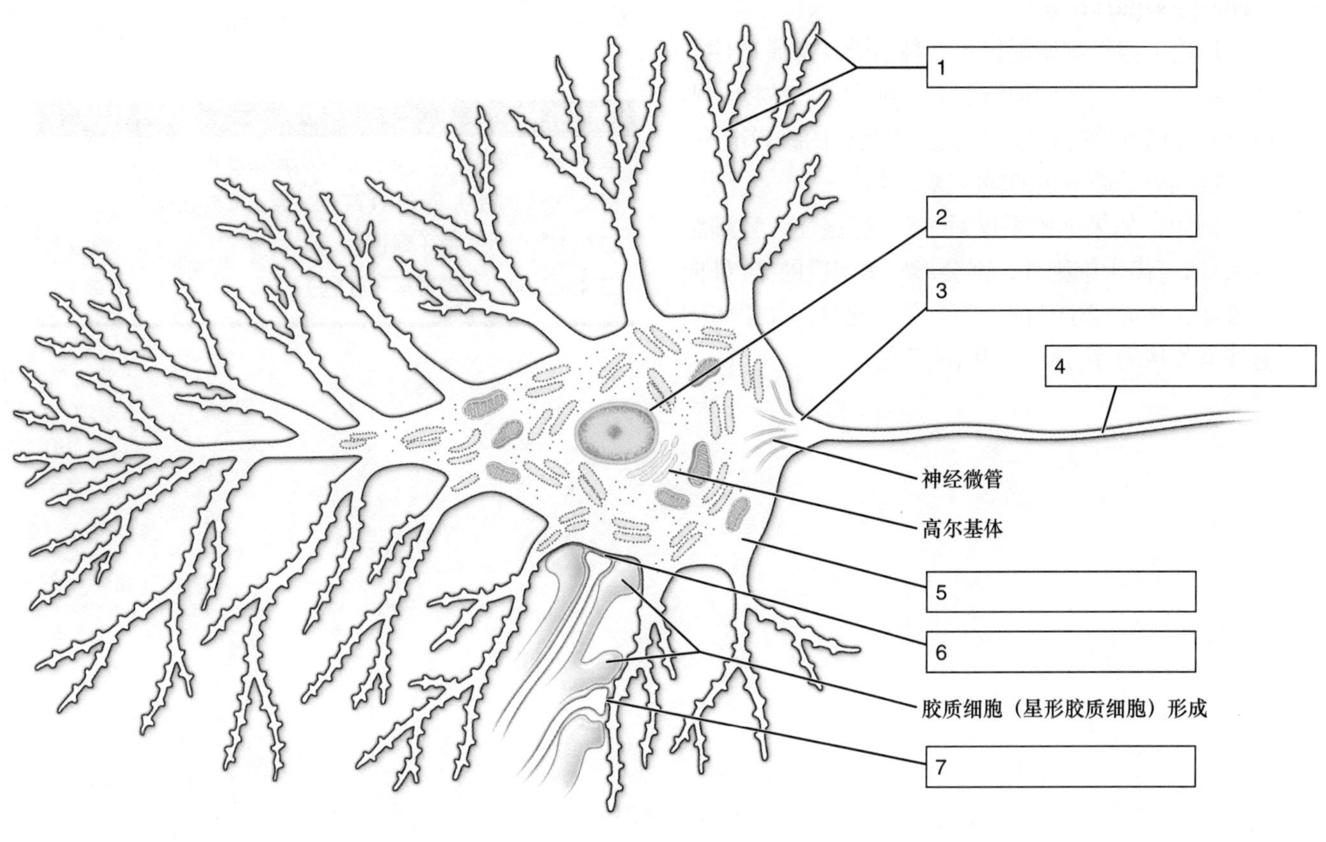

习题

A. 电冲动通过 ________ 结构被传递至细胞的突触。

B. 轴突通过 __________ 结构被终止于另一细胞的胞体。

C. 轴突通过 _________ 结构被终止于另一细胞的树突。

第三节 静息膜电位

细胞膜两侧存在着电位差，与细胞膜外侧相比，细胞内的电位略为负。膜电位允许神经元和肌肉等电兴奋细胞在胞内产生信号，若是神经元，还可将这种信号经轴突和突触传递给其他细胞。后面几节将阐述与膜电位相关的重要内容。

静息膜电位（resting membrane potential，RMP）是稳态电位的同义词。RMP 是由离子通过选择性渗透膜被动扩散产生的，并由此形成**电荷分离（charge separation）**。

理论上假设细胞膜仅对一种离子具有通透性，并且该离子在细胞内的浓度高于细胞外的浓度，则该离子会向细胞外扩散，直到产生足够的跨膜电位，以对抗该离子进一步的净跨膜流动。

例如，如果细胞膜仅对 K^+有通透性，且细胞内 K^+浓度高于细胞外，则会形成小幅度的 K^+外向净流动，从而产生负的跨膜电位。此时，如果将细胞外电位视为零，则细胞内呈负电位。

在建立的电位梯度足以对抗离子进一步跨膜外向净流动前，仅有极少量的离子扩散至细胞外，因而不会明显改变细胞内的离子浓度。但这将导致静息膜电位（RMP）的形成。从细胞中漏出的钾离子是许多细胞产生 RMP 的主要机制。Na^+和 K^+的跨膜浓度梯度是由 Na^+-K^+-ATP 酶活动形成的，而 RMP 则主要反映 K^+外漏的程度（大多数细胞膜对 K^+的通透性最高）。

涂绘并标记

- ☐ 1. Na^+ 向内扩散（绿色，表示被动过程）
- ☐ 2. Na^+ 向外主动转运（红色，表示需要耗能）
- ☐ 3. K^+ 向外扩散（绿色）
- ☐ 4. K^+ 向内主动转运（红色）

习题答案

A. 钾

B. 钾漏通道

C. 相对少量

D. 钾离子顺浓度梯度漏出至细胞外

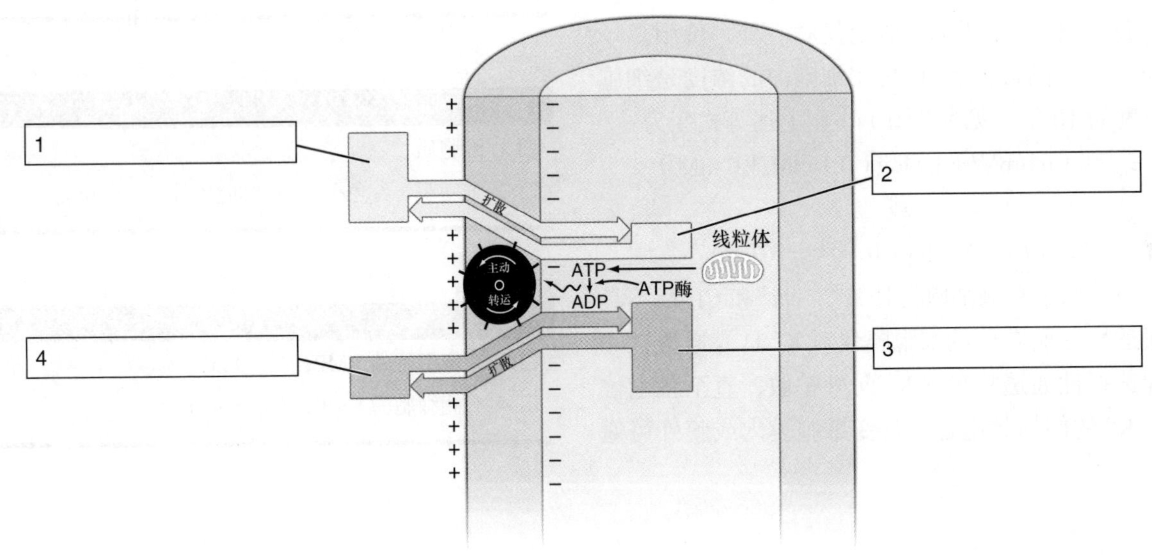

轴突上由电荷分离和扩散形成的离子分布

习题

A. 细胞内 ___________ 离子浓度高于细胞外液。

B. 哪种通道（总是处于开放状态）在多数细胞形成 RMP 的机制中最重要？

C. RMP 的形成需要相对少量还是大量的离子漏出？

D. 根据本节内容，RMP 的形成是离子漏入细胞还是漏出细胞所致？

第四节　能斯特（Nernst）电位

如果细胞膜仅对一种离子有通透性，则可以利用能斯特方程预测细胞膜两侧的电位差：

$$E_X=(RT/ZF)\ln([X]_o/[X]_i)$$

其中：

- E_x 是离子 X 的能斯特电位或平衡电位
- $\ln([X]_o/[X]_i)$ 是离子 X 的细胞外浓度（$[X]_o$）与细胞内浓度（$[X]_i$）比值的自然对数
- R 是理想气体常数
- T 是绝对温度
- Z 是离子的电荷数
- F 是法拉第常数

假设温度为 37 ℃，细胞仅对一种一价阳离子（如 K^+）有通透性，且其在细胞内的浓度是细胞外浓度的 10 倍（见本节图），则上述等式变为：

$$E_{K^+}=(61\ mV/+1)\log(0.1\ mM/1.0\ mM)$$

或

$$E_{K^+}(61\ mV)\log(0.1)=-61\ mV$$

假设图中左侧细胞膜对 K^+、Na^+和 Cl^-都不具有通透性，而右侧的细胞膜仅对 K^+具有通透性。这种选择性通透将导致 K^+向外扩散，直至膜电位等于 K^+的能斯特电位。改变细胞膜内或膜外可通透离子的浓度，可大幅改变其电化学平衡。如果细胞膜只对一种离子通透，则该离子的能斯特电位就等于 RMP。但实际上，细胞膜不会仅对一种离子有通透性，因此 RMP 是由具有不同通透性（或电导）的多种离子以及这些离子的跨膜浓度差共同作用所形成的（见本章第五节）。

涂绘 A 图：

☐ 1. 细胞质和细胞膜（用相同颜色，表示膜电位［Vm］为零时的平衡状态）

涂绘 B 图：

☐ 1. 细胞质

☐ 2. 细胞膜（红色），表示细胞内外存在电位差

标记

☐ 3. 左侧细胞的 RMP；$V_m=0$ mV

☐ 4. 右侧细胞的 RMP；$V_m=-61$ mV

习题答案

A. 膜电位

B. $E_X=(61\ mV/Z)\ln([X]_o/[X]_i)$

C. $E_{Na^+}=(61\ mV/+1)\ln(1\ mM/0.1\ mM)$，简化为 $E_{Na^+}=(61\ mV)\ln(10)=+61\ mV$

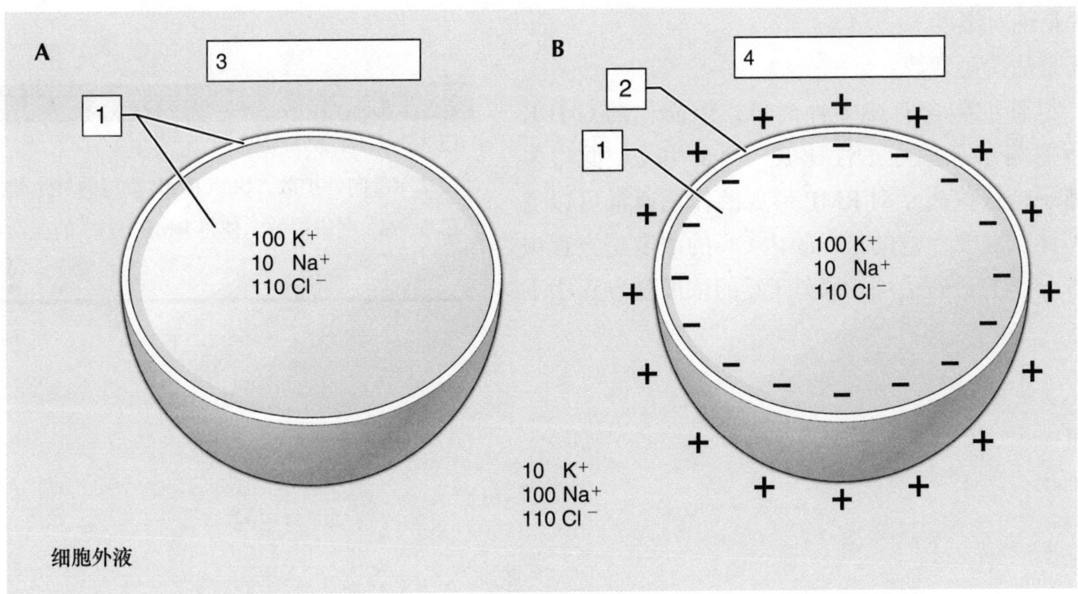

习题

A. 如果细胞仅对一种离子通透，该离子的能斯特电位就是该细胞理论上的 ________________。

B. 请写出 37 ℃时，离子 X 的能斯特方程。

C. 细胞内外的离子浓度如上图 B 所示，如果该细胞膜仅对 Na^+通透，那么其 RMP 的计算方法应该是 _______。

第五节　Goldman-Hodgkin-Katz 方程

可以用 Goldman-Hodgkin-Katz 方程（G-H-K 方程）来计算细胞膜对多种离子有通透性时细胞实际的 RMP（V_m），该方程考虑到了多种离子的电导和浓度差：

$$V_m=\left(\frac{RT}{F}\right)\ln\left(\frac{P_{K^+}[K_o^+]+P_{Na^+}[Na_o^+]+P_{Cl^-}[Cl_i^-]}{P_{K^+}[K_i^+]+P_{Na^+}[Na_i^+]+P_{Cl^-}[Cl_o^-]}\right)$$

其中：

- P_X 是离子 X 的膜通透性
- $[X]_i$ 是离子 X 的细胞内浓度
- $[X]_o$ 是离子 X 的细胞外浓度
- R 是理想气体常数
- T 是绝对温度
- F 是法拉第常数

尽管细胞含有很多种离子，但简化的 G-H-K 方程忽略了那些通透性比 K^+、Na^+ 和 Cl^- 低得多的离子，这些离子对 RMP 形成的作用通常可以忽略不计。需要注意的是，膜内 Cl^- 的浓度是方程中上方分子的最右边项，膜外 Cl^- 的浓度是方程中下方分母的最右边项，而 [K^+] 和 [Na^+] 的情况与 [Cl^-] 相反，因为这些离子的电荷性质不同（正电荷或负电荷）。

许多细胞（包括神经元）的 RMP 约为−70 mV；骨骼肌细胞的 RMP 约为−90 mV。因为胞内 K^+ 浓度高，而胞外 K^+ 浓度低，且细胞膜对 K^+ 的通透性相对于其他离子更高，所以 K^+ 对 RMP 形成的作用最大。但因为其他离子也参与了 RMP 的形成，所以 RMP 接近于 K^+ 的能斯特电位。具体来说，Na^+ 经 Na^+ 通道顺电化学梯度的漏出，使得细胞的 RMP 比 K^+ 的能斯特电位负值减小（更偏向正电位）。

涂绘并标记

- ☐ 1. Na^+-K^+-ATP 酶
- ☐ 2. K^+ 向外扩散，决定 RMP 负值的最主要因素
- ☐ 3. Na^+ 向内扩散，使得 RMP 比 K^+ 的能斯特电位负值减小

习题答案

A. RMP（静息电位）

B. 如果细胞仅对一种离子通透，其能斯特电位就是该细胞理论上的 RMP。

C. Na^+

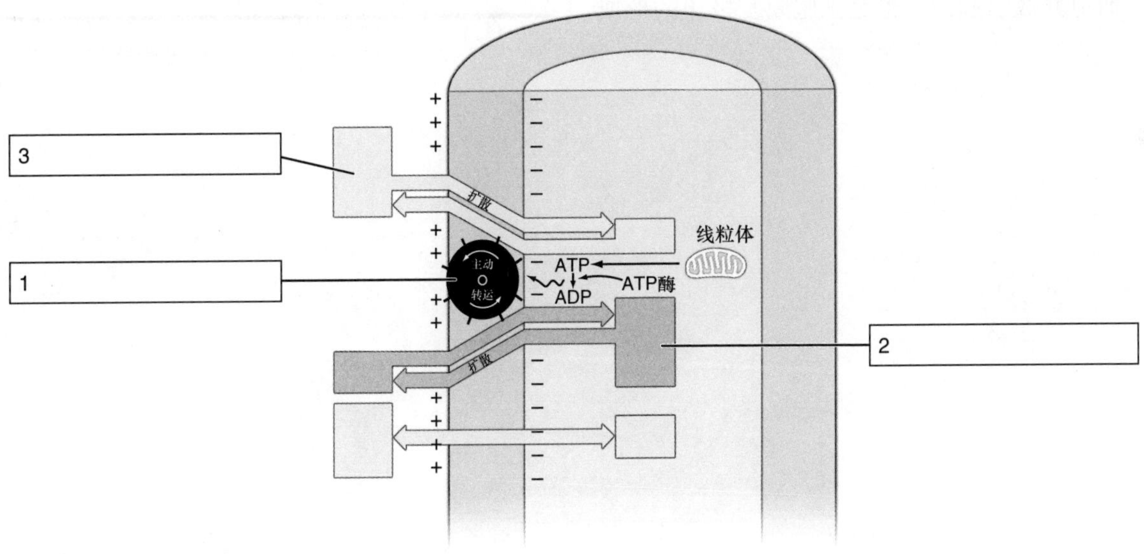

习题

A. G-H-K 方程决定细胞的 ________________________。

B. 能斯特方程与 G-H-K 方程的区别是 ________________________。

C. 哪种离子漏入细胞会使得细胞的 RMP 比 K^+的能斯特电位负值减小？

2 第六节 轴突的动作电位

电刺激或化学刺激可增加细胞膜对离子的通透性，使膜电位去极化至阈电位后，导致**动作电位（action potential）**的产生。当刺激使神经元或骨骼肌细胞去极化至阈电位时，电压门控 Na^+通道开放，Na^+内流打破了 K^+漏出维持的稳定状态。膜的进一步去极化又使更多的电压门控 Na^+通道开放。这种正反馈一直持续到所有电压门控 Na^+通道都开放，从而产生一个快速的、具有**全或无去极化（all-or-none depolarization）**特征的动作电位。然后这些“快通道”又迅速失活。

在动作电位期间，随着 Na^+电导的上述变化，K^+电导也出现一个延迟的较慢的小幅度增加。K^+电导的增加紧随 Na^+电导下降之后，是由电压门控 K^+通道开放引起的，也是细胞膜复极化的形成机制。这些 K^+通道持续开放直到膜电位最终回到平衡电位，因此这些通道也是动作电位过程中超极化或“**低射（undershoot）**”期（即膜电位比静息电位更负）的形成机制。该“低射”也是膜对另一个动作电位的产生具有相对不应性的机制，因为此时需要更强的刺激才能使该超极化的膜电位达到阈电位。

涂绘并标记典型神经元的动作电位和电导变化：

- □ 1. 动作电位
- □ 2. Na^+电导；Na^+内流使细胞去极化
- □ 3. K^+电导；K^+电导增高引起超极化，形成相对不应期

习题答案

A. Na^+

B. 阈电位是指能触发动作电位的临界膜电位。

C. 低射是电压门控 K^+通道开放引起的，此通道开放持续的时间长于恢复 RMP 所需的时间，从而在膜电位回到平衡电位前出现低射期。

D. 完成的图应该与习题上方的图相似。

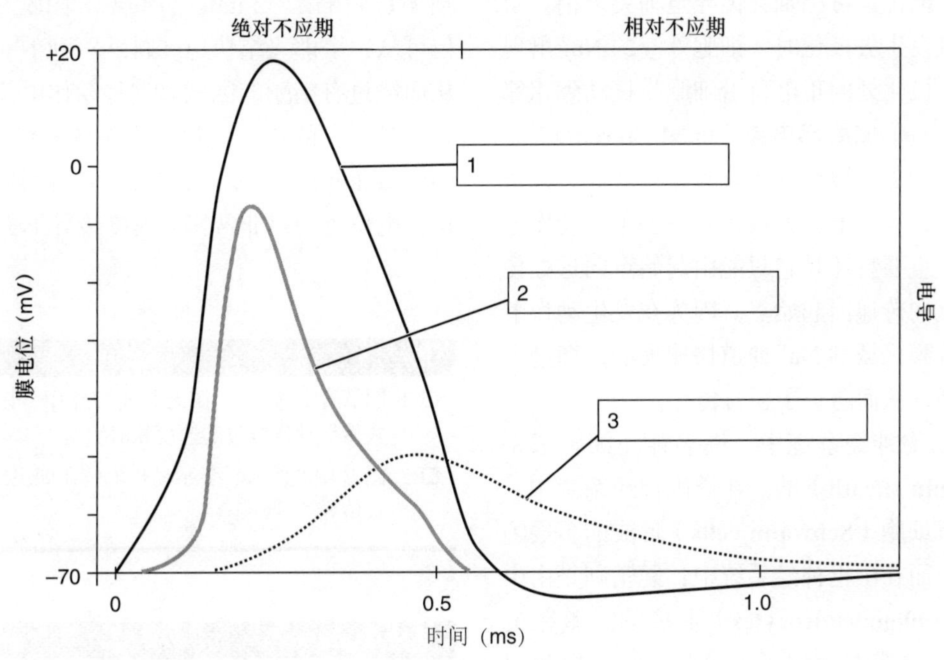

习题

A. 在神经元或骨骼肌细胞的经典动作电位过程中，哪种离子的内流可导致去极化？

B. 什么是阈电位？

C. 动作电位的低射期是如何形成的？

D. 在下图中**画出钠电导和钾电导**，以强化它们在动作电位中的作用（注意低射期的钾电导！）。

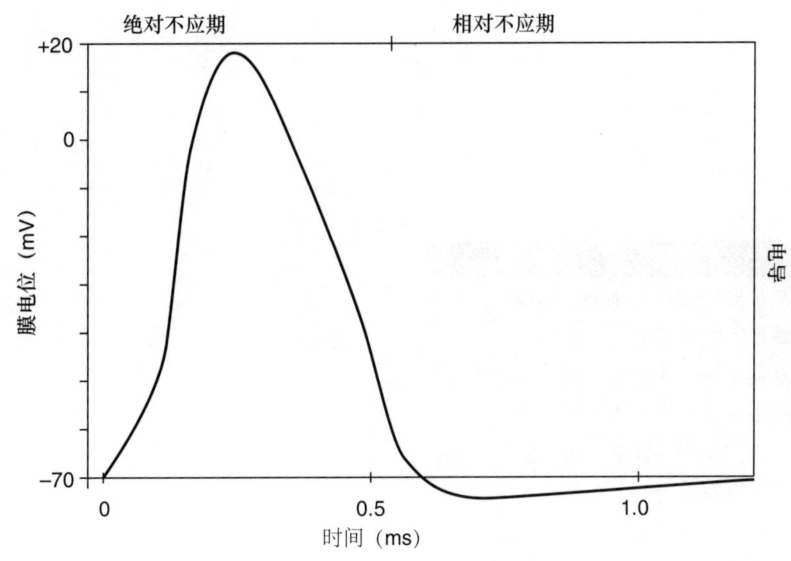

2 第七节　神经元的轴突传导和髓鞘的重要性

当神经元的膜电位减小至阈电位时，首先在轴丘处产生动作电位，再经轴突传导至轴突末梢。当膜上任意一点发生去极化时，细胞外液的 Na^+出现跨膜内流。去极化处的正电荷沿细胞膜移动到相邻区域（图 A），形成**局部电流（local currents）**。局部电流使得相邻区域也发生去极化；当此去极化达到阈电位时，动作电位就被传导下去了。动作电位传导的一个重要特征是它只能由起始点向远处传递，而不能反向传递回起始点。因为在发生动作电位后，这部分膜区域的 Na^+通道快速失活，即进入了绝对不应期，从而防止了逆行传导。

在脊椎动物神经系统中，许多神经细胞都是有**髓鞘（myelin sheath）**的。在周围神经系统中，髓鞘是由**施万细胞（Schwann cells）**形成的多层绝缘磷脂膜鞘；而在中枢神经系统中，髓鞘则是由**少突胶质细胞（oligodendrocytes）**形成的。髓鞘的绝缘性降低了电容并增加了膜电阻，使得电流只能在轴突的内部流动，而不是跨膜流动（图 B）。但为了能使动作电位传播下去，髓鞘是不连续的，其中断处称为**郎飞结（nodes of Ranvier）**。沿着轴突每间隔 1～2 mm 会出现一个郎飞结，动作电位可从一个郎飞结快速“跳跃”到下一个郎飞结，从而绕过有髓鞘的区域。这种动作电位在郎飞结之间“跳跃”的传导过程称为**跳跃式传导（saltatory conduction）**。跳跃式传导使得即使轴突直径很小，动作电位也能以非常快的速度传导下去。

描绘

- ☐ 1. 图 A 中的箭头，在无髓鞘神经中，以局部电流形式传导动作电位的速度相对缓慢
- ☐ 2. 图 B 中的箭头，显示动作电位在朗飞结之间呈跳跃式传导

涂绘并标记

- ☐ 3. 图 B 中的髓鞘
- ☐ 4. 郎飞结

习题答案

A. 因为发生动作电位后的膜区域仍处于绝对不应期，所以动作电只能由起始点向远处传导。

B. 髓鞘具有绝缘性，从而增加了膜电阻，致使电荷不能跨膜流动，直至髓鞘中断（即郎飞结）处。

C. 少突胶质细胞在 CNS 中形成磷脂膜髓鞘；施万细胞则在周围神经系统中形成髓鞘。

D. 动作电位在有髓鞘神经元上进行跳跃式传导，指动作电位在郎飞结之间“跳跃”的过程，从而使轴突传导速度加快。

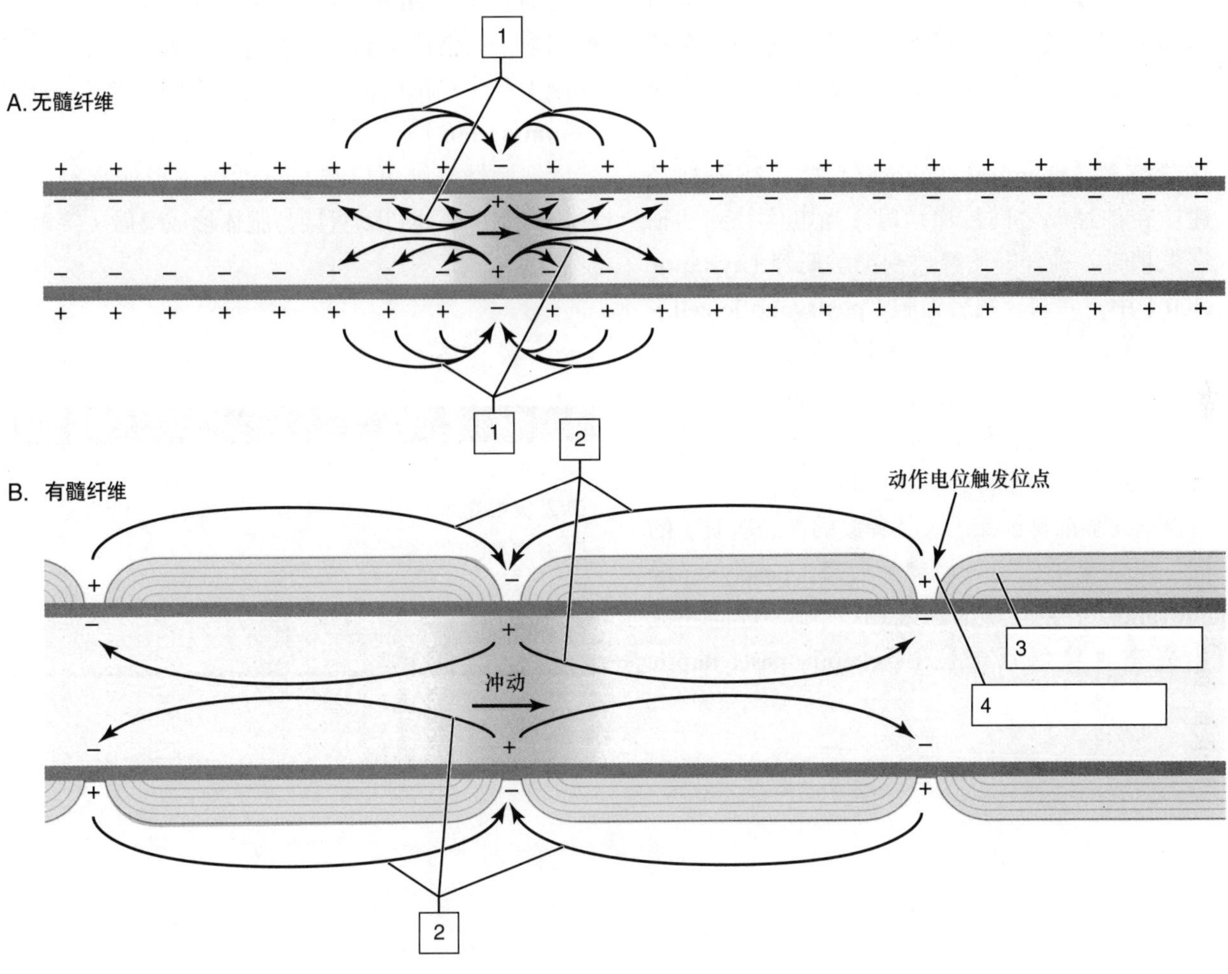

习题

A. 为什么动作电位只会向远离触发点的方向传导？

B. 轴突的髓鞘有什么作用？

C. 在中枢神经系统和周围神经系统中形成髓鞘的分别是什么细胞？

D. 解释跳跃式传导。

第八节　突触的结构和功能

轴突末梢发出分支并形成的突触终扣，是电反应从一个细胞传递到另一个细胞的部位。这种传递可以通过电突触或化学突触实现。有些神经元同时具有这两种突触。

- **电突触**（**electrical synapses**）允许电流通过**缝隙连接**（**gap junctions**）（两个细胞的细胞质之间的调节连接）直接从一个细胞传递到另一个细胞。除神经元外，心肌细胞和某些平滑肌细胞之间也有电突触。缝隙连接允许电流直接在细胞间自由流动，所以电突触传递冲动的速度非常快。
- **化学突触**（**chemical synapses**）则是利用神经递质在神经元之间传递信号。当电信号到达轴突末梢时，神经递质释放到**突触间隙**（**synaptic cleft**）中，并与**突触后细胞**（**postsynaptic cell**）上的受体结合，以实现电信号的传递。化学突触的传递速度显然比电突触慢。在中枢神经系统和周围神经系统中，化学突触更常见，因此本节将着重介绍化学突触传递。

根据突触前神经元（及其释放的神经递质）的不同，化学突触传递可使**突触后膜**（**postsynaptic membrane**）分别产生 Na^+ 或 Cl^- 内流，进而相应产生**兴奋性突触后电位**（**excitatory postsynaptic potential**）（去极化）或**抑制性突触后电位**（**inhibitory postsynaptic potential**）（超极化）。化学突触传递是单向的，只能从突触前纤维向突触后细胞传递。

一个神经元既可以接受兴奋性神经元也可以接受抑制性神经元的信号输入，是否能产生动作电位则取决于这些信号的总和。

- 当兴奋性突触前纤维发出一连串冲动时，可发生**时间总和**（**temporal summation**）。
- 当多个兴奋性突触前纤维同时在同一个突触后细胞上产生局部电位时，可发生**空间总和**（**spatial summation**）。

抑制性纤维可以与兴奋性轴突形成突触（突触前抑制），也可以直接与胞体形成突触（突触后抑制）。

涂绘并标记

- □ 1. 轴突
- □ 2. 突触囊泡
- □ 3. 突触间隙
- □ 4. 突触前膜
- □ 5. 突触后膜

习题答案

A. 电突触和化学突触

B. 突触终扣（即轴突末梢）

C. 突触前终扣释放的神经递质

D. 时间总和

E. 空间总和，是多个兴奋性突触前纤维同时在突触后细胞上产生的局部电位的总和。

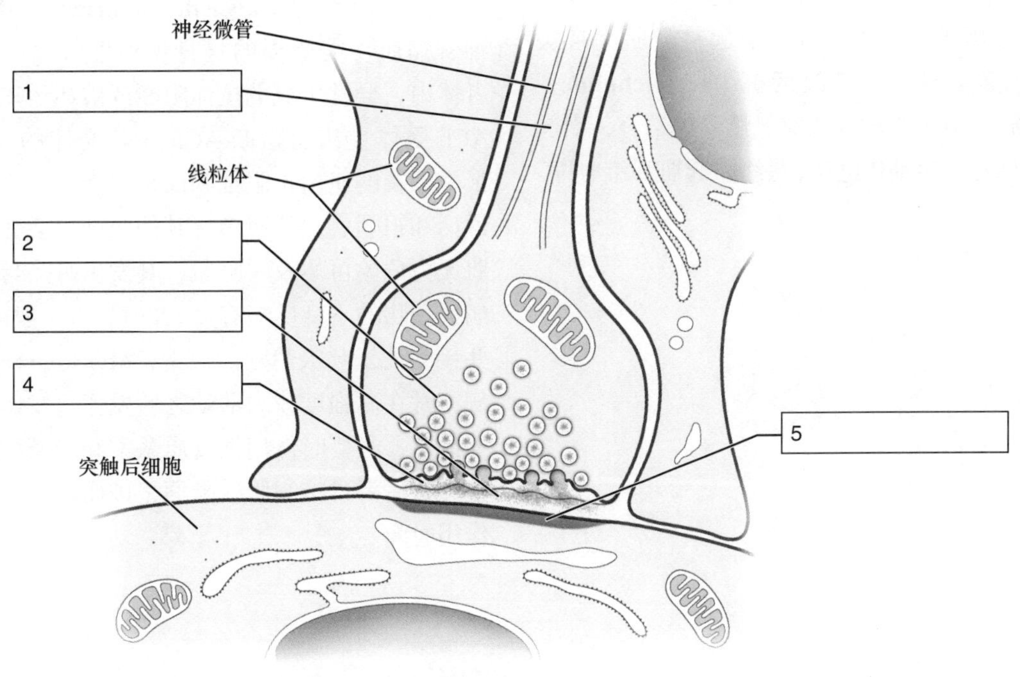

局部放大的终扣部位

习题

A. 神经系统的突触有哪两种类型？

B. 轴突末端发出分支并形成 ________________。

C. 在化学突触传递中，什么决定突触后电位是兴奋性还是抑制性的？

D. 突触前纤维的快速、反复放电产生的总和是什么总和？

E. 由于多个突触前纤维同时释放大量神经递质，使目标神经元放电发生的总和是什么总和？

2

第九节 运动神经元和神经肌肉接头结构

运动神经元（motor neurons）是起源于中枢神经系统的传出神经元，通过特化的突触与骨骼肌纤维进行信号传递，该突触称为运动终板或神经肌肉接头。运动神经元有数种类型，其中最常见的是α运动神经元。α运动神经元的分支可在肌纤维的肌膜（肌肉的细胞膜）凹陷处形成多个神经肌肉接头。因此，每个α运动神经元可以同时支配多个肌纤维，但每个肌纤维仅受一个α运动神经元的支配。一个α运动神经元及其支配的全部肌纤维称为**运动单位（motor unit）**。支配同一块肌肉的所有运动神经元称为运动神经元池。

刺激作用于运动神经元，引起神经肌肉接头处突触前膜囊泡内的**乙酰胆碱（acetylcholine，ACh）**释放。ACh扩散并与突触后受体结合，引起肌膜去极化并产生动作电位，最终引起肌纤维收缩。

涂绘并标记运动终板的下列结构：

- □ 1. 突触前膜
- □ 2. 突触囊泡：内含 ACh
- □ 3. 肌膜
- □ 4. 突触后膜
- □ 5. 突触间隙
- □ 6. 突触后膜上的 ACh 受体区

临床知识点

重症肌无力（myasthenia gravis，MG）是一种骨骼肌功能受损的自身免疫性疾病。在MG患者体内，异常生成的抗体阻断或破坏运动终板上的ACh受体，从而阻断ACh与其受体的作用。MG最常累及的肌肉是眼部和面部肌肉，以及与吞咽、说话和咀嚼有关的肌肉，其他肌肉也会受到影响。肌无力危象可累及呼吸肌，其发生可能与感染性疾病或药物的不良反应有关。此时患者一般需要住院，并接受人工呼吸治疗。通常，MG是一种发作性疾病，常在高强度体力活动之后发作。发作时患者需要休息，必要时使用糖皮质激素和胆碱酯酶抑制剂治疗，后者可抑制胆碱酯酶，进而延长乙酰胆碱的作用时间。

习题答案

A. 运动终板

B. α 运动神经元

C. 肌细胞膜

D. α 运动神经元及其支配的肌纤维构成一个运动单位

E. ACh（乙酰胆碱）

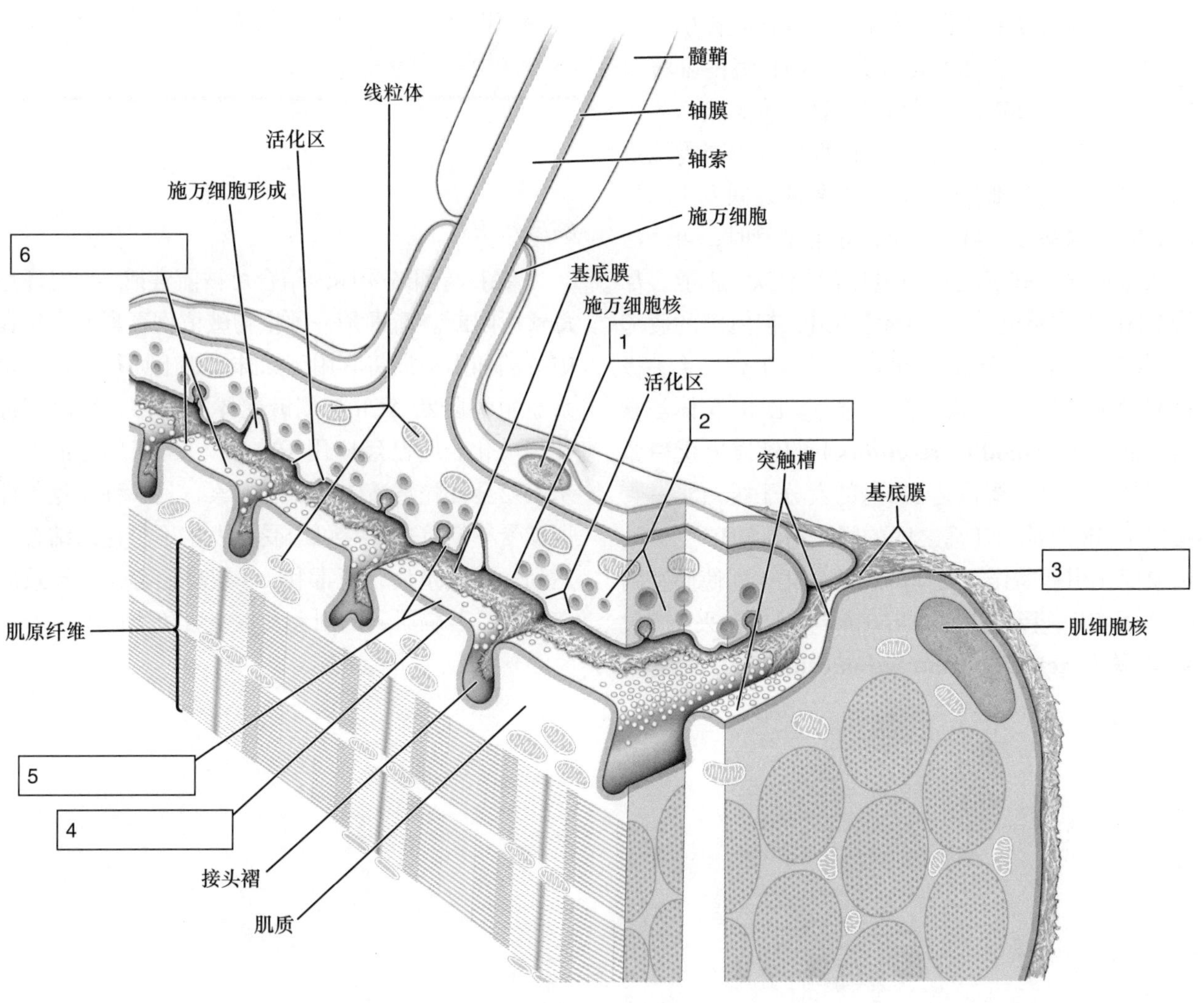

习题

A. 神经肌肉接头又称 ______________________。

B. 哪种类型的运动神经元最常见？

C. 什么是肌膜？

D. 运动单位的组成有哪些？

E. 神经肌肉接头的突触前膜释放的神经递质是什么？

ACh 由突触前膜释放到神经肌肉接头的突触间隙中，再扩散到突触后膜，与其上的烟碱型 ACh 受体结合，引起配体门控阳离子通道开放（该通道允许 Na^+ 和 K^+ 通过），进而产生兴奋性突触后电位（终板电位）。当达到阈电位时，产生动作电位。最后，动作电位再经过数步反应引起肌纤维收缩。

肌质网（sarcoplasmic reticulum，SR）是围绕肌原纤维的复杂内质网膜结构（本节左上方图），内含高浓度 Ca^{2+}，SR 上有 Ca^{2+}-ATP 酶，可将肌质中 Ca^{2+} 泵入 SR 内。横管（T 管）将肌膜产生的动作电位传导至 SR。T 管与其两侧肌质网终池形成三联管，是肌细胞内部与细胞外液之间发生密切沟通的结构基础。当去极化传导至 T 管时，可激活二氢吡啶（DHP）受体的电压门控 Ca^{2+} 通道。尽管 DHP 受体是电压门控 Ca^{2+} 通道，但肌肉的收缩并不需要离子经通道跨膜流动，只需 T 管发生去极化使 DHP 受体发生构象变化即可。DHP 受体与**雷诺丁受体（ryanodine receptors）**的钙通道蛋白紧密相邻。雷诺丁受体是 SR 上的大分子蛋白，一直延伸至 SR 终池与 T 管之间的间隙中。DHP 受体的构象变化引起雷诺丁受体的构象变化，并使储存的 Ca^{2+} 从 SR 中释放出来，启动收缩过程。**兴奋－收缩耦联（excitation-contraction coupling）**就是指去极化与 Ca^{2+} 释放间的联系。Ca^{2+} 释放最终引起肌丝滑行和骨骼肌收缩（详见本章第十一节）。

涂绘并标记

- □ 1. T 管
- □ 2. SR
- □ 3. SR 的终池
- □ 4. 细肌丝
- □ 5. 粗肌球蛋白丝

临床知识点

ACh 与烟碱受体的结合可被箭毒或 α - 银环蛇毒素所阻断。箭毒是一种生物碱植物毒素，最早在中美洲和南美洲将其用于涂抹箭头上而得名。该毒素竞争性阻断 ACh 与烟碱受体的结合。目前箭毒和相关化合物已经应用于临床。α - 银环蛇毒素是东南亚金环蛇毒液中的一种毒素，是一种非竞争性烟碱受体拮抗剂，它可与受体发生不可逆的结合。达到一定剂量后，箭毒和 α - 银环蛇毒素可导致肌肉麻痹，若膈肌麻痹则会发生窒息和死亡。

习题答案

A. 二氢吡啶（DHP）受体

B. 雷诺丁（Ryanodine）受体

C. Ca^{2+}

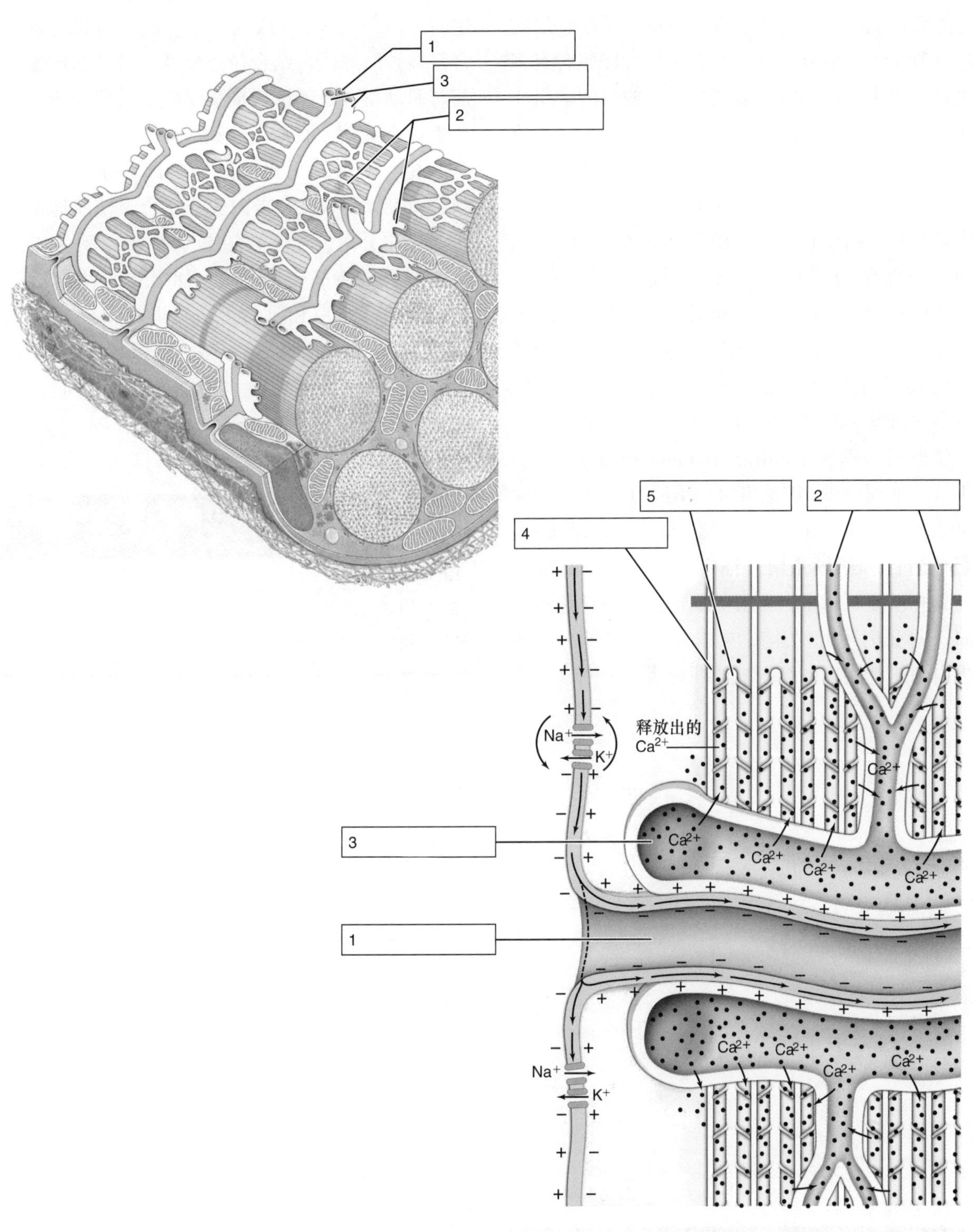

习题

A. 动作电位传导至 T 管可使 T 管上的 ____________________ 发生构象变化。

B. 上述构象变化随后引起 SR 上的 __________________ 也发生一系列构象变化。

C. SR 释放的 ________________ 将引起肌动蛋白与肌球蛋白肌丝滑行。

2 第十一节 肌丝滑行理论

骨骼肌的收缩是随意运动的基础。神经肌肉接头处的肌肉受到刺激后，会发生一系列活动，最终引起肌节缩短。本节图 B 显示，一块骨骼肌含有多个肌束，肌束又是由数个多核肌纤维构成的。组成这些肌纤维的是更小的肌原纤维，肌原纤维又由肌节构成。肌节是肌动蛋白和肌球蛋白滑行产生肌肉收缩的结构单位。骨骼肌内肌节的排列使骨骼肌呈现明暗交替的横纹状外观。相邻两条 Z 线之间的结构即一个肌节。I 带仅有肌动蛋白细肌丝从 Z 线向肌节的中心延伸。肌球蛋白粗肌丝形成暗 A 带。H 区则是肌动蛋白-肌球蛋白没有重叠的区域。肌节中央的 M 线是肌球蛋白肌丝锚定的部位。注意肌动蛋白细肌丝和肌球蛋白粗肌丝之间的横桥。

肌丝滑行理论（sliding filament theory）解释了肌节是如何使骨骼肌收缩的（图 C）。粗肌丝含有肌球蛋白并锚定在M线上；细肌丝含有肌动蛋白、原肌球蛋白和肌钙蛋白，锚定在 Z 线上。肌动蛋白上具有被原肌球蛋白覆盖的肌球蛋白结合位点。当肌肉舒张时（此时胞质内 Ca^{2+}浓度较低），肌球蛋白与肌动蛋白的结合被原肌球蛋白阻断，二磷酸腺苷（ADP）与肌球蛋白头部结合。当去极化发生时，Ca^{2+}从 SR 释放入胞质。Ca^{2+}与肌钙蛋白结合，导致肌球蛋白结合位点暴露，并在肌球蛋白头部与肌动蛋白之间形成横桥。随后，肌球蛋白头部产生棘齿运动，肌动蛋白和肌球蛋白相向滑动，肌节缩短，ADP 和无机磷酸盐解离。随后，三磷酸腺苷（ATP）与肌球蛋白头部结合，使肌球蛋白与肌动蛋白分离，之后 ATP 被 ATP 酶水解为 ADP，使肌球蛋白头部“复位”。如果 Ca^{2+}浓度没有降低，则肌球蛋白和肌动蛋白再迅速结合，进入新的横桥周期，使肌肉持续收缩。当游离 Ca^{2+}重新进入 SR 而使胞质内游离 Ca^{2+}减少时，肌肉舒张。

涂绘并标记下列结构，注意对比舒张状态与收缩状态的不同：

- □ 1. 肌动蛋白
- □ 2. 肌球蛋白
- □ 3. 横桥

习题答案

A. ATP

B. H 区

C. M 线

D. 原肌球蛋白

第十一节 肌丝滑行理论

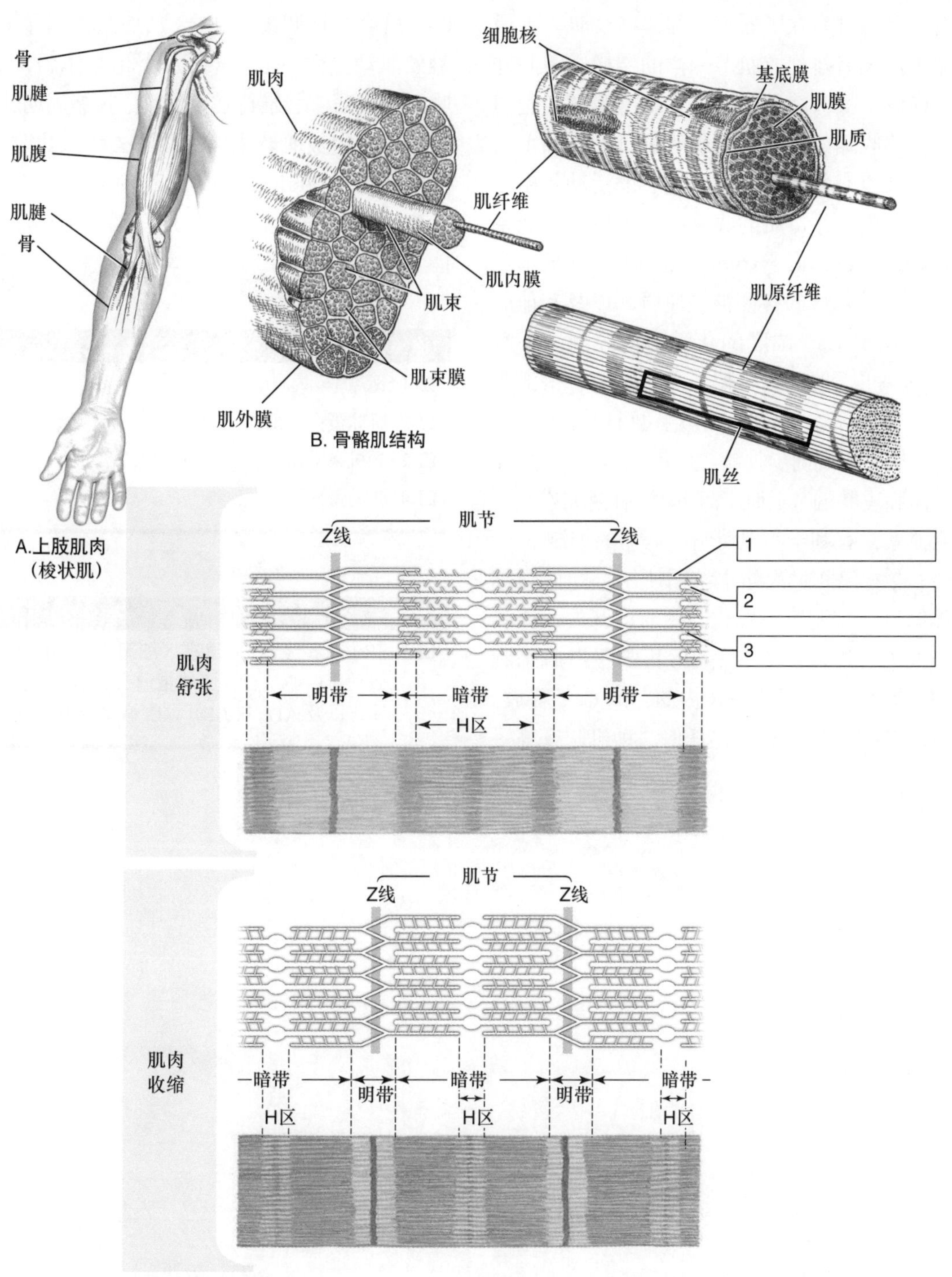

C. 肌丝滑行理论

习题

A. 肌动蛋白与肌球蛋白滑行，进而使肌节缩短所需的能量来自于 ______________。

B. 肌节的 ______________ 没有肌动蛋白。

C. 肌球蛋白锚定在肌节的 ________________。

D. 肌肉舒张时，肌动蛋白上的肌球蛋白结合位点被 ______________ 覆盖。

第十二节　平滑肌

平滑肌是一种存在于器官内的非横纹肌。平滑肌的收缩蛋白没有排列成肌节一样的结构，因此外观上没有横纹。其收缩蛋白锚定在细胞膜和细胞内致密体上，其收缩的基础也是**肌动蛋白（actin）**与肌球蛋白的相互作用。相对于骨骼肌的活动是由运动神经元控制的，平滑肌的收缩则是由**自主神经系统（autonomic nervous system，ANS）**（详见本章第十八节）及其释放的各种神经递质，以及其他能影响胞质内游离 Ca^{2+}浓度的化学配体控制。平滑肌可分为单一平滑肌和多单位平滑肌。单一平滑肌细胞之间存在缝隙连接，使动作电位可以在细胞间快速传递，从而实现同步收缩。而多单位平滑肌（如眼的睫状体和皮肤的竖毛肌）细胞间没有缝隙连接，细胞功能独立，有利于实现对精细运动的控制。

兴奋-收缩耦联过程如本节图所示。配体与细胞膜受体结合，细胞膜去极化，钙通道开放，或者激活磷脂酶 C，进而生成 IP_3。IP_3 再与平滑肌细胞内 SR 上的受体结合，引起 ER 内储存的 Ca^{2+}释放。一旦胞质内 Ca^{2+}浓度通过上述任何一种机制升高，Ca^{2+}就会与钙调蛋白结合，从而激活肌球蛋白激酶，触发肌动蛋白-肌球蛋白发生相互作用，引起肌肉收缩。只要 Ca^{2+}维持在高浓度，收缩周期就会持续。当肌球蛋白被肌球蛋白磷酸酶去磷酸化时，则进入**锁定状态（latch state）**。这时，肌肉维持在收缩状态，无须进一步利用 ATP，因此不再进一步消耗能量。

涂绘并标记

- ☐ 1. 钙离子
- ☐ 2. 肌球蛋白头部
- ☐ 3. 无机磷酸盐
- ☐ 4. 肌动蛋白

描绘

- ☐ 5. SR 内 Ca^{2+}经钙通道进入细胞质。注意肌球蛋白和肌动蛋白的结合，肌球蛋白头部的棘齿作用产生收缩，以及 ATP 和 ADP 在收缩周期中的作用

习题答案

A. 锁定状态

B. 钙通道，SR

C. 钙调蛋白

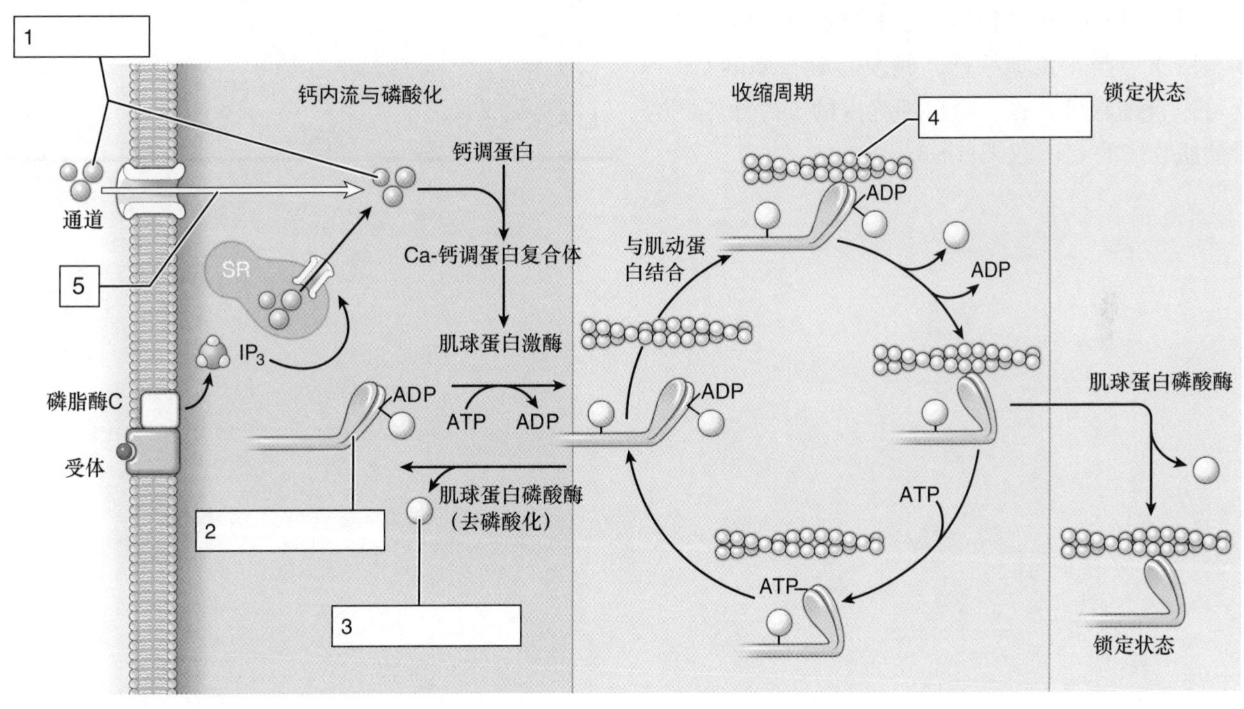

习题

A. 当肌球蛋白和肌动蛋白处于 ________________ 时，平滑肌可以保持长时间的收缩而不消耗更多的能量。

B. 当平滑肌收缩时，细胞质内 Ca^{2+}浓度升高是通过细胞外 Ca^{2+}经 __________ 内流入细胞质，或储存在 __________ 的 Ca^{2+}释放实现的。

C. 细胞内游离 Ca^{2+}与钙结合蛋白 _______________ 结合，形成复合体激活肌球蛋白激酶。

第十三节 心肌

心肌（cardiac muscle）与骨骼肌和平滑肌既有相同的特征，又有不同之处。骨骼肌的收缩是由中枢神经系统随意控制的，而心肌和平滑肌的收缩则是非随意的。心肌能够像单一平滑肌一样有自发的电活动。正常情况下，心肌的收缩活动是由窦房结起搏细胞控制的。与单一平滑肌一样，心肌细胞间也有缝隙连接，这有利于实现同步收缩。缝隙连接存在于心肌细胞之间的**闰盘（intercalated disks）**中。心肌和骨骼肌的肌动蛋白和肌球蛋白有序排列，形成肌节，使这些肌肉呈现横纹外观（见本节图）。与平滑肌一样，触发心肌收缩的 Ca^{2+} 既可来自细胞外，也可来自细胞内的 SR，但触发骨骼肌收缩的 Ca^{2+} 仅来自 SR。

与骨骼肌由一个 T 管和两个 SR 终池构成的三联管不同，心肌中存在的是由一个 T 管和一个 SR 终池构成的二联管。

涂绘并标记下列结构：

- ☐ 1. 肌动蛋白形成的细肌丝
- ☐ 2. 肌球蛋白形成的粗肌丝
- ☐ 3. 闰盘
- ☐ 4. SR
- ☐ 5. 基底膜
- ☐ 6. 毛细血管

习题答案

A. 心肌和骨骼肌有横纹，平滑肌没有

B. T 管，SR 的终池

C. 细胞外，SR

D. 闰盘

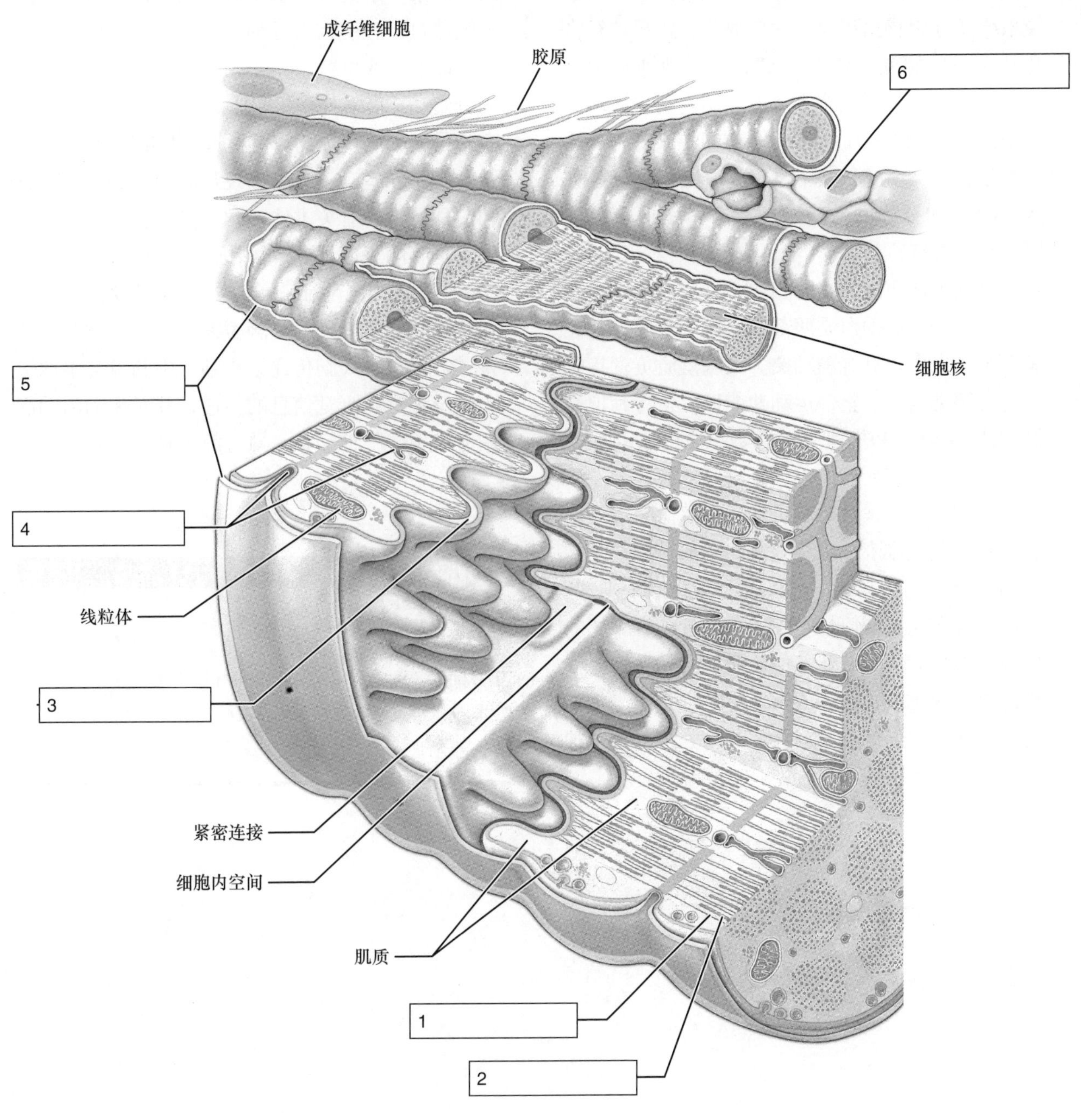

习题

A. 三种肌肉类型中，哪种有横纹？哪种没有？

B. 心肌结构中的二联管由 ____________ 和 ____________ 构成。

C. 介导心肌收缩的 Ca^{2+}来自 ____________ 和 ____________。

D. 心肌细胞间的缝隙连接位于 ________。

第十四节　中枢神经系统的组成和一般功能

神经系统由中枢神经系统（CNS）和周围神经系统组成。CNS 包括脑和脊髓，而周围神经系统则是指 CNS 以外的神经、神经节和感受器。周围神经系统又分为感觉和运动两个部分。感觉神经将信息从全身的感受器传递到 CNS；运动神经则自 CNS 向肌肉和腺体发送指令，以控制它们的活动。

脑由端脑（也称为大脑或大脑半球）、间脑（丘脑和下丘脑）、小脑和脑干（中脑、脑桥和延髓）组成。CNS 和脊柱的一般结构如本节图所示。注意以下几个要点：

- 左右大脑半球（端脑）由位于外层的大脑皮质（灰质）和位于内层的白质两部分组成。灰质含有无髓轴突，白质含有有髓轴突。大脑皮质负责接收并整合感觉信息、整合运动功能以及执行其他高级功能（如学习和推理）等。多数感觉（除嗅觉外）信息都经丘脑换元后传入大脑皮质。通常，左、右半球分别接收来自对侧（相反）躯体的传入信息。较大的胼胝体和较小的前连合、后连合和海马连合分别在功能上和解剖上连接两个半球。**基底神经节（basal ganglia）**是大脑半球深处的核团，参与运动调节及其他功能。海马和杏仁核是**边缘系统（limbic system）**的深层结构，主要与情绪和长期记忆有关，并调节内分泌和自主神经系统（ANS）的功能。
- 间脑位于大脑半球和脑干之间，属于边缘系统的一部分。丘脑处理感觉输入信息，并将其传递给大脑皮质；还处理大脑皮质发出的运动信号。下丘脑通过下丘脑沟与丘脑分开，在调节体温、生殖功能、饥饿和渴觉、水电解质平衡、昼夜节律、内分泌功能和 ANS 功能中具有重要作用。
- 小脑位于大脑皮质与脊髓之间，靠近脑干的位置，整合感觉和运动信息，以及从肌肉、关节、肌腱和内耳传入的有关本体感觉的信息。
- 脑干是脑的最低部分，由中脑、脑桥和延髓组成。延髓与脊髓相连，调节自主神经系统功能以及吞咽、呕吐和咳嗽反射。脑桥参与呼吸的调节，并将感觉信息自大脑传递给小脑。中脑参与眼球运动以及视觉和听觉信息的传递，并对运动活动起调节作用。脑神经Ⅲ～Ⅻ起源于脑干。

涂绘并标记脑的主要结构：

- □ 1. 左大脑半球
- □ 2. 胼胝体
- □ 3. 间脑（图中所示为丘脑和下丘脑沟）
- □ 4. 脑干
- □ 5. 小脑

习题答案

A. 胼胝体

B. 间脑（丘脑的功能）

C. 大脑半球

D. 脑干

E. 小脑

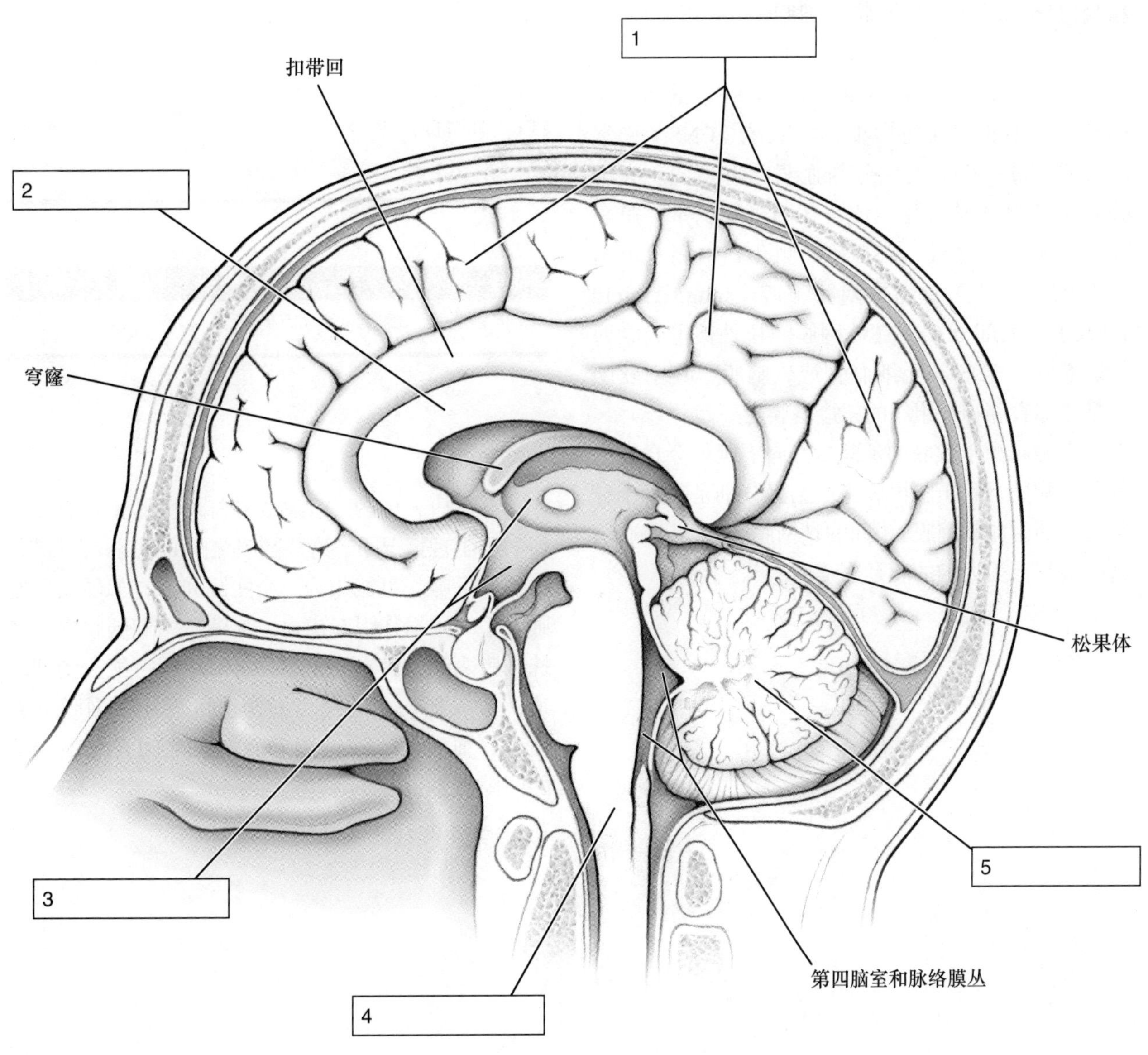

习题

A. ____________ 在功能上连接左、右大脑半球。

B. ____________ 处理感觉输入并将信息传递给大脑皮质，也处理大脑皮质的运动传出信号。

C. ____________ 负责接收并整合感觉信息、整合运动功能以及学习与推理。

D. ____________ 调节自主神经功能、呕吐及咳嗽反射。

E. ____________ 整合感觉、运动以及本体感觉信息。

2 第十五节　脑脊液、脑室和脑膜

在 CNS 内，**血脑屏障（blood-brain barrier，BBB）**对于维持神经元生存所需的环境有重要作用。CNS 内的毛细血管内皮细胞通过紧密连接结合在一起，阻止水溶性物质、高电荷分子和细胞在血液和脑之间的转运。星形胶质细胞（CNS 中的非神经元细胞）也参与维持血脑屏障的完整性。

脑脊液（cerebrospinal fluid，CSF）的形成、循环和调节也是维持中枢神经系统（CNS）稳态的关键因素。CSF 的成分与血浆略有不同。大部分 CSF 由脉络丛分泌生成，在两个侧脑室、第三和第四脑室间循环。CSF 经外侧孔和内侧孔流出第四脑室，进入脊髓**蛛网膜下腔（subarachnoid space）**。大部分 CSF 在蛛网膜颗粒处被重吸收回静脉系统、CNS 的毛细血管或软脑膜，其中软脑膜是覆盖脊髓神经组织的三层脑膜之一。

脊髓起源于颅底的延髓，并向下延伸至脊柱的颈段、胸段，直至腰段。三层脑膜分别是附着于脊髓表面的内侧软脑膜、中间的蛛网膜和外侧硬脑膜。这些膜与覆盖大脑的膜是连续的。

涂绘并标记下列 CNS 的结构：

- ☐ 1. 右侧脑室
- ☐ 2. 左侧脑室
- ☐ 3. 中央导水管
- ☐ 4. 第四脑室
- ☐ 5. 脊髓中央管
- ☐ 6. 第三脑室
- ☐ 7. 蛛网膜下腔
- ☐ 8. 上矢状窦

描绘

- ☐ 9. 箭头表示脑脊液流动方向

临床知识点

在健康人体内，硬脑膜和蛛网膜紧密相贴。但在病理生理情况下，这些脑膜之间的“潜在间隙”，即硬膜下隙，可能成为一个实际间隙，如硬膜下血肿发生时（损伤引起出血，血液进入硬脑膜内叶和蛛网膜之间的潜在间隙）。神经组织可能会受到压迫，造成损伤。同样，创伤也可能使蛛网膜下腔出血，血液流入蛛网膜和软脑膜之间含有脑脊液的间隙。

习题答案

A. 脉络丛

B. 紧密连接

C. 软脑膜，蛛网膜，硬脑膜

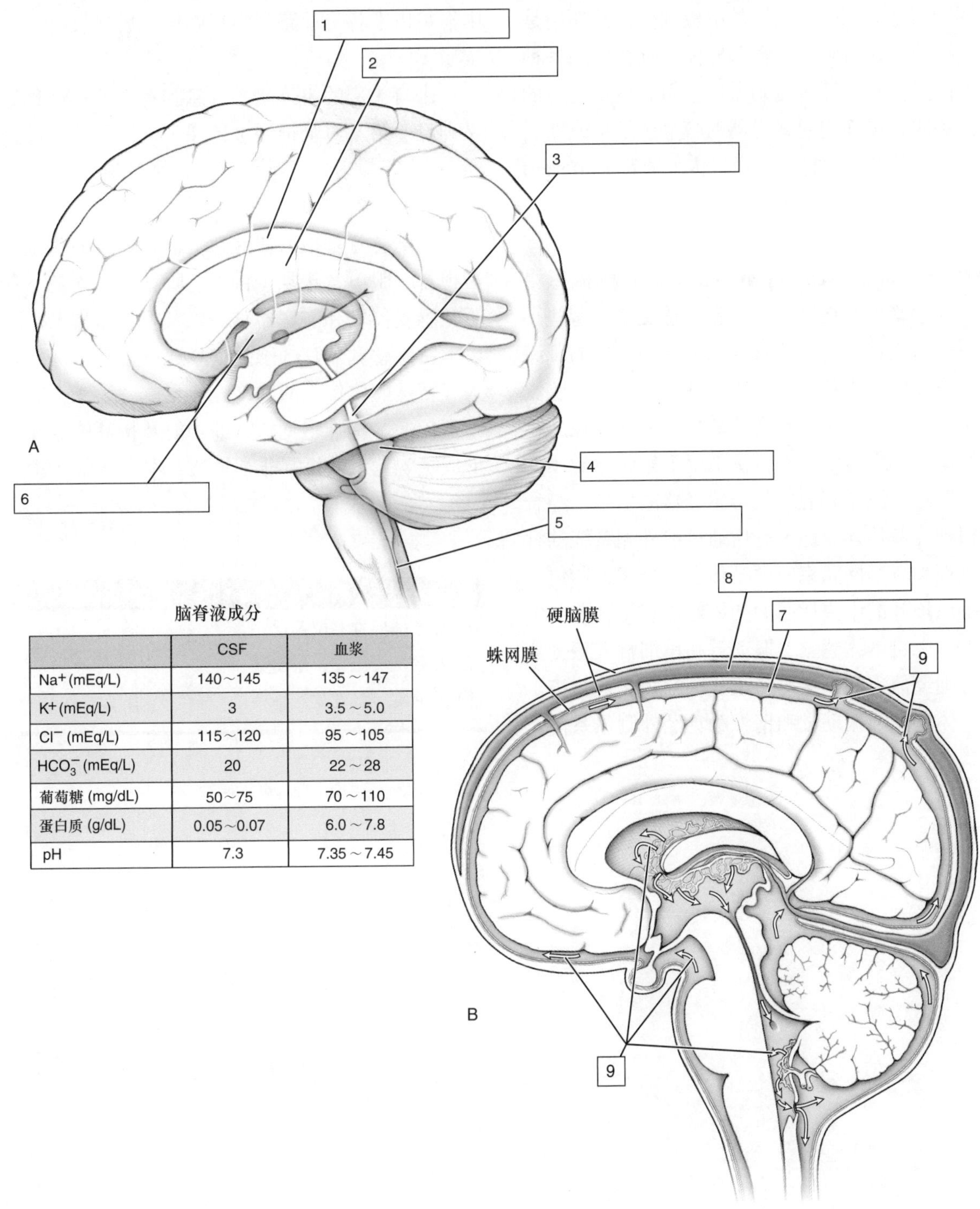

脑脊液成分

	CSF	血浆
Na^+ (mEq/L)	140～145	135～147
K^+ (mEq/L)	3	3.5～5.0
Cl^- (mEq/L)	115～120	95～105
HCO_3^- (mEq/L)	20	22～28
葡萄糖 (mg/dL)	50～75	70～110
蛋白质 (g/dL)	0.05～0.07	6.0～7.8
pH	7.3	7.35～7.45

习题

A. CSF 是由 ____________________ 分泌形成的。

B. 血脑屏障是由内皮细胞间的 ______________ 维持的。

C. 由内向外，三层脑膜分别是 ______________，__________ 和 ______________。

2 第十六节　感觉系统

感受器是周围神经系统的组成部分，其作用是接受包括视觉、听觉、味觉和躯体感觉在内的各种感觉的刺激。感受器接受刺激后会引起离子通道的开放或关闭，进而引起感受器的膜电位发生改变。当达到阈电位时，信息即可通过**传入通路（afferent pathways）**到达 CNS，CNS 将接收到的信息进行整合，形成传出信号，再将其传出至效应器。**躯体感觉系统（somatosensory system）**含有机械感受器、温度感受器和伤害性（痛觉）感受器。这些感受器可以对皮肤、内脏器官、肌肉和关节中的刺激做出反应（因此躯体感觉系统也称为躯体内脏感觉系统）。关于躯体感觉感受器的具体特征，在此不做详细阐述。简言之，来自头部以下躯体感觉（如痛觉、触觉、压觉和温度觉）感受器的信号，经脊髓后根神经节传入脊髓，然后通过前外侧系统的脊髓丘脑束和脊髓网状束向中枢传递，最终到达位于大脑皮质顶叶的中央后回的初级躯体感觉区（见本节图）。来自本体感觉、振动觉和精细触觉感受器的信号则经薄束和楔束传递至丘脑的腹后外侧核。部分本体感觉、振动觉和精细触觉经外侧颈系传入中枢。以上各个通路都经丘脑换元后再投射到大脑皮质。

来自头部的躯体感觉信息和本体感觉信息经三叉神经（第Ⅴ对脑神经）传递至中枢的特定神经核团。向中枢投射的纤维大部分到达对侧丘脑的核团，换元后再投射到初级躯体感觉皮质。

特殊感觉是指由特殊感觉器官形成的感觉，包括视觉（眼）、味觉（舌）、听觉和平衡觉（耳及听觉感受器官和前庭器官）以及嗅觉（鼻）。来自以上特殊感觉器官的感觉信息通过含有特殊内脏传入和特殊躯体传入的脑神经（见本章第二十节）向中枢传递。特殊感觉器官的功能及特殊感觉在大脑形成主观意识的机制非常复杂，本书不做详述。

涂绘并标记下列由脊髓至脑的感觉传入通路：

- ☐ 1. 本体感觉、位置觉
- ☐ 2. 触觉、压觉、振动觉
- ☐ 3. 痛觉、温度觉

习题答案

A. 三叉神经（第Ⅴ对脑神经）

B. 痛觉

C. 丘脑

D. 特殊感觉

E. 大脑皮质，顶叶

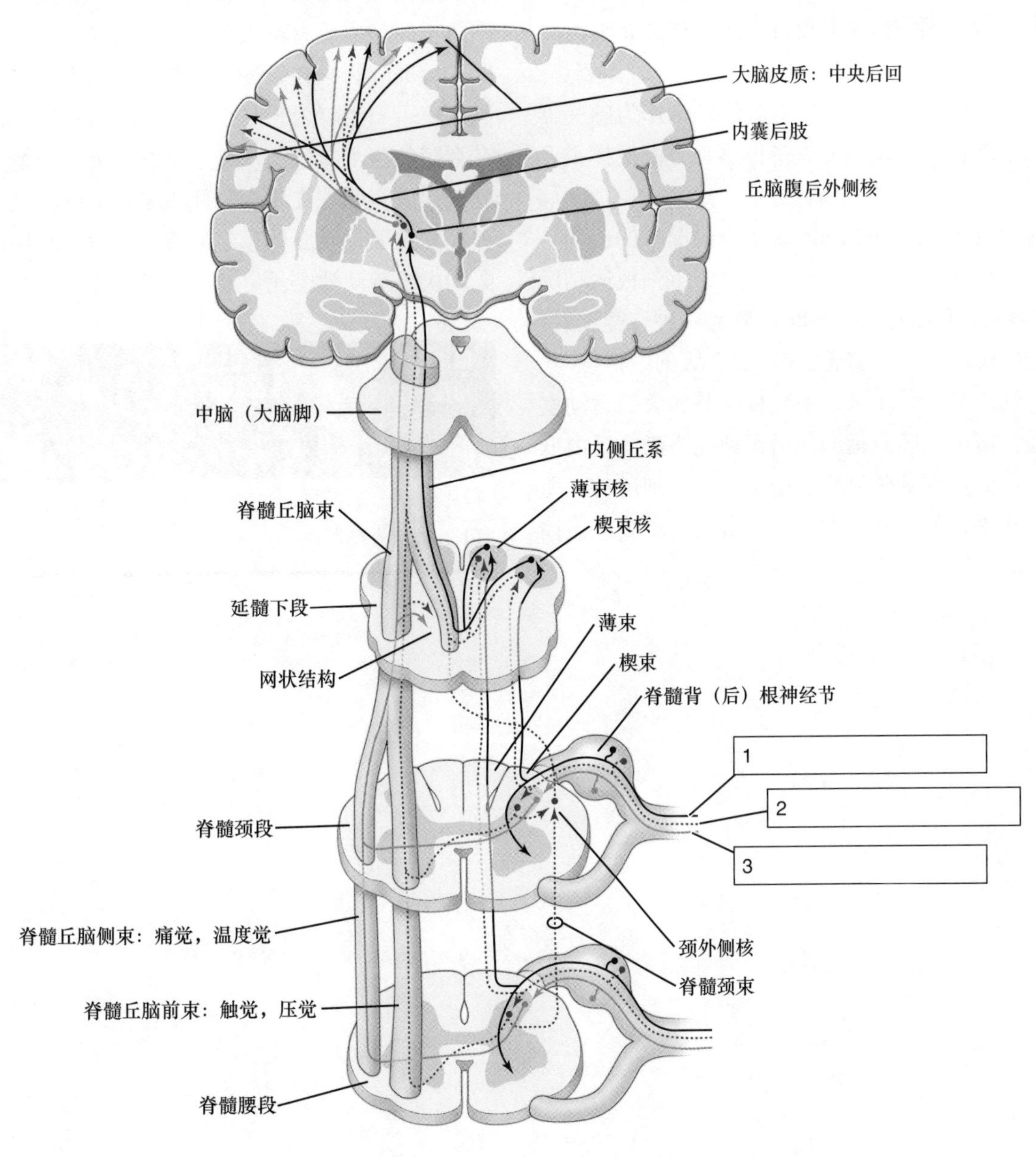

习题

A. 来自于头部的躯体感觉和本体感觉信息通过 ________________ 传递至神经节中的神经细胞。

B. 伤害性感受器感受的是 ________________。

C. 躯体感觉系统的各种传入神经通路在投射到大脑皮质前，先到达 ____________ 处的突触。

D. 由特殊感觉器官形成的感觉称为 ________________。

E. 初级躯体感觉区位于 ____________ 的 ____________。

第十七节 躯体运动系统

运动系统由躯体运动系统和自主神经系统两部分组成，分别控制随意肌的活动和非随意肌的活动。躯体运动系统控制运动和姿势，这些任务是通过非随意的脊髓反射协调肌肉的收缩和舒张而实现的。大多数骨骼肌纤维是受 α-运动神经元支配的梭外肌纤维，其收缩活动产生躯体运动或调控姿势。受 γ-运动神经元支配的梭内肌纤维则作为感受器在协调肌肉精细运动与形成本体感觉方面发挥重要作用。

脊髓反射（spinal reflexes）是最简单的运动，感觉信息仅在脊髓内进行整合，并产生刻板运动反应。**膝跳反射（knee jerk reflex）**就是一种脊髓反射。更复杂的运动反应则需要更多、更高级的中枢参与，包括脊髓、脑干、小脑、基底神经节和大脑运动皮质。通常所说的随意运动是指运动皮质激活后由低级中枢控制实现的骨骼肌活动模式。精细运动，尤其是手和手指的运动，则主要是由大脑皮质直接控制完成的。

控制精细运动最重要的下行通路是起源于大脑皮质的皮质脊髓束，亦称锥体束。皮质脊髓束内的神经纤维起源于初级运动皮质、邻近的运动前区、辅助运动区以及运动皮质后方的躯体感觉区。本节图所示的是皮质脊髓束在大脑和脊髓的下行传导通路。大部分纤维在延髓下段交叉至对侧形成皮质脊髓侧束；其他神经纤维则形成皮质脊髓前束并下行，在脊髓的各个节段与次级运动神经元（脊髓前角细胞）形成突触。皮质脊髓侧束轴突支配的次级运动神经元主要控制肢体远端肌肉，而皮质脊髓前束支配的次级运动神经元主要控制躯干部的肌肉。

描绘和标记皮质脊髓束中的神经干，从运动皮质或运动皮质附近起始，延伸到与次级运动神经元（脊髓前角细胞）形成的突触处；再继续描绘至与运动终板形成的突触处：

- ☐ 1. 皮质脊髓前束
- ☐ 2. 皮质脊髓侧束

习题答案

A. α-运动神经元，梭外肌

B. γ-运动神经元，梭内肌

C. 精细运动，尤其是手和手指的运动

D. 远端肢体，躯干部

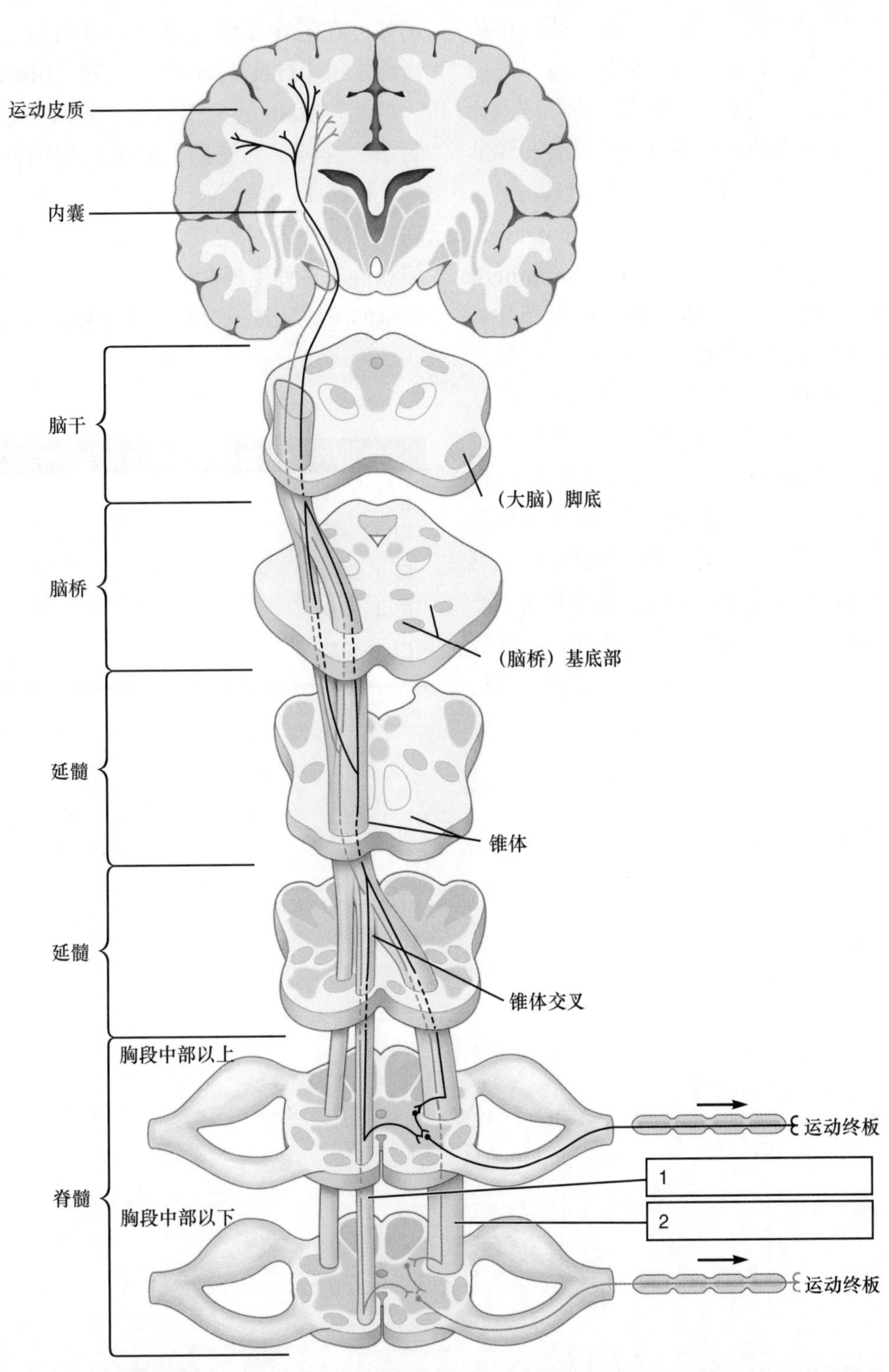

习题

A. 大多数骨骼肌纤维是受 ________ 支配的 ________ 纤维。

B. 作为感受器在协调肌肉精细运动与形成本体感觉方面发挥重要作用的是受 ________ 支配的 ________ 纤维。

C. 哪一种运动活动主要是受大脑皮质直接控制的?

D. 皮质脊髓侧束轴突支配的次级运动神经元主要控制 ________ 肌肉，而皮质脊髓前束支配的次级运动神经元主要控制 ________ 肌肉。

第十八节 自主神经系统：中枢与周围组成

作为周围神经系统的一部分，自主神经系统（ANS）是非随意控制和协调内脏平滑肌、心肌和腺体活动的主要效应器。这种调控是维持内环境稳态所必需的。大脑将感觉信息进行整合，调节 ANS 的活动，以协调各种非随意的生理过程。

ANS 分为**交感神经系统（sympathetic nervous system，SNS）**和**副交感神经系统（parasympathetic nervous system，PNS）**。机体的许多功能受 SNS 和 PNS 的双重调节，二者的作用往往相反。例如，SNS 活动可升高心率，而 PNS 活动则降低心率。

SNS 通过经典的战斗或逃跑反应参与应激过程，而 PNS 则在"**促生长（vegetative）**"的静息状态活动（如消化）中发挥重要作用。SNS 反应是机体对恐惧、压力或生理活动的非特异性反应，可导致多个器官出现模式化反应，包括心率升高、心输出量增加、血压升高，以及支气管扩张、瞳孔散大（瞳孔扩张）和出汗等。PNS 可产生选择性效应，例如，在进食和性反应时 PNS 对消化道功能的选择性作用［**进食（feed）**与**生殖（breed）**］。

调控 ANS 的中枢包括下丘脑、脑干（中脑、脑桥、延髓）和脊髓；ANS 的周围神经包括脑神经（Ⅲ、Ⅶ、Ⅸ、Ⅹ，见本章第二十一节）和交感、副交感神经及神经节。下丘脑和脑干通过 ANS 调控和协调多种生理功能，包括温度调节、对口渴和饥饿的反应、排尿反射、呼吸和心血管功能等。

涂绘并标记 CNS 中调节 ANS 的区域：

- □ 1. 下丘脑
- □ 2. 中脑
- □ 3. 脑桥
- □ 4. 延髓
- □ 5. 脊髓

习题答案

A. SNS

B. PNS

C. 下丘脑、脑干（中脑、脑桥、延髓）和脊髓

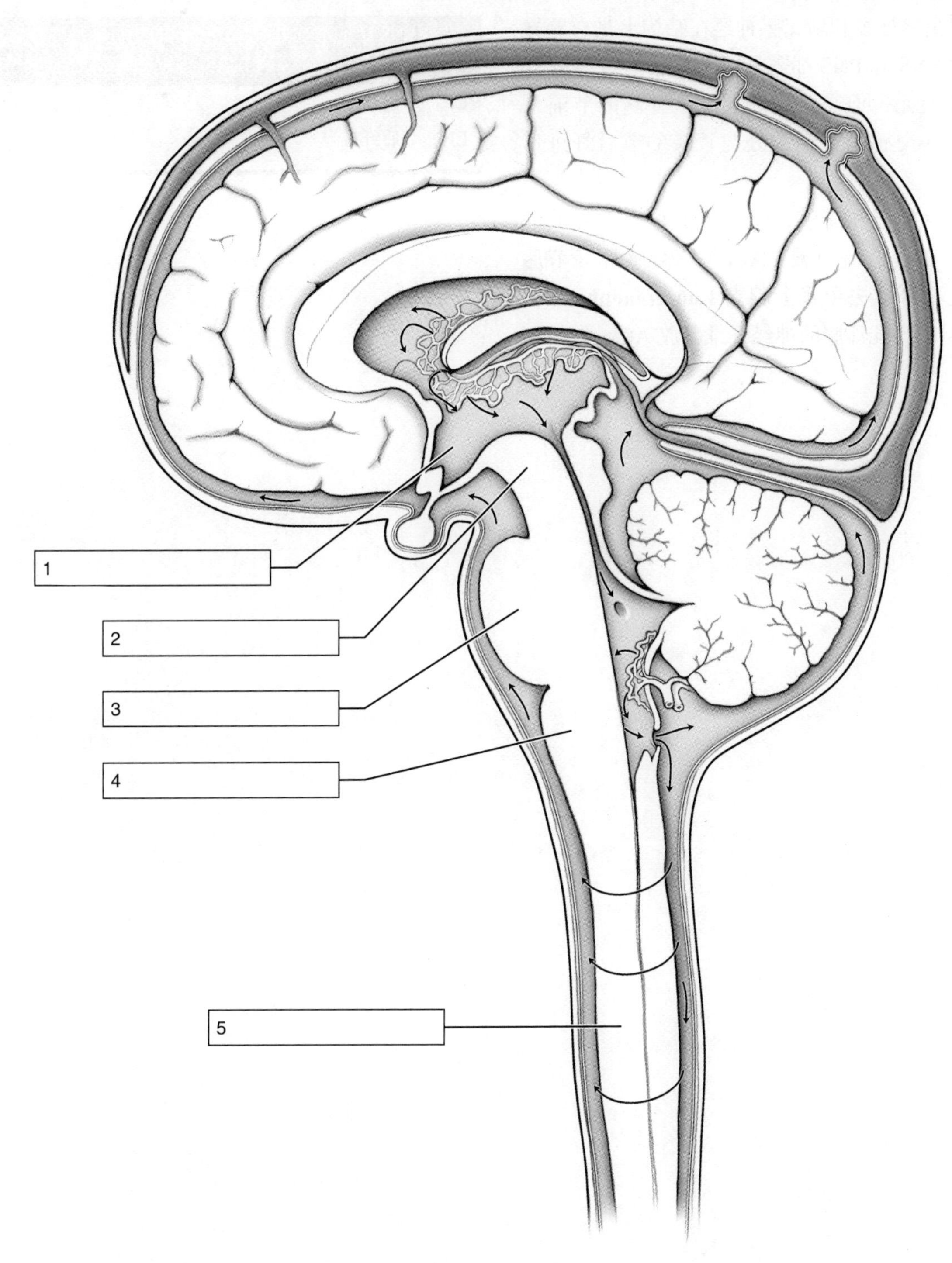

习题

A. 应激（战斗或逃跑）反应是由 ANS 的哪部分实现的？

B. 促生长（进食与生殖）反应是由 ANS 的哪部分实现的？

C. 调控 ANS 的中枢结构有哪些？

第十九节 自主神经系统的交感神经

周围交感神经和副交感神经在结构上是有差异的，虽然SNS和PNS都需通过节前神经纤维在自主神经节换元，但交感神经起源于脊髓的节前纤维较短，在交感干神经节处与较长的节后纤维形成突触。

副交感神经和交感神经的节前神经元释放的神经递质都是乙酰胆碱（ACh）。交感神经节后纤维则主要释放**去甲肾上腺素（norepinephrine，NE）**，但其支配汗腺的神经纤维释放ACh。

描绘 SNS中的下列纤维（用不同的颜色）。注意SNS的节后纤维长，而PNS的节后纤维短（见本章第二十节）：

☐ 1. 节前纤维

☐ 2. 节后纤维

习题答案

A. SNS的节前和节后纤维在椎旁交感神经节内形成突触。

B. SNS和PNS的节前神经元释放的神经递质都是ACh。

C. SNS的节后神经元释放的神经递质主要是NE。

D. ACh

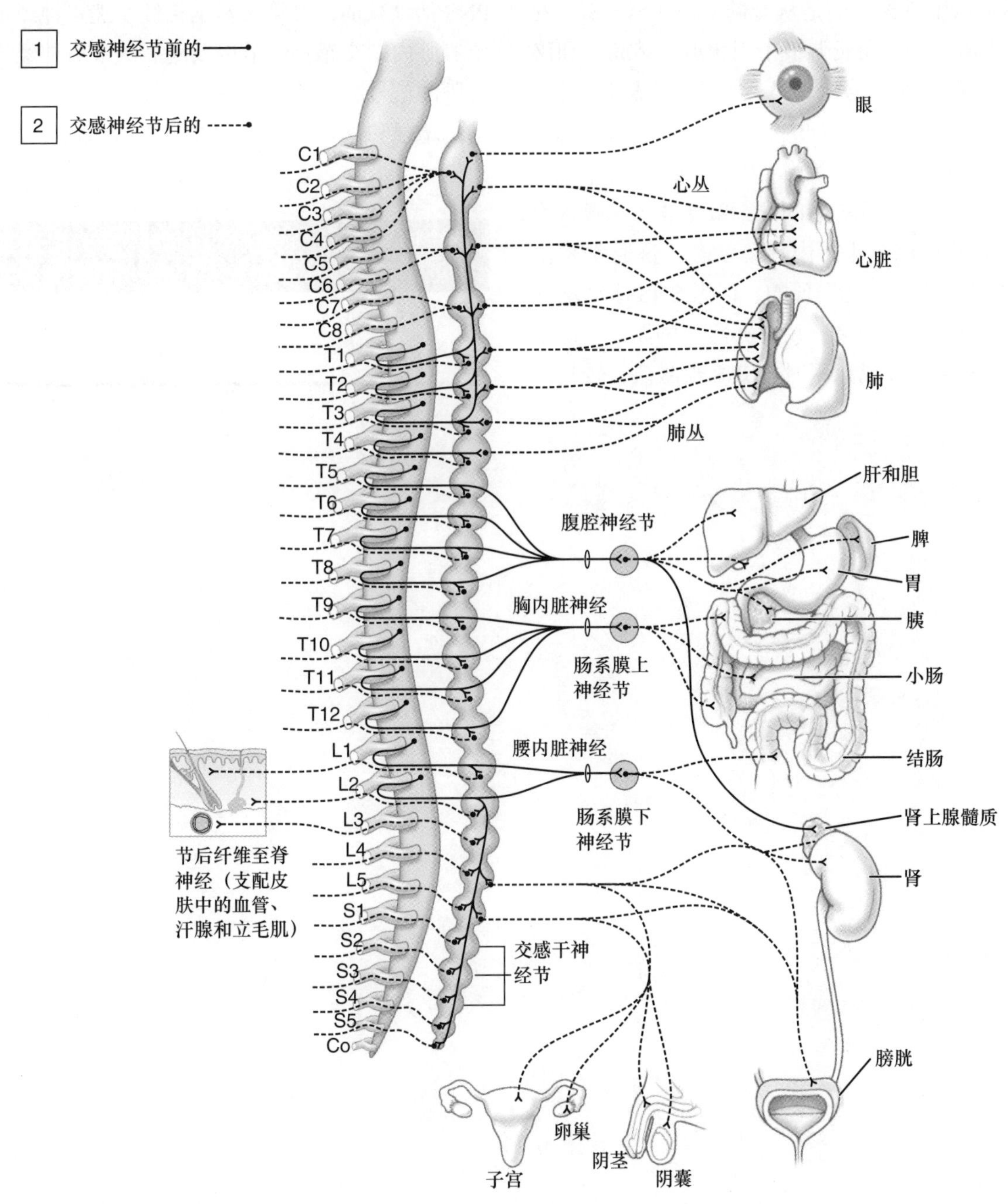

习题

A. SNS 的神经节位于哪里？

B. SNS 节前神经元释放的神经递质是什么？

C. SNS 节后神经元释放的主要神经递质是什么？

D. 与大多数 SNS 节后纤维不同，支配汗腺的 SNS 节后纤维释放的神经递质是 ______________。

2 第二十节　自主神经系统的副交感神经

人体内大部分的PNS作用都是通过脑神经Ⅲ、Ⅶ、Ⅸ和Ⅹ完成的，如本节图所示。剩下小部分的PNS不是从脑神经，而是从脊髓骶段（S_2～S_4）发出的盆内脏神经，负责调节下消化道（结肠）和泌尿生殖系统的功能。与SNS节后神经纤维较长不同，PNS的神经节位于所支配的脏器附近或脏器内部，故PNS节后神经纤维较短。PNS节后神经释放乙酰胆碱，作用于支配脏器的毒蕈碱受体。一般认为ANS的主要作用是维持内环境稳态。这通常是由SNS和PNS交互变化实现的，即当SNS活动增强时，PNS活动就会减弱，反之亦然。例如，当血压急剧下降至低于正常水平时，SNS被激活，较长的交感节后神经从交感干神经节向心脏传递信号，使心率加快、心肌收缩力增强（见本章十九节）。同时，PNS活动减弱，经第Ⅹ对脑神经（迷走神经）输出至心脏内副交感神经节以及随后的节后神经传递至心脏的信号减少（见本章十九节）。因此，SNS活动的增强和PNS活动的减弱联合导致心率加快。

描绘 PNS中的下列纤维（用不同的颜色）。注意与SNS的节后纤维较长不同，PNS的节后纤维较短：

- ☐ 1. 节前纤维
- ☐ 2. 节后纤维

习题答案

A. 第Ⅲ、Ⅶ、Ⅸ和Ⅹ对脑神经。

B. PNS的节前纤维和节后纤维在位于其支配的脏器附近或脏器内部的神经节内形成突触。

C. SNS和PNS的节前神经元释放的神经递质都是ACh。

D. PNS节后神经元释放的神经递质是ACh，ACh与毒蕈碱受体结合发挥作用。

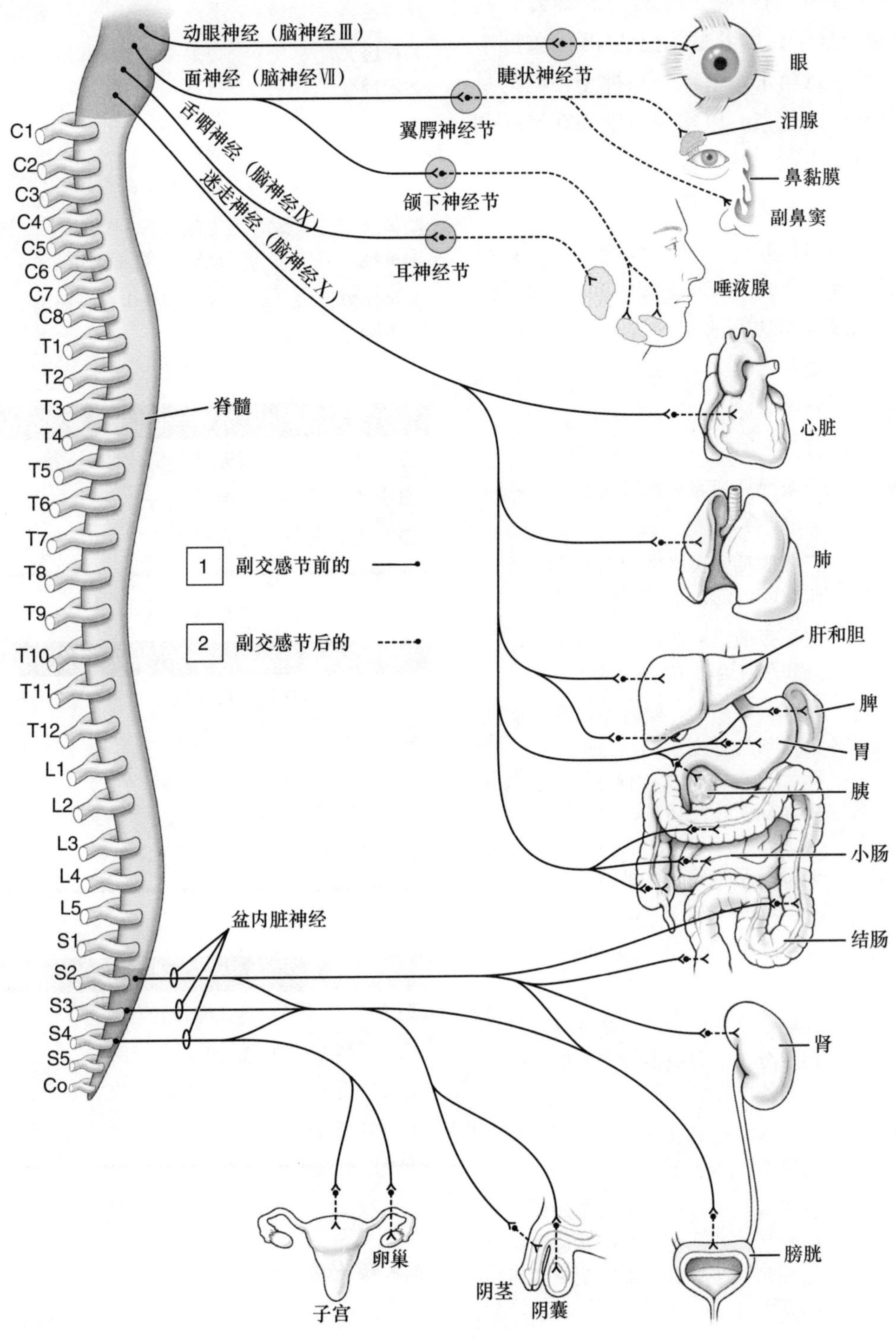

习题

A. 属于周围 PNS 组成部分的脑神经有哪些？

B. PNS 的神经节位于哪里？

C. PNS 节前神经元释放的神经递质是什么？

D. PNS 节后神经元释放的神经递质是什么？与何种受体结合发挥作用？

2 第二十一节 自主神经系统的脑神经

12 对脑神经是周围神经系统的组成部分，其中有 10 对起源于脑干，后者是调控 ANS 的关键中枢成分之一（见本章第十八节）。脑神经在脑与身体其他部位之间传递信息，以实现对生理功能的调节。这些部位包括头颈、唾液腺、心、肺、消化道及其相关器官、肾、膀胱，以及生殖器官。

脑神经都是成对存在的（支配身体两侧），以罗马数字（Ⅰ～Ⅻ）表示，从头部的前面开始编号。它们也参与感觉或运动功能活动。

脑神经	功能	要点
脑神经Ⅰ，嗅神经	感觉	传递吸入的芳香分子信息
脑神经Ⅱ，视神经	感觉	将眼视杆细胞和视锥细胞的信息传递给视交叉
脑神经Ⅲ，动眼神经	运动	支配眼的 6 块肌肉中的 4 块，调节眼球运动和聚焦；调节瞳孔大小
脑神经Ⅳ，滑车神经	运动	支配眼的上斜肌，使眼球向下、向外和向内运动
脑神经Ⅴ，三叉神经	感觉和运动	由三部分组成：眼神经（传递来自上面部的感觉信息，包括头皮、前额、上眼睑）、上颌神经（传递来自中面部的感觉信息，包括脸颊、上唇、鼻腔）、下颌神经（传递来自下面部的感觉信息，包括耳、下唇和颊，并将运动信号传回下面部）
脑神经Ⅵ，展神经	运动	支配眼外直肌（使眼球向外侧转动）
脑神经Ⅶ，面神经	感觉和运动	控制面部肌肉运动，促进唾液腺和泪腺分泌；向中枢传递来自舌的味觉和外耳的触觉信息
脑神经Ⅷ，前庭蜗神经	感觉	传入听觉信息（蜗神经）和平衡觉信息（前庭神经）
脑神经Ⅸ，舌咽神经	感觉和运动	感觉根向中枢传递来自舌、内耳和咽喉后部的感觉信息；其运动神经则控制位于咽喉后部的茎突咽肌的随意运动
脑神经Ⅹ，迷走神经	感觉和运动	传递来自咽喉与外耳道后部的感觉传入信号以及来自舌的味觉信息；其运动神经调控咽喉、心和消化道等的活动（迷走神经是最长的脑神经，其功能也最多）
脑神经Ⅺ，副神经	运动	支配颈部肌肉，使颈部和肩部发生旋转、弯曲和伸展运动
脑神经Ⅻ，舌下神经	运动	支配舌的大部分肌肉

习题答案

A. 脑干

B. 脑神经Ⅹ，迷走神经。

C. 脑神经Ⅴ、Ⅶ、Ⅸ、Ⅹ。

涂绘发挥感觉功能的神经（用同一种颜色）：

- ☐ 1. 脑神经Ⅰ，嗅神经
- ☐ 2. 脑神经Ⅱ，视神经
- ☐ 3. 脑神经Ⅷ，前庭蜗神经

涂绘发挥运动功能的神经（用同一种颜色）：

- ☐ 4. 脑神经Ⅲ，动眼神经
- ☐ 5. 脑神经Ⅳ，滑车神经
- ☐ 6. 脑神经Ⅵ，展神经
- ☐ 7. 脑神经Ⅺ，副神经
- ☐ 8. 脑神经Ⅻ，舌下神经

涂绘既有感觉功能，又有运动功能的神经（用同一种颜色）：

- ☐ 9. 脑神经Ⅴ，三叉神经
- ☐ 10. 脑神经Ⅶ，面神经
- ☐ 11. 脑神经Ⅸ，舌咽神经
- ☐ 12. 脑神经Ⅹ，迷走神经

临床知识点

记忆口诀：一嗅二视三动眼，四滑五叉六外展，七面八听九舌咽，十迷十一副舌下全。

注：十二对脑神经英文记忆法 On Old Olympus Towering Tops, A Finn And German Vinned Some Hops.

(Cranial nerves: Olfactory, Optic, Oculomotor, Trochlear, Trigeminal, Abducens, Facial, Acoustic, Glossopharyngeal, Vagus, Spinal accessory, Hypoglossal)

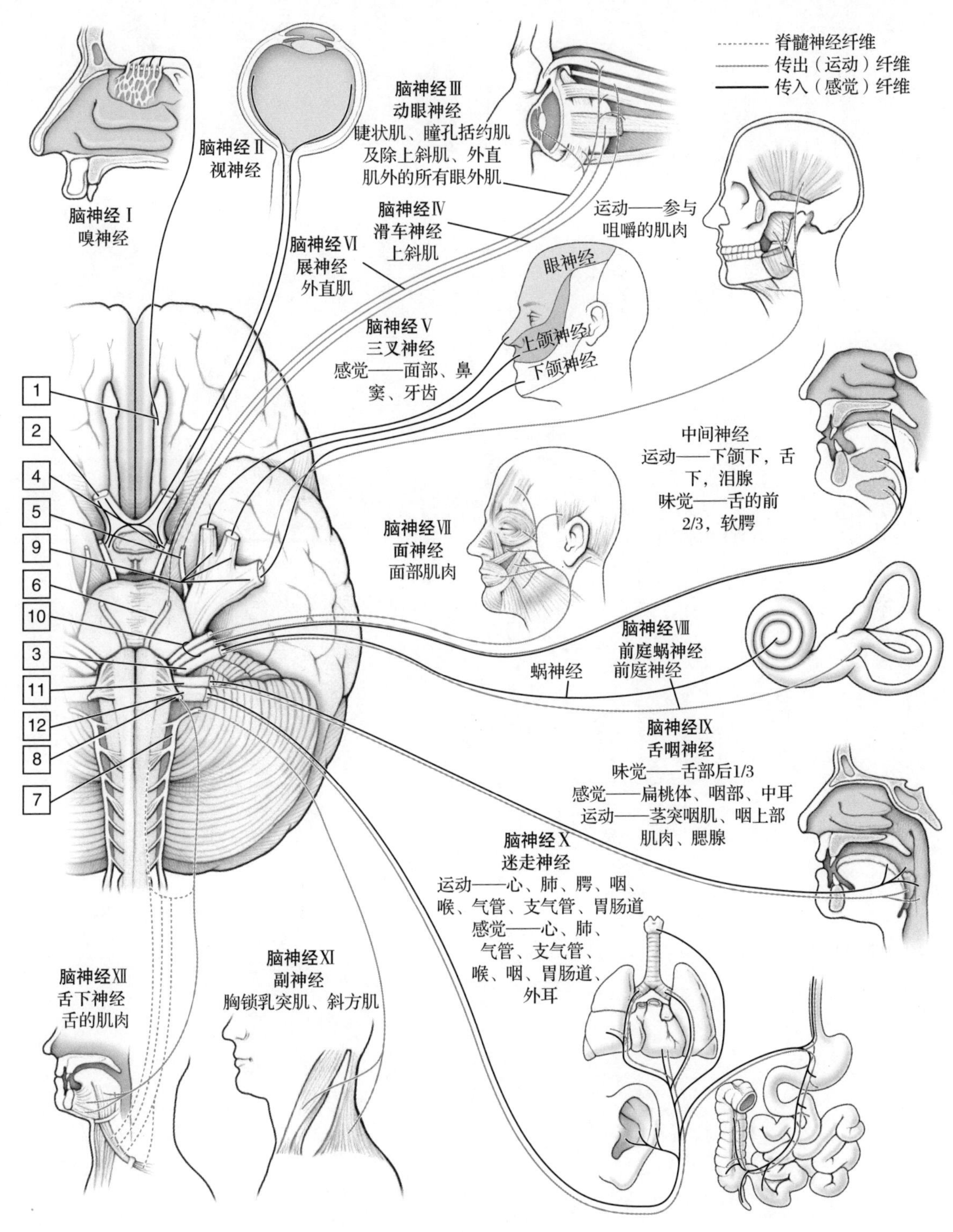

习题

A. 12 对脑神经中有 10 对来自 ____________。

B. 哪一对脑神经最长？

C. 哪些脑神经既有感觉功能又有运动功能？

第三章　心血管生理学

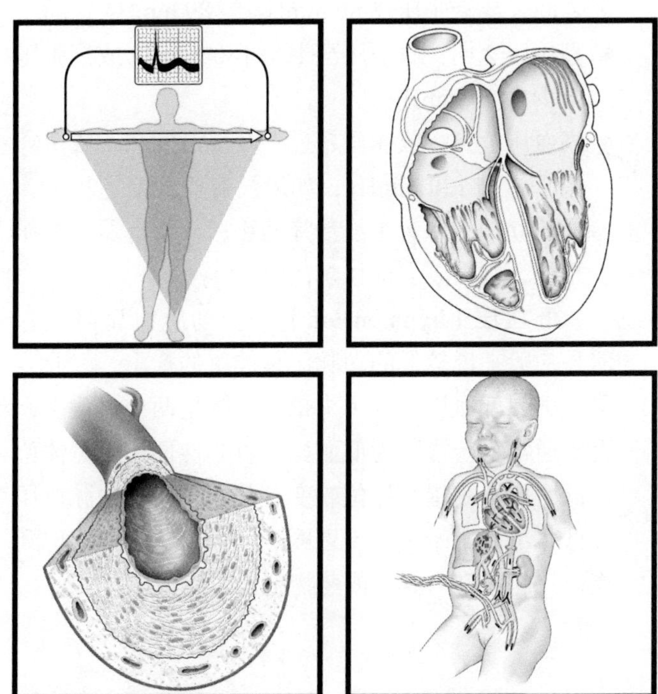

3 第一节　血液循环概述

人的心脏为四腔心，有单向瓣膜，通过串联循环泵送血液，其中的含氧血液和脱氧血液不混合。来自肺的新鲜含氧血液汇集到**左心房（left atrium，LA）**，由**左心室（left ventricle，LV）**泵入主动脉，主动脉将血液分配到体循环的其余部位。体循环的动脉对全身的器官和组织进行灌注，血液和组织在毛细血管进行气体、营养物质和代谢废物的交换。然后，组织毛细血管中的脱氧血液汇集到静脉中，顺压力梯度流向心脏，返回**右心房（right atrium，RA）**，然后流入**右心室（right ventricle，RV）**。右心室（RV）通过肺动脉（PA）将血液泵回肺，在肺内进行复氧。由于所有血流遵循相同的过程（从左心到体循环，到右心，再到肺，最后回到左心），含氧血液和脱氧血液不发生混合，从而维持串联循环。

体循环是高压力、高阻力的循环，而肺循环是低压力、低阻力的循环。循环中某部位的压力可用收缩压/舒张压来表示。收缩压是心室收缩和射血到动脉系统期间（心缩期）的压力，舒张压是心室舒张、充盈及血液从动脉流出期间（心舒期）的压力。在静脉和心房中，将压力用范围来表示更有意义。下表列出了不同循环部位的典型静息压力，单位为毫米汞柱（mmHg）。注意，左心房压力（LAP）通常用肺毛细血管楔压（PCWP）表示。循环系统各部位压力如下表所列。

部位	**压力（mmHg）（收缩压/舒张压）**
左心房（LA）	4～12
左心室（LV）	120/0
主动脉	120/80
右心房（RA）	2～8
右心室（RV）	25/0
肺动脉（PA）	25/10

习题答案

A. 肺
B. 120/80
C. 25/10
D. 120/0
E. 25/0
F. 脱水，药物副作用

涂绘

□ 1. 循环中血液完全氧合的区域（红色）
□ 2. 含有脱氧血液的区域（蓝色）
□ 3. 血液与组织或血液与空气发生扩散的区域（紫色）

临床知识点

高血压（hypertension），或血压升高，通常用来描述长期动脉压力升高。美国心脏病学会/美国心脏协会高血压指南如下：

- 正常：小于 120/80 mmHg
- 收缩压升高：收缩压在 120 mmHg 与 129 mmHg 之间，同时舒张压低于 80 mmHg
- 高血压 1 期：收缩压在 130 mmHg 与 139 mmHg 之间，或舒张压在 80 mmHg 与 89 mmHg 之间
- 高血压 2 期：收缩压至少为 140 mmHg 或舒张压至少为 90 mmHg
- 高血压危象：收缩压超过 180 mmHg 和（或）舒张压超过 120 mmHg，如果没有其他问题指征，需要立即为患者更换治疗药物；如果有器官损伤指征，则需要立即住院治疗。

低血压（hypotension）是指动脉血压降低，但是一般来说较低的动脉压是健康的标志。因此，除非出现低血压症状（头晕和晕厥是两种症状），否则通常不会诊断为低血压。直立性低血压（体位性低血压）是指与体位改变有关的短暂性动脉血压降低（出现头晕，甚至昏厥），例如体位从卧位到立位。它通常与脱水或药物副作用有关。

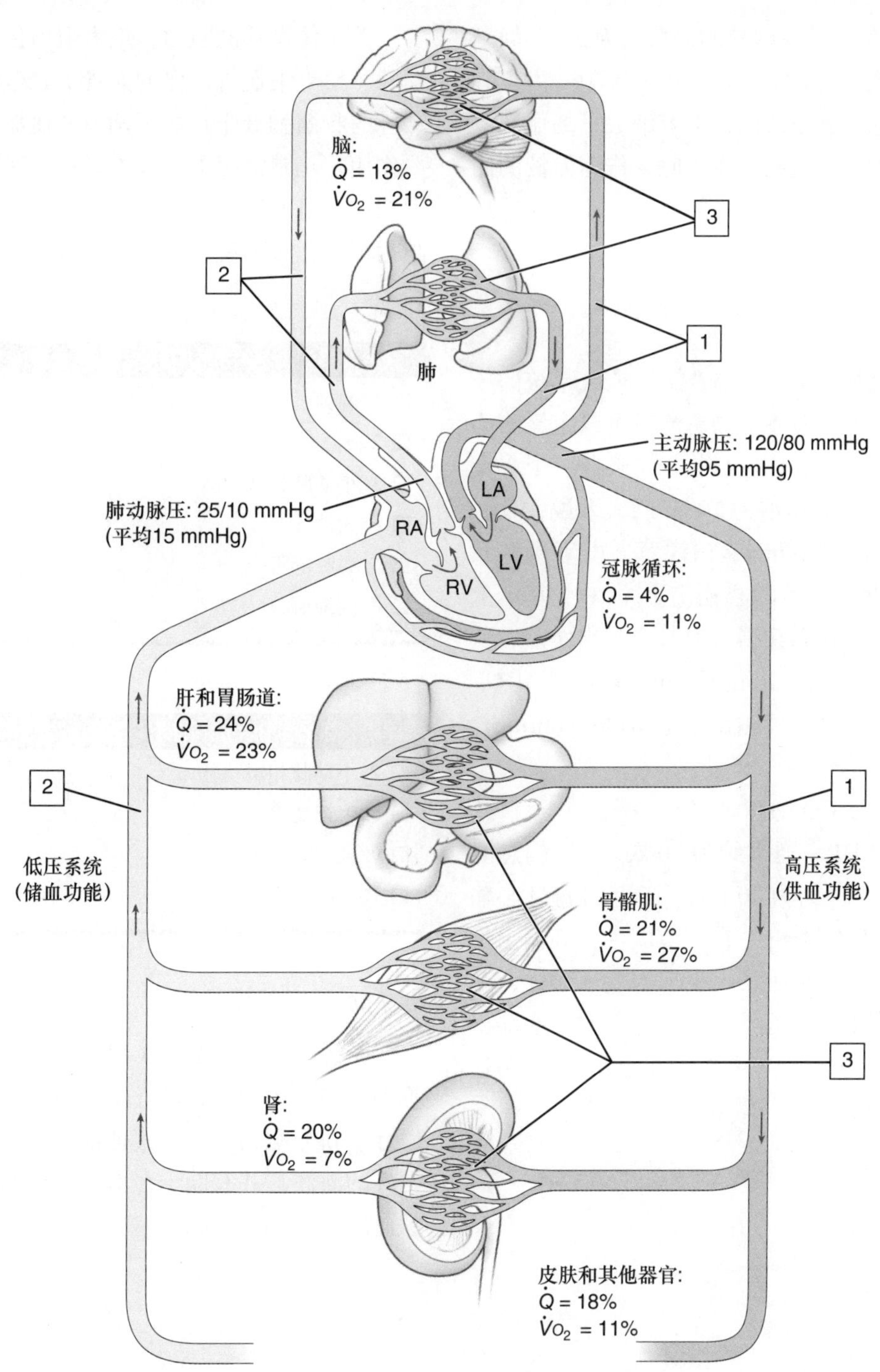

习题

A. ________________ 循环是一种低压力、低阻力循环。

B. 正常静息状态时的动脉血压约为 _________ mmHg（收缩压 / 舒张压）。

C. 正常静息状态时的肺动脉血压约为 _________ mmHg（收缩压 / 舒张压）。

D. 正常静息状态时的左心室压力约为 _________ mmHg（收缩压 / 舒张压）。

E. 正常静息状态时的右心室压力约为 _________ mmHg（收缩压 / 舒张压）。

F. 直立性低血压的两个常见原因是 _____________ 和 _______________。

第二节 血量和血管阻力的分布

体重 70kg 的人其体内总的血量约为 5 L。静息时，大部分血液（约 64%）位于体静脉中。由于其容量特性，静脉能够在低压力下容纳大量的血液，并在血容量减少（出血或脱水）时，作为血液的储血库。整个肺循环含有约 9% 的血量。注意，毛细血管所含的血量比例最小，仅为 5% 左右。

血液流动遵循以下方程：

$$Q=\Delta P/R$$

式中，Q 是循环血量，ΔP 是管道或系统的压力梯度，R 是阻力。循环中的总流量可以定义为**心输出量（cardiac output，CO）**，或来自一个心室的流量；对于静息时体重为 70 kg 的人来说，其心输出量 CO 大约是 5 L/min。请注意，由于循环系统是串联的，两个心室的心输出量（CO）基本上是相同的。因为心脏每次搏动时都会泵出血液，所以心输出量（CO）可以用**心率（heart rate，HR）**和每次泵血的容积［**每搏输出量（stroke volume，SV）**］来定义：

$$CO=HR\times SV$$

静息心率（HR）通常约为 70 次 / 分，静息时每搏输出量（SV）约为 70 mL，产生的静息心输出量（CO）约为 5 L/min。在本节图中，心输出量（CO）流经各器官的百分比表示为 $\dot{Q}$；同样，各器官总耗氧率的比例表示为 $\dot{V}O_2$。运动时，心输出量（CO）增加，健康、训练有素的运动员甚至可达到 25 L/min 或更高。

关于体循环的阻力，最大阻力位于小动脉和微动脉（给毛细血管供血的血管）。全身微动脉和小动脉的收缩和舒张在血压调节和血流控制上起着重要作用。正常情况下，在静息状态时，这些血管阻力约占全身血管阻力的 47%，但更重要的是，这种阻力可以在很大程度上进行调节，并且对局部变化产生反应。

涂绘并标记图 A 中的饼状图，以显示各部分的血量分布：

- ☐ 1. 静脉
- ☐ 2. 肺
- ☐ 3. 小动脉和微动脉
- ☐ 4. 大动脉
- ☐ 5. 心脏舒张
- ☐ 6. 毛细血管

涂绘并标记图 B 中的饼图，以显示各部分的血管阻力分布：

- ☐ 7. 小动脉和微动脉
- ☐ 8. 毛细血管
- ☐ 9. 大动脉
- ☐ 10. 静脉

临床知识点

在低血容量状态时（出血或脱水），静脉因交感神经系统（SNS）兴奋而收缩，这将导致血液从静脉重新分配到循环的其他部位，从而使组织得到更好的灌注，并有助于在血量减少的情况下维持动脉血压。

习题答案

A. 5，5

B. 小动脉和微动脉

C. 9

D. 64

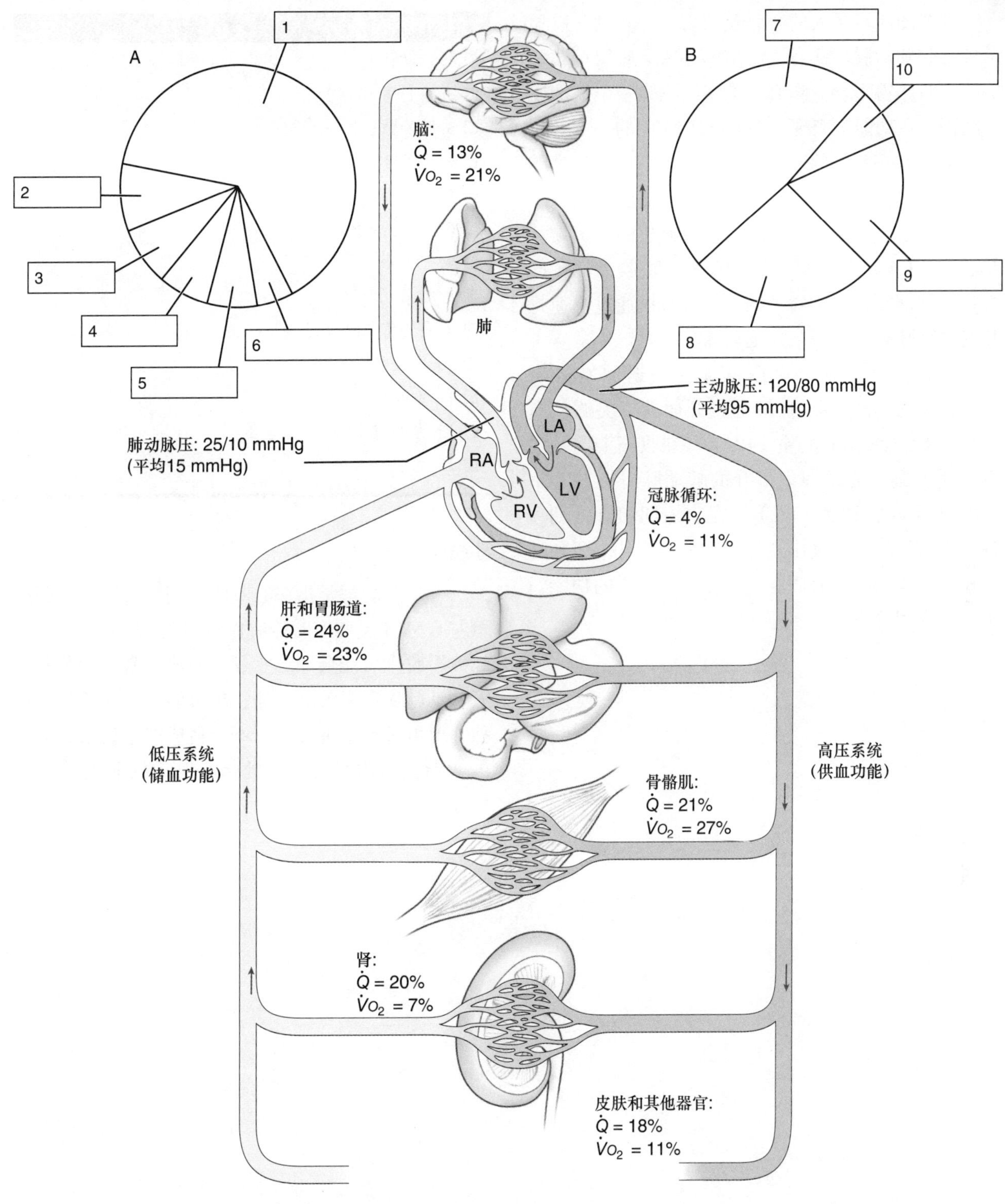

习题

A. 人体的平均血量为 ____________L；平均心输出量（CO）是 __________L/min。

B. 血液循环中最大的阻力位于 ____________。

C. 肺循环含有约 ____________% 的血量。

D. 全身静脉含有约 _________% 的血量。

3 第三节　心脏的功能解剖

本节图展示了人的心脏及其切面，并剖开以显示各心腔和瓣膜。注意，心室的心肌（肌层）比心房的心肌厚得多。分隔心室的室间隔是一个厚的肌肉结构，在功能上表现为左心室（LV）的一部分。左心室和右心室壁的厚度差异与左心室产生较高的压力相一致。血液从肺静脉顺利流入左心房（LA）后进入左心。在舒张期，血液通过开放的二尖瓣从左心房（LA）流入左心室（LV）。在收缩期，即心室收缩期间，二尖瓣关闭，心室收缩通过迅速打开的主动脉瓣将血液泵入主动脉。

而在右侧心脏，血液从体循环返回右心房（RA）。在舒张期，血液通过开放的三尖瓣从右心房（RA）流向右心室（RV）。在收缩期，三尖瓣关闭，血液通过即刻打开的肺动脉瓣从右心室（RV）泵入肺动脉（PA）。在收缩期和舒张期，各瓣膜由于压力梯度出现开放和关闭。乳头肌和腱索在心室收缩时具有固定三尖瓣和二尖瓣的功能，防止瓣膜倒置或脱垂（见临床知识点）。

习题答案

A. 三尖瓣

B. 主动脉

C. 左心室（LV）

D. 乳头肌，腱索

涂绘并标记

- □ 1. 肺动脉干
- □ 2. 左心房（LA）
- □ 3. 肺静脉
- □ 4. 主动脉
- □ 5. 二尖瓣
- □ 6. 右心房（RA）
- □ 7. 三尖瓣
- □ 8. 腱索
- □ 9. 右心室（RV）
- □ 10. 乳头肌
- □ 11. 室间隔
- □ 12. 左心室（LV）
- □ 13. 心肌

临床知识点

二尖瓣脱垂是指在心室收缩期二尖瓣球囊回缩至左心房（LA），有时伴有血液回流（漏）至左心房。二尖瓣脱垂可能会导致头晕、心律失常、疲劳和与冠状动脉疾病无关的胸痛，也可能是无症状的。这种情况可多年未被发现，不会造成严重后果，但也可能导致心内膜炎（此处指心脏内瓣膜的感染和炎症）。

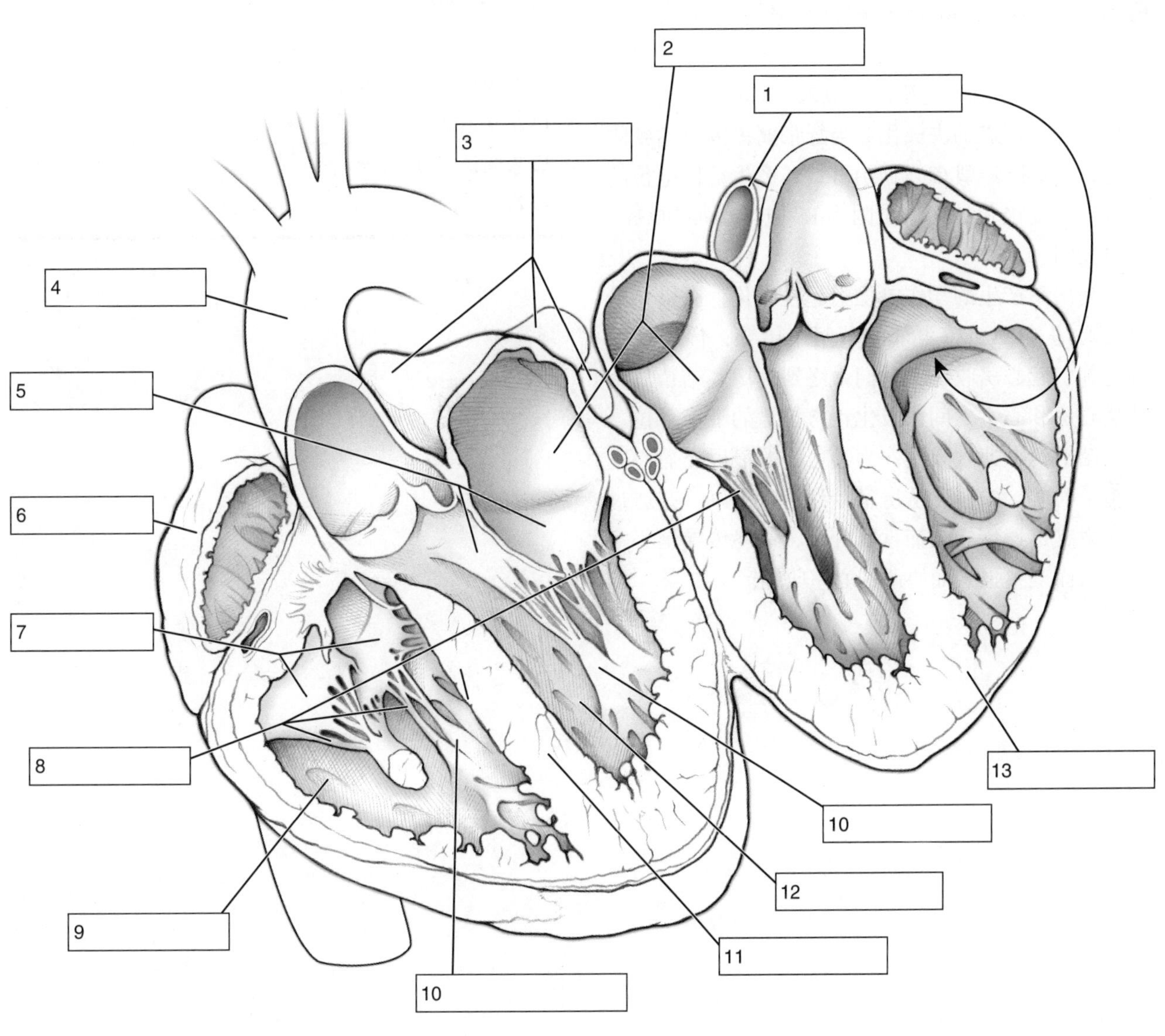

习题

A. 位于右心房（RA）和右心室（RV）之间的瓣膜是 ____________________。

B. 左心室（LV）通过 __________________ 瓣将血液泵出至体循环。

C. 心脏肌肉最发达的腔室是 ______________________。

D. 在心室收缩期间，房室瓣通过 ______________ 和 _____________ 维持原位，防止发生脱垂。

第四节 心脏传导系统

与其他可兴奋细胞一样，心肌细胞也有产生动作电位的能力。这些动作电位使心肌能够有节律地收缩和舒张，从而使心脏泵血。在健康的心脏内，这种电活动的**起搏点（pacemaker）**是**窦房结（sinoatrial node）**，静息心率约为70次/分。

窦房结细胞的静息膜电位约为−60 mV，但由于内向 Na^+和 Ca^{2+}电流以及衰减的外向 K^+电流，会自发产生渐进的去极化。当舒张期去极化达到阈值时，T 型和 L 型 Ca^{2+}通道开放，产生动作电位的上升支。复极化的产生是因为 K^+电导增加和 Ca^{2+}通道关闭。

窦房结产生的动作电位引起去极化，去极化沿着右心房（RA）壁上部的节间束传导，传遍整个心房并引起心房收缩。它们最终到达房室结，房室结是心房和心室之间去极化正常传播的唯一部位。房室结的传导速度较慢，为心房收缩最后充盈心室留出了时间。去极化从房室结到达希氏束，并通过左右束支迅速传导至浦肯野纤维，最终传导至心室肌，从而产生强烈而协调的心室收缩。

涂绘并标记这些构成心脏特殊传导系统的结构，并注意它们在心脏左右两侧的位置：

- ☐ 1. 窦房结
- ☐ 2. 结间束
- ☐ 3. 浦肯野纤维
- ☐ 4. 希氏束的右束支
- ☐ 5. 希氏束的普通房室束
- ☐ 6. 房室结
- ☐ 7. 希氏束的左束支
- ☐ 8. 室间隔

习题答案

A. 结间束

B. 窦房结

C. 70 次 / 分

D. 窦房结，Na^+和 Ca^{2+}，K^+

E. Ca^{2+}通道

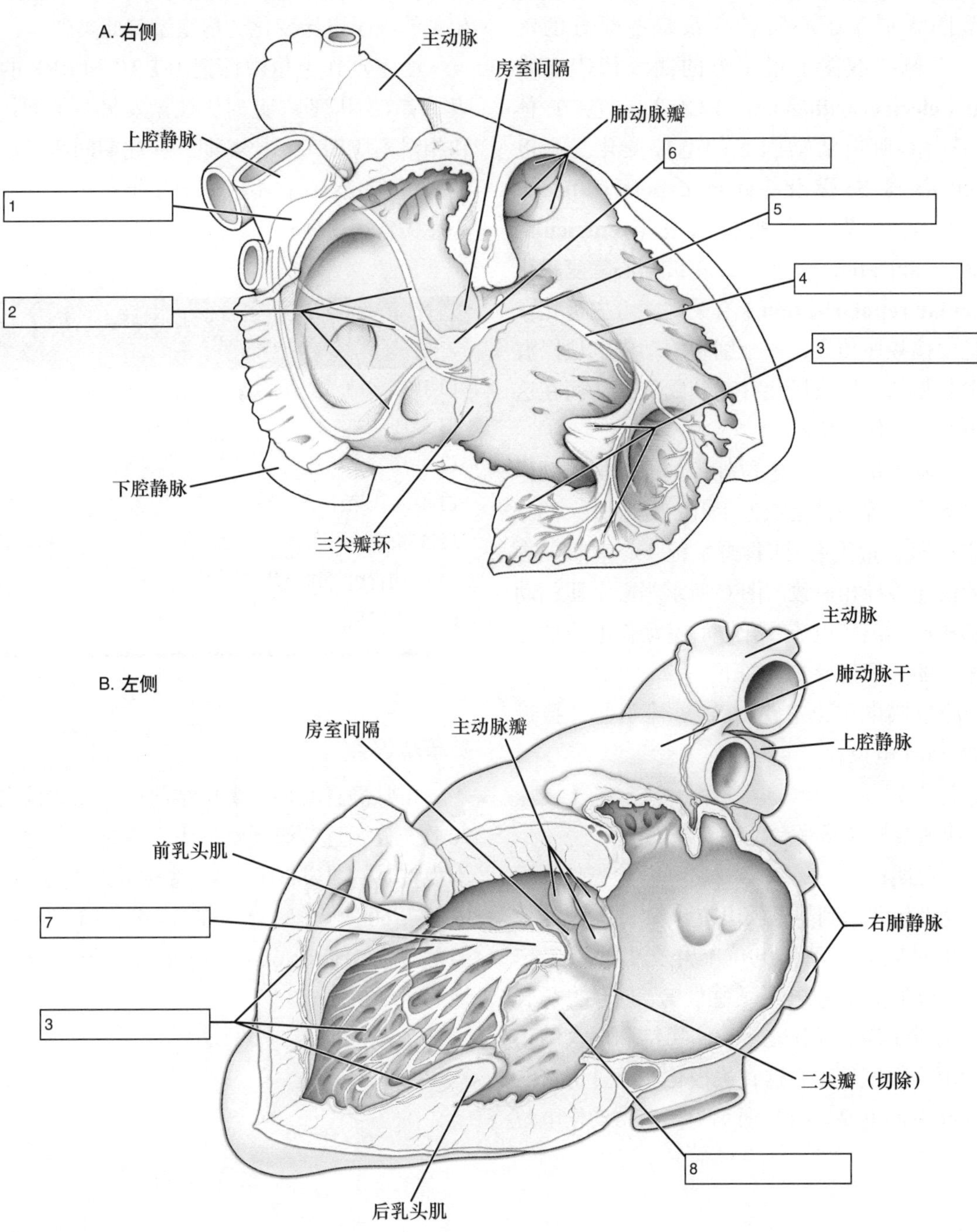

习题

A. 去极化波通过 ____________ 在窦房结和房室结之间传导。

B. 心脏的正常起搏点是 ______________。

C. 正常静息心率为 __________________。

D. 心脏的起搏频率与 ______________ 的舒张期去极化有关，由向内的 __________ 电流和衰减的向外的 ________ 电流引起。

E. 当达到阈值时，心脏起搏点细胞产生动作电位。这种动作电位与 _____________ 开放有关。

第五节 心脏电活动

本节图A展示了心脏传导系统各部分的动作电位。右侧曲线图上最下方的曲线代表正常**心电图（electrocardiogram，ECG）**，它在体表记录了由心脏电活动引起的电位变化。心电图P波由**心房去极化（atrial depolarization）**产生；QRS波群是**心室肌去极化（ventricular muscle depolarization）**的结果，T波与**心室复极化（ventricular repolarization）**有关。随着去极化在传导系统中按顺序传导，一个细胞的动作电位以波的形式引起相邻细胞去极化并达到阈值，从而在这些细胞中产生动作电位。

注意，除窦房结动作电位外，其他部位的动作电位在去极化过程中都是快速上升，与心脏大部分组织（心房肌、希氏束-浦肯野系统、心室肌）去极化波的快速传导相一致。图C所示为心室肌的动作电位和相应的离子电流变化。心室动作电位的各时相和相关的离子传导变化如下：

- 4期：静息膜电位，主要由K^+外流引起，接近K^+的Nernst电位；
- 0期：上升支；
- 1期：快速复极化至平台期；
- 2期：平台期；
- 3期：复极化并回到静息膜电位。

注意Na^+电导在动作电位上升支中的重要作用。Na^+通道的失活和电压敏感性K^+通道的开放导致动作电位1期。相比之下，窦房结和房室结动作电位的上升幅度较小，这在去极化波通过房室结的延迟传导中很重要。图B所示为窦房结动作电位相关的离子电导变化（房室结与此类似）。

心室动作电位中标记为ERP和RRP的区域代表了有效不应期（此时无法激发另一个动作电位）和相对不应期（相比4期，在此期间激发动作电位更为困难）。存在不应期对于维持正常心律和避免心律失常很重要。

涂绘并标记图A中心脏的7种动作电位（右侧）及其相关结构：

- ☐ 1. 窦房结
- ☐ 2. 心房肌
- ☐ 3. 房室结
- ☐ 4. 希氏束主干
- ☐ 5. 束支
- ☐ 6. 浦肯野纤维
- ☐ 7. 心室肌

临床知识点

正常静息心率由窦房结起搏点频率设定，约为70次/分，且节律规整。当心搏过快、过慢或节律不规整时，即为心律失常。静息心率高于100次/分或低于60次/分时分别称为心动过速和心动过缓，但静息心率低于60次/分也常见于跑步者和耐力训练运动员。

习题答案

A. 心室复极化

B. Na^+内流

C. 心律失常

D. 60次/分，100次/分

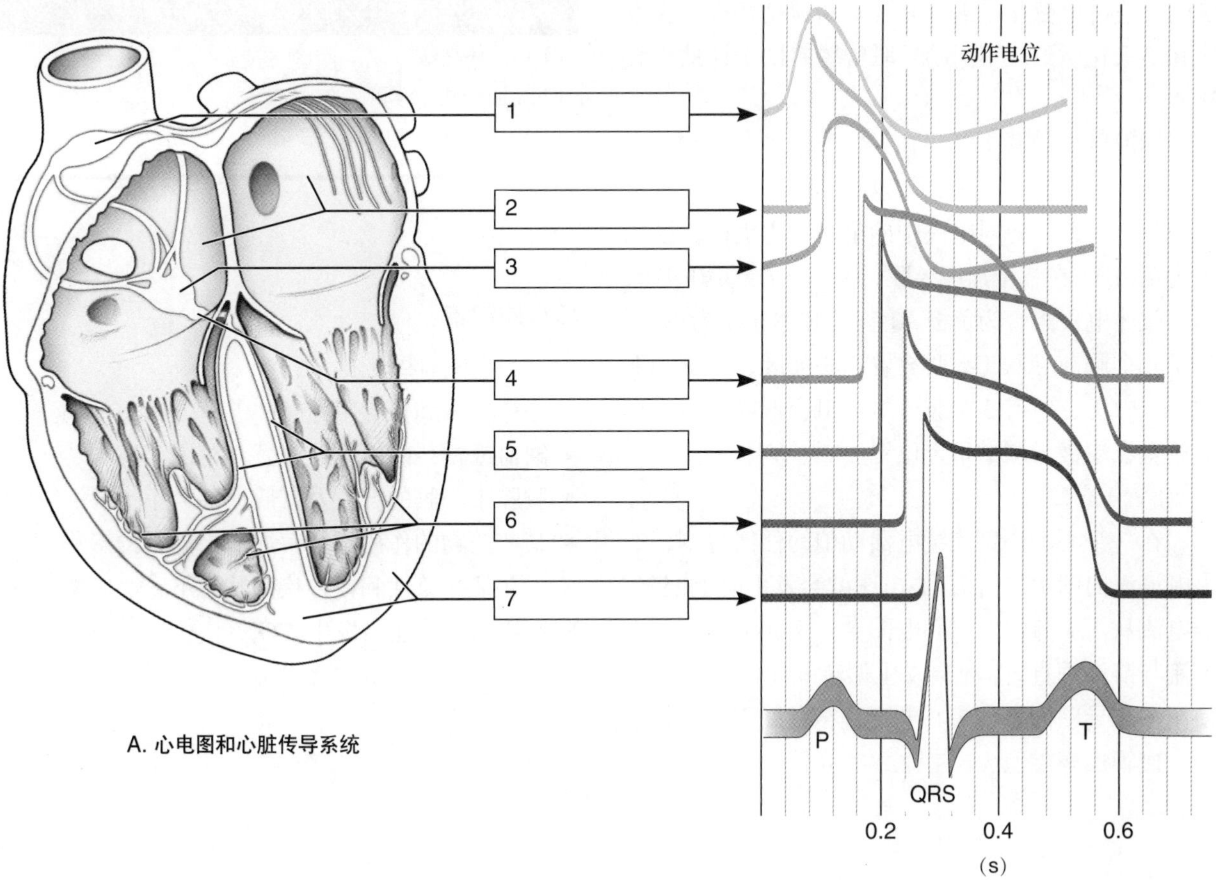

动作电位

1

2

3

4

5

6

7

P

T

QRS

0.2　0.4　0.6

(s)

A. 心电图和心脏传导系统

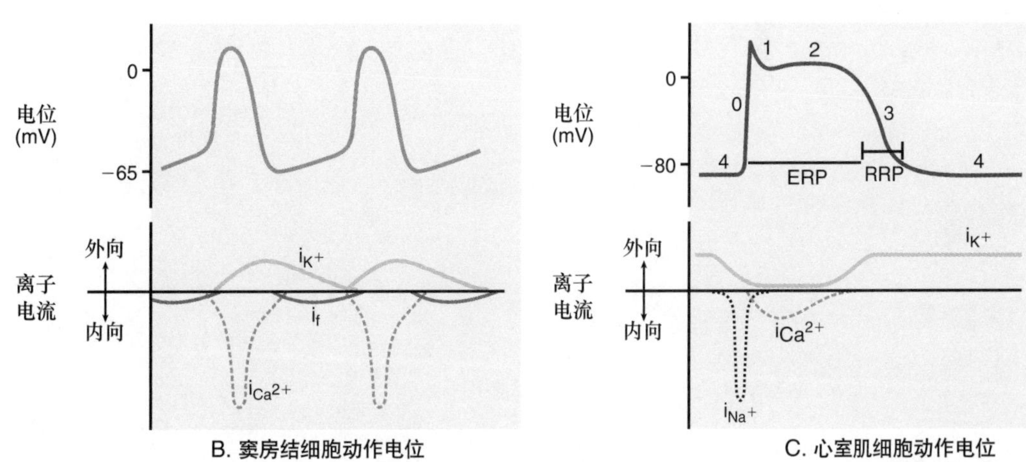

B. 窦房结细胞动作电位

C. 心室肌细胞动作电位

习题

A. 心电图 T 波对应于心脏的 ____________________。

B. 在心室动作电位中导致 0 期去极化急剧上升的离子流主要是 ____________________。

C. 不应期的存在对于预防心脏的 ____________________ 非常重要。

D. 心动过缓的定义是静息心率低于 ______________；心动过速是指静息心率高于 ______________。

第六节　心电图

心电图（ECG）是在体表记录的心脏节律性电变化，这种电变化是由于心脏不断地循环进行去极化和复极化所致。不同的导联配置有助于评估心脏功能。

标准肢体导联Ⅰ、Ⅱ和Ⅲ用于记录右臂和左臂（Ⅰ）、右臂和左腿（Ⅱ）以及左臂和左腿（Ⅲ）之间的电压差（每对电极中的第一个为负极，第二个为正极）。在三个加压导联（aVR、aVL、aVF）中，两个肢体电极组合为负极，第三个肢体导联为正极。对于6个胸前导联（导联放置在心前区、心脏和下胸部上方），所有3个肢体电极组合形成负极，正极放置在单极导联的指定位置（V_1、V_2、V_3、V_4、V_5和V_6）。

在一个心动周期连续电活动中的任何时刻，如果电流流向图中的箭头，心电图就会发生向上偏转。当电流从箭头流出时，心电图会发生向下偏转。当电流与箭头垂直时，不会发生偏转（或双相偏转）。使用多个导联同时记录心电变化，有助于评估特定的心血管疾病类型。

涂绘每个图中的箭头（红色），用于指示在给定导联中导致心电图（ECG）向上偏转的电流方向。

☐ 1. 肢体导联

☐ 2. 加压肢体导联

☐ 3. 胸前导联

临床知识点

心电图有助于揭示：

- 心律失常和传导阻滞
- 缺血或梗死的发生、位置和范围
- 胸腔中心脏的方位及其腔室的大小
- 某些药物的作用和电解质水平异常的影响

在某些急性和慢性疾病状态下，心脏的方向和腔室的大小可能会发生改变。

习题答案

A. 正确

B. 错误

C. 正确

D. 错误

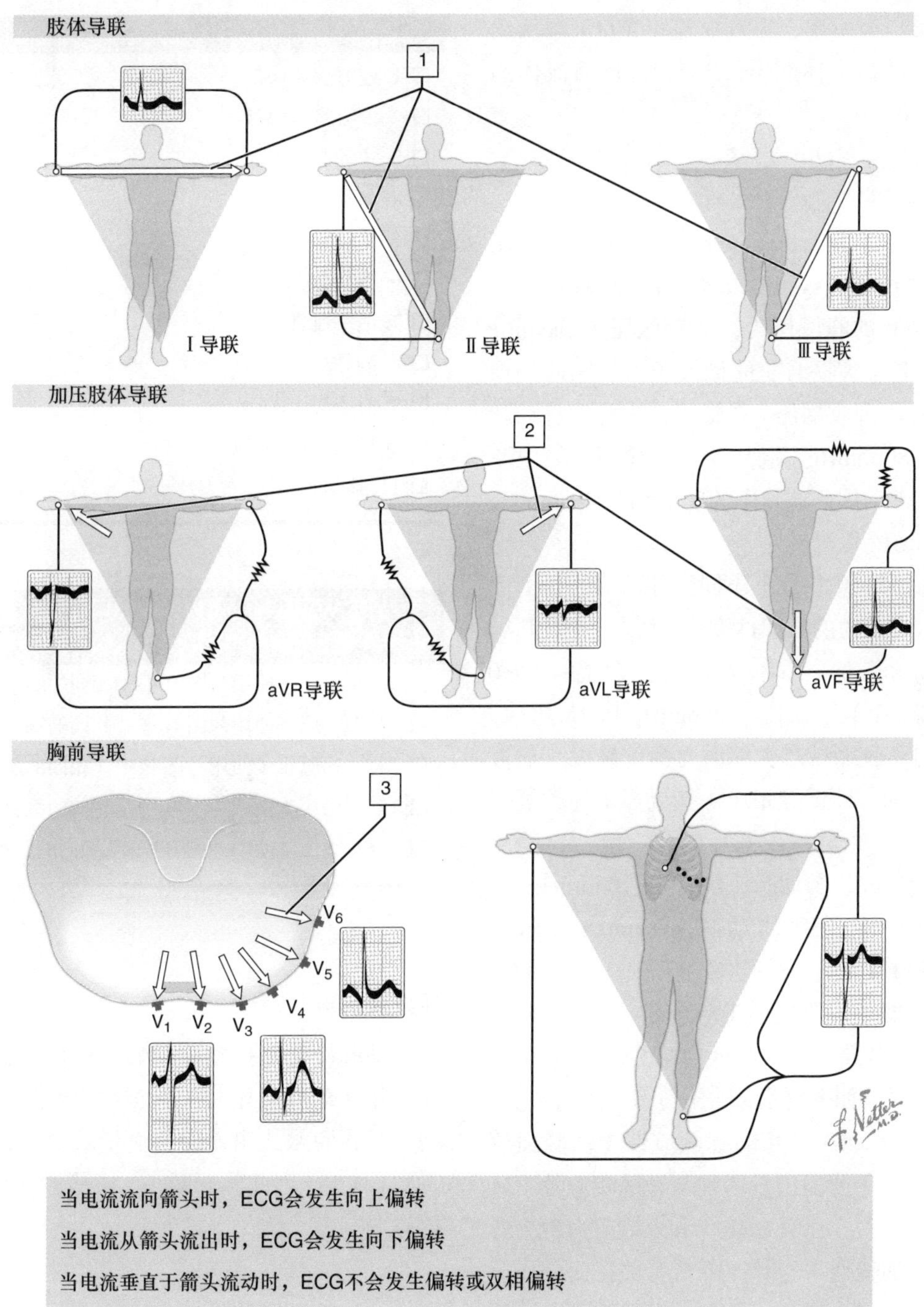

习题

判断以下论述是正确还是错误：

A. 通过心电图记录可以推断出心脏扩大。

B. 从心电图记录可以推断出心脏收缩功能差。

C. 心电图多个导联同时记录有助于评估心脏的某些病理生理变化。

D. 心电图 QRS 波群总是向上偏转。

3 第七节　动脉血压曲线和基本血流动力学

如本章第二节所述，循环血流量（Q）与从动脉到中心静脉的压力梯度（ΔP）和循环对流体的阻力（R）有关：

$$Q=\Delta P/R$$

当心脏收缩期射血产生每搏输出量（SV）时，动脉压升高；当舒张期血液向外周流动时，动脉压下降。**动脉收缩压（systolic arterial pressure）**是心室射血时动脉的峰值压力，而**舒张压（diastolic pressure）**是下一次收缩前的最低压力。因此，动脉血压通常表示为收缩压 / 舒张压，正常静息动脉血压约为 120/80 mmHg。脉压是指某循环区域中两个极端压力之差，因此动脉中的脉压约为 40 mmHg（80～120 mmHg）。

图 A 所示为静息状态下不同循环部位的压力曲线。图 B 所示为压力的节律性变化，从左心房（LA）开始测量，并涵盖整个循环所有区域。注意：120/0 的左心室压（LVP）是脉压（120 mmHg）的最大值。120 mmHg 的高收缩压产生的压力梯度确保了血液在体循环内流动，而低舒张压（接近零）导致舒张期左心室（LV）充盈。在循环的“右侧”，静息右心室压约为 25/0，肺动脉压约为 25/10 mmHg。

在图 C 中，注意**平均动脉压（mean arterial pressure，MAP）**不是简单的收缩压和舒张压的平均值，而是近似于舒张压加 1/3 脉压。平均动脉压（MAP）与心输出量（CO）和**外周阻力（peripheral resistance）**有关。如图所示，脉压与若干因素有关，包括每搏输出量（SV）和动脉顺应性（动脉血管的可扩张性）。每搏输出量增加与动脉顺应性下降均可导致脉压增大。心率（HR）和外周阻力也会影响脉压。心率加快通常与脉压降低有关，而外周阻力降低则与脉压增大有关。另需注意动脉压力曲线上的重搏波切迹（降中峡），它与主动脉瓣关闭有关。

习题答案

A. 左心室

B. 93 mmHg（舒张压＋1/3 脉压＝80＋13）

C. 每搏输出量、动脉顺应性、外周阻力、心率

D. 它会降低平均动脉压（MAP）。

E. 每搏 67mL

涂绘图 B 中与循环各区域相关的压力波形片段：

- ☐ 1. 左心房（LA）
- ☐ 2. 左心室（LV）
- ☐ 3. 主动脉
- ☐ 4. 大动脉
- ☐ 5. 小动脉
- ☐ 6. 微动脉
- ☐ 7. 毛细血管
- ☐ 8. 静脉
- ☐ 9. 右心房（RA）
- ☐ 10. 右心室（RV）
- ☐ 11. 肺动脉

涂绘图 A 中的各个压力图（使用与图 B 相同的颜色），标示出已显示的循环部分。注意不同区域脉压的变化：

- ☐ 12. 左房压（使用与图 B 中 1 相同的颜色）
- ☐ 13. 左室压（使用与图 B 中 2 相同的颜色）
- ☐ 14. 主动脉压（使用与图 B 中 3 相同的颜色）
- ☐ 15. 右房压（使用与图 B 中 9 相同的颜色）
- ☐ 16. 右室压（使用与图 B 中 10 相同的颜色）

临床知识点

动脉硬化是指动脉的顺应性丧失、动脉壁增厚和硬化。动脉硬化时，由于顺应性降低，动脉脉压增大。在脱水或出血时，血量减少导致每搏输出量（SV）减少，因此脉压减小。体检触诊会感觉到“脉搏微弱”。

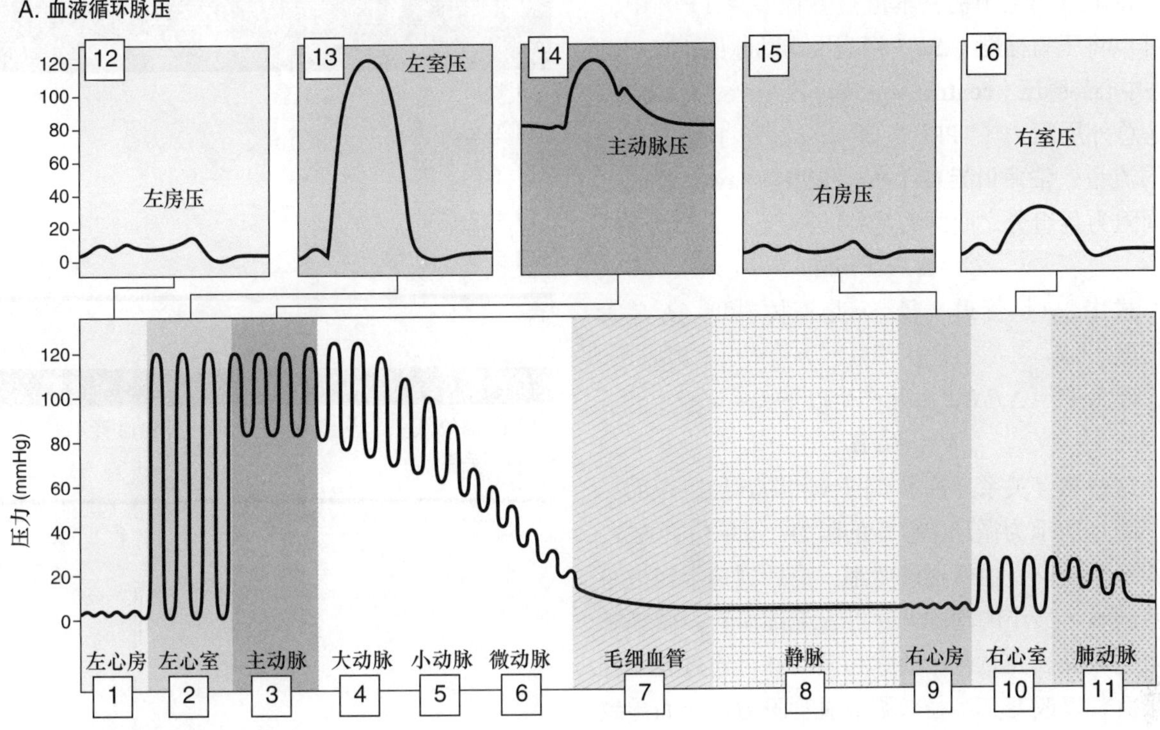

B. 循环各部位连续压力波

C. 动脉压力波

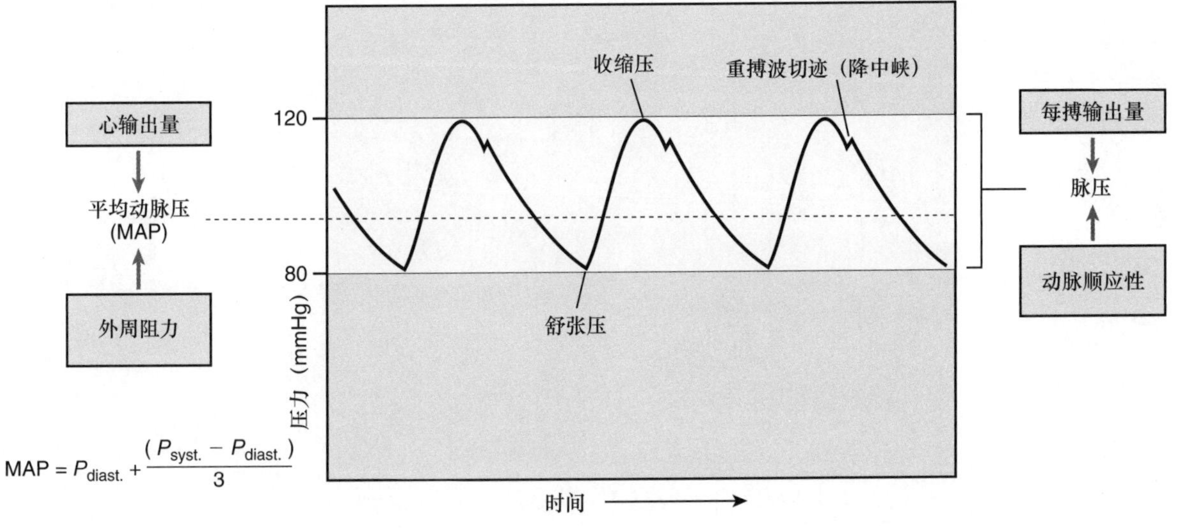

习题

A. 血液循环中哪个部位的脉压最大？

B. 如果动脉收缩压为 120 mmHg，舒张压为 80 mmHg，则平均动脉压（MAP）是多少？

C. 动脉系统的脉压大小与什么因素有关？

D. 外周阻力降低会对平均动脉压（MAP）产生什么影响？

E. 如果测得心输出量（CO）为 6 L/min，心率（HR）为 90 次 / 分，那么每搏输出量（SV）是多少？

第八节 循环系统生物物理学Ⅰ：泊肃叶定律

在本章第七节的基本流量方程 $Q=\Delta P/R$ 中，也可以将压力梯度（ΔP）视为平均动脉压（MAP）减去**中心静脉压（central venous pressure，CVP）**，R 是总外周阻力（TPR）。对于通过单个管道或血管的流量，**泊肃叶定律（Poiseuille's law）**表明了外周阻力各组分之间的关系：

$$Q=\Delta P\Pi r^4/\eta 8L$$

式中，r 是管道半径，η 是液体黏度，L 是管道长度。

因为 $Q=\Delta P/R$，由此产生以下关系：

$$R=\eta 8L/\Pi r^4$$

这些相互关系通过本节图 A 和图 B 加以说明。

图 C 所示为循环中血管的阻力（每单位管长）。随着不断分支，血管逐渐变细，最后到达半径最小的微动脉（最小的动脉）并进入毛细血管。微动脉的阻力最高。注意，小动脉和微动脉可通过收缩和舒张血管以改变其半径来调节血管阻力，从而导致局部血流随生理需求变化而改变。血液从毛细血管到微静脉、小静脉和大静脉进而流向心脏，血管半径增加，阻力逐渐减小。

涂绘箭头显示上游与下游压力（左侧血管）、净压力和流向（右侧血管）：

- ☐ 1. P_1
- ☐ 2. ΔP
- ☐ 3. P_2
- ☐ 4. 血流量（Q）
- ☐ 5. 血流阻力

描绘图 C：

- ☐ 6. 描绘线条，注意单位长度阻力和血管半径之间的关系

习题答案

A. 5

B. 5

C. 160

D. 15

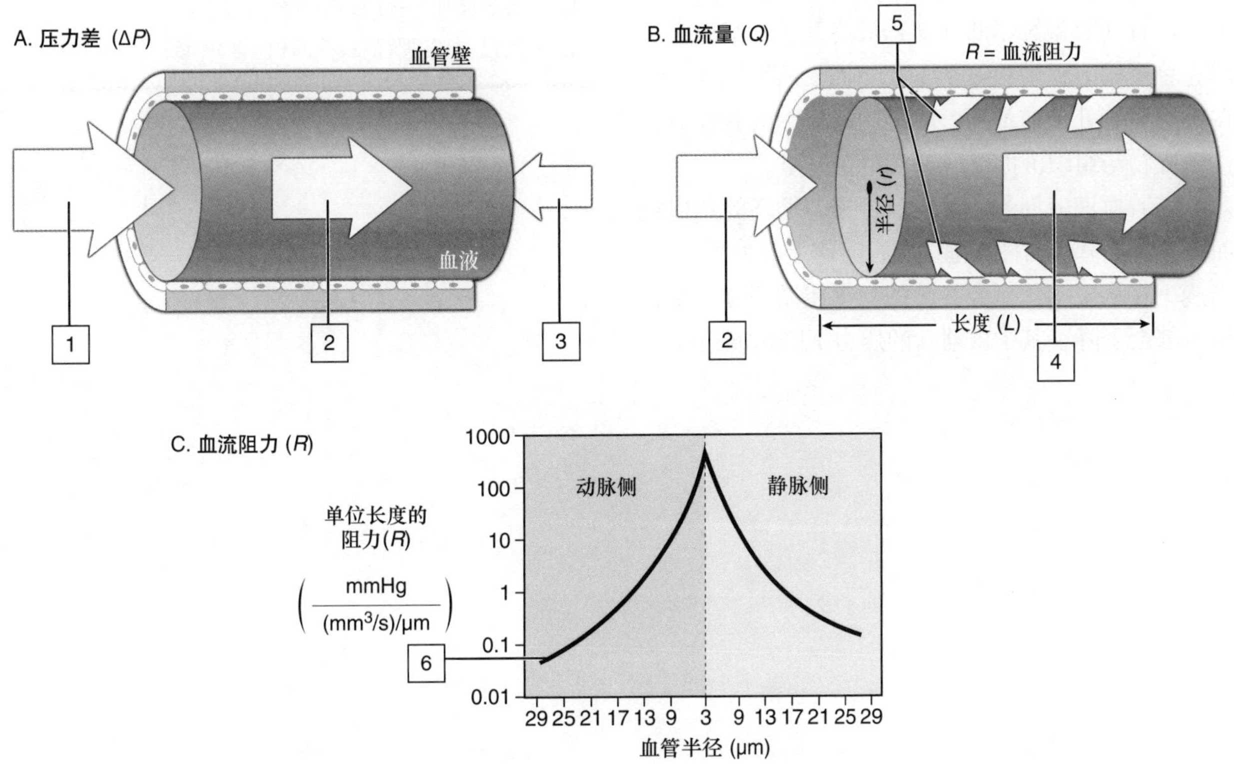

习题

假设通过管道的流量为 10 mL/min。对于以下每种变化，假设其他参数保持不变，使用泊肃叶定律预测流量的变化：

A. 如果管道的长度加倍，流量将为 ________________ mL/min。

B. 如果流体的黏度加倍，流量将为 ________________ mL/min。

C. 如果管道的半径加倍，流量将为 ________________ mL/min。

D. 如果压力梯度增加 50%，流量将为 ____________ mL/min。

3 第九节 循环系统生物物理学Ⅱ：速度和横截面积

通过管道（或一组平行管道）的流量（Q）与管道横截面积（A）（或平行管道的横截面积之和）和流体线速度（V）有关：

$$Q=VA$$

在单个无分支的管道内，由于沿着管道的整个长度的流量（Q）相同，在管腔变窄的节段中，流速会更高；而在管腔较宽的节段中，流速会更低。

将这一原理应用于心血管系统时，可以看到总血流量在系统各个层面是相同的，但随着系统总横截面积的变化，流速将发生反向变化。如本节图所示，随着动脉系统不断分支，最终到达毛细血管，因为总横截面积增加（虚线），流速下降（实线），在毛细血管处流速最低，所有的气体、营养物质和代谢废物与组织液的交换都发生在这里。

随着血液流回心脏，静脉汇聚，循环的总横截面积再次下降（右图，虚线），流速上升（实线）。当然，在从主动脉到腔静脉的整个体循环过程中，压力都会下降，其中微动脉的压力下降幅度最大。

涂绘

- □ 1. 动脉
- □ 2. 微动脉
- □ 3. 毛细血管

描绘

- □ 4. 流速箭头，注意总横截面积较小的大血管的流速（V_1）高，而总横截面积较大的毛细血管中的流速（V_2）低。
- □ 5. 通过循环系统的速度（V）曲线
- □ 6. 通过循环系统的横截面积（A）曲线

习题答案

A. 20（沿管道全长的流量相同）

B. 更高

C. 主动脉

D. 毛细血管

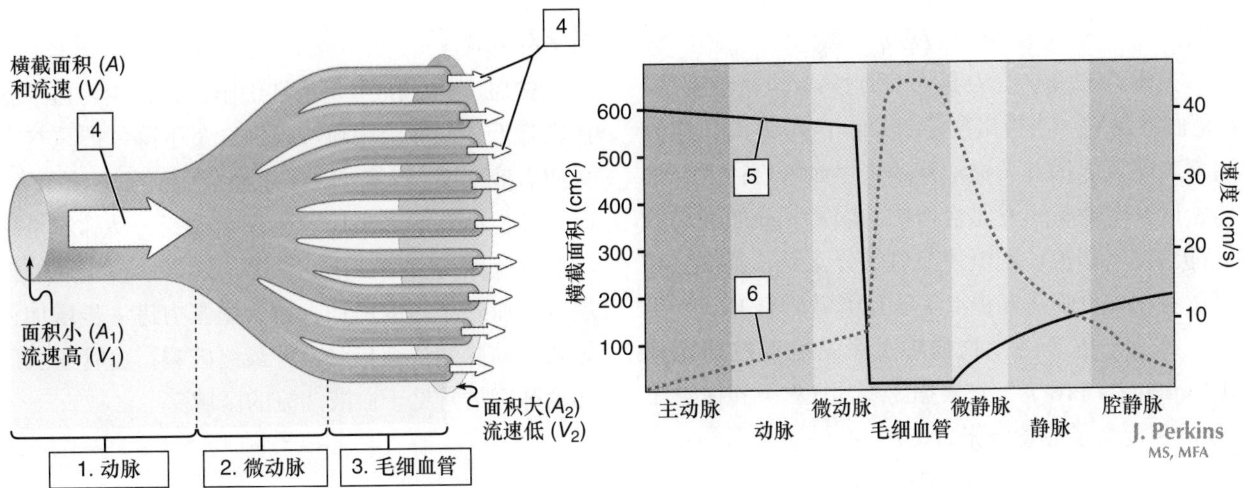

习题

A. 沿着相同横截面积为 1 cm^2 的血管进行流量测量，但在一个较窄的节段中，横截面积减小到 0.5 cm^2。如果大部分血管中的流量为 20 mL/min，则狭窄节段中的流量为 ________________。

B. 与血管的其他部分相比，狭窄部分的流速将更低 / 相同 / 更高（圈出一个答案）。

C. 在血液循环中，哪个血管的流速最高？

D. 在血液循环中，哪个血管的流速最低？

第十节 循环系统生物物理学Ⅲ：层流和湍流

流经血管的血液在很大程度上是层流，即以流线型的方式呈线性流动（本节图左侧血管），血流中心的流速高于流向血管壁的流速，这是由于血液流经血管壁表面时产生的剪切力造成的。事实上，靠近血管壁的流速接近于零。

相反，在湍流中，血流是不规则的，有旋涡和涡流等（本节图右侧血管）。血管疾病通常始于湍流区域，因为血流形式的不规则可导致在局部管壁形成某些有形成分（如脂蛋白和其他物质）的黏附和渗透。

雷诺数（R_e）表示与湍流的相关因素：

$$R_e = VD\rho/\eta$$

其中，V是流速，D是血管直径，ρ是血液密度，η是血液黏度。当雷诺数（R_e）低于2000时，血流通常为层流。因此，血液流速快、血管直径大、液体密度高（通常不总是血液中的因素）或血液黏度低都易发生湍流。湍流还与血管分支点、血管直径突然变化（见临床知识点）和血流障碍有关。

第三个重要的生物物理关系是**拉普拉斯定律**（**Laplace's law**），它根据跨壁压（P_t）和血管半径（r）定义了血管壁张力（T）：

$$T = P_t r$$

如果血管壁是狭缝，则血管壁张力可以理解为可撕开管壁的力（或者是将血管壁上假设的狭缝固定在一起所需的力）。因此，较高的血管壁张力容易导致管壁破裂，其与跨壁压（跨壁压是血管内压力与间质压力之差）高和血管半径大有关。

涂绘并标记血管中的箭头：

- ☐ 1. 层流
- ☐ 2. 湍流

临床知识点

贫血（**anemia**）是指红细胞计数减少（血细胞比容降低）或血液中血红蛋白含量下降。严重贫血会使血液黏度大大降低，产生血液湍流和血流杂音，以及其他潜在的严重病理生理学改变。动脉瘤是一段血管壁因变薄而凸出的部分。随着潜在疾病的进展以及血管半径的增加，血管壁张力进一步增加，导致主动脉瘤持续扩张，并最终破裂。血管壁疾病和动脉瘤最常见于血液湍流的区域。

习题答案

A. ↑

B. ↑

C. ↑

D. ↓

E. ↑

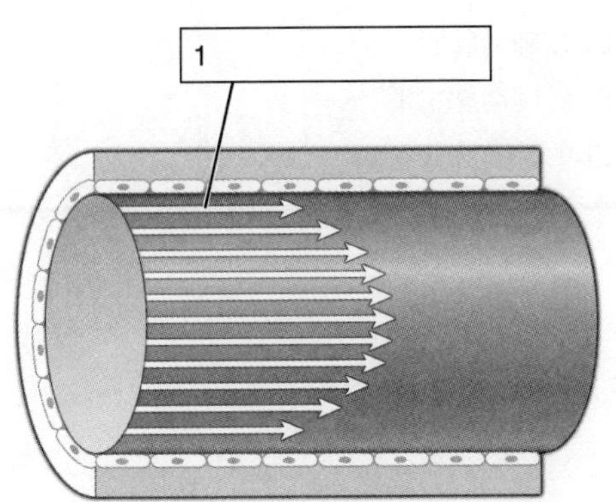

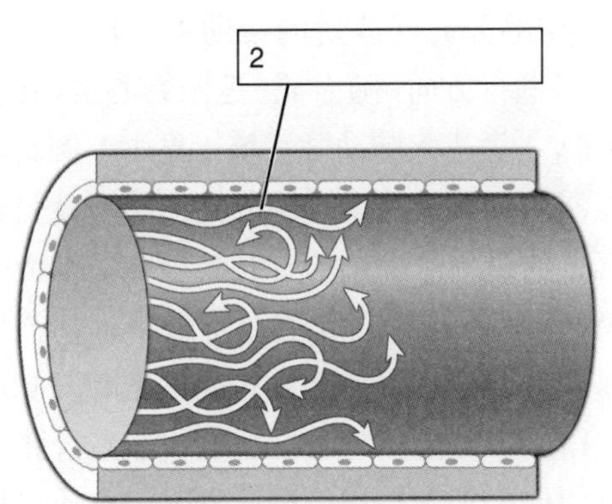

习题

在下面的每个空白处，画一个向上或向下的箭头来说明变化的方向（假设实验控制良好）。

A. 如果血管直径增加，则湍流倾向 ________

B. 当流速增加时，出现湍流倾向 __________

C. 当黏度下降时，出现湍流倾向 ________

D. 与较大血管相比，较小血管的管壁张力 ________

E. 当血管内压力升高时，管壁张力 _________

第十一节　血压测量

在临床工作中，普遍使用**血压计**（**sphygmomanometry**）血压袖带间接测量动脉血压。动脉血压是4个“生命体征”（还包括体温、心率和呼吸频率）之一。然而，测量血液循环其他部位的血压在诊断疾病和监测患者病情上也有重要的临床意义。动脉压力可以通过动脉导管直接测量，动脉导管以逆行方向（逆血流）插到心脏，返回主动脉和左心室（LV）来测定左室压（LVP）。

在疾病诊断和重症监护中，测量和监测中心静脉、右心和肺循环压力也很重要。肺毛细血管楔压或“楔压”就是这样一种测量方法。柔性的Swan-Ganz导管可在部分充气球囊的帮助下，从大静脉（如股静脉）以顺行方向（随血流）返回右心房（RA）和右心室（RV），进入肺动脉系统（见本节图）。一旦尽可能深入到肺动脉系统的分支，球囊就可暂时完全充气，通过导管末端的管腔测量肺毛细血管楔压（PCWP）。除球囊引起的血管阻塞外，该压力将下降以便与下游压力平衡，并且也是肺静脉压和左房压（LAP）的指标（这也给出了左室舒张末期压力的近似值，即左心室负荷压力）。楔压可用于心力衰竭的血流动力学评估，以及肺水肿时的鉴别诊断。

涂绘

- ☐ 1. Swan-Ganz导管，使用不同颜色在单根导管的近端标记

涂绘并标记相关结构以显示导管路径（从上腔静脉或下腔静脉开始）：

- ☐ 2. 上腔静脉
- ☐ 3. 下腔静脉
- ☐ 4. 右心房（RA）
- ☐ 5. 三尖瓣
- ☐ 6. 右心室（RV）
- ☐ 7. 肺动脉瓣
- ☐ 8. 肺动脉主干
- ☐ 9. 肺动脉分支

习题答案

A. 血压计

B. 肺静脉压，左房压（LAP）

C. 动脉导管（导管逆行进入左心室）

D. 肺水肿（也可能是心力衰竭）

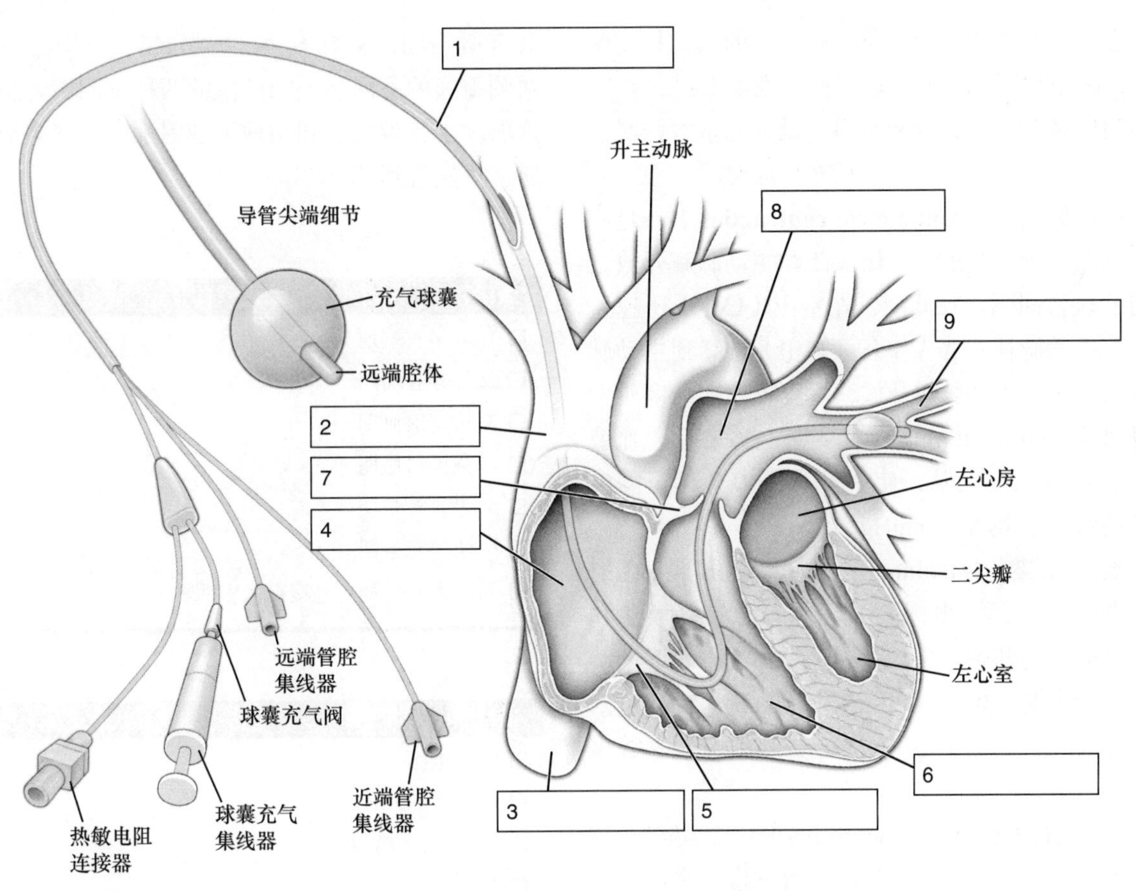

习题

A. 用于间接测量动脉血压的仪器通常为 ____________________。

B. 肺毛细血管楔压（PCWP）的测量值接近 ____________ 和 ____________。

C. 左室压（LVP）可通过 ____________________ 测量。

D. 楔压有助于鉴别诊断 ____________________ 的病因。

第十二节　心动周期

心动周期图，也被称为 Wiggers 图，是心脏收缩和舒张一个周期的图形表示，描述了在一段时间内（在心率为 70 次 / 分时，时间小于 1s）各种参数的变化。本节图所示为循环“左侧”（左心房、左心室和体循环）的心动周期，显示了左室压（LVP）、主动脉压、左房压（LAP）、左心室（LV）容积、心音和心电图（ECG）的变化过程。曲线开始于心电图 P 波（底部线条）所对应的点。从左侧开始，图中顶部标记的心动周期分别如下：

- **心房收缩期（atrial systole）**：是在心室舒张时，心房收缩以完成对心室最后充盈的时间。
- **等容收缩期（isovolumetric contraction）**：是心室收缩开始引起的二尖瓣关闭和主动脉瓣开放之间的短暂间隔。在此期，左室压（LVP）迅速上升至主动脉压；当左室压（LVP）升高到主动脉压以上时，主动脉瓣开放，等容收缩期结束。
- **射血期（ejection phase）**：心室持续收缩，血液从心室射入主动脉，使主动脉压力升高至静息时的峰值，约 120 mmHg。
- **等容舒张期（isovolumetric relaxation）**：在射血期结束时，心电图 T 波标志着心室复极化和心室舒张的开始。主动脉瓣关闭标志着收缩期结束，舒张期开始。等容舒张期历时很短。心室内压力骤降；当低于心房压时，二尖瓣开放，等容舒张期结束。
- **心室充盈期（ventricular filling）**：二尖瓣开放导致心室先快速充盈，随后充盈减慢，之后心房收缩完成心室充盈，并开始新的心动周期。

心房压力曲线有 a、c 和 v 三个向上的波。a 波由心房收缩引起；c 波与等容收缩有关；当心室进行等容收缩时，二尖瓣膨出进入心房。v 波是在心室收缩期间血液逐渐回流到房室瓣（在此是二尖瓣）关闭的心房时产生的。

心音图包括四种可能的心音。S_1 是第一心音，是由二尖瓣（和三尖瓣）关闭产生的；S_2 与主动脉瓣（和肺动脉瓣）关闭有关；S_3 与心室被动充盈有关；S_4 与心室主动充盈有关。这些心音的强度可能会有所不同，S_1 和 S_2 可以“分裂”，由心脏左右两侧瓣膜的不同步关闭产生的两种不同声音组成，这取决于各种生理和病理生理因素。在健康成人，通常只能听到 S_1 和 S_2。

涂绘 Wiggers 图的各个区域：

- ☐ 1. 心房收缩期
- ☐ 2. 等容收缩期
- ☐ 3. 快速射血期
- ☐ 4. 减慢射血期
- ☐ 5. 等容舒张期
- ☐ 6. 快速充盈期
- ☐ 7. 减慢充盈期（心室舒张末期）

描绘图中的每条曲线，同时考虑曲线形状的生理学基础：

- ☐ 8. 心电图
- ☐ 9. 心音
- ☐ 10. 左心室容量（mL）
- ☐ 11. 左室压（mmHg）

习题答案

A. S_1，房室瓣（二尖瓣和三尖瓣）关闭；S_2，主动脉瓣和肺动脉瓣关闭；S_3，心室被动充盈；S_4，心室主动充盈。

B. 等容收缩期的开始

C. 减慢射血（收缩期末期）

D. 静脉血液回流至心房，二尖瓣关闭

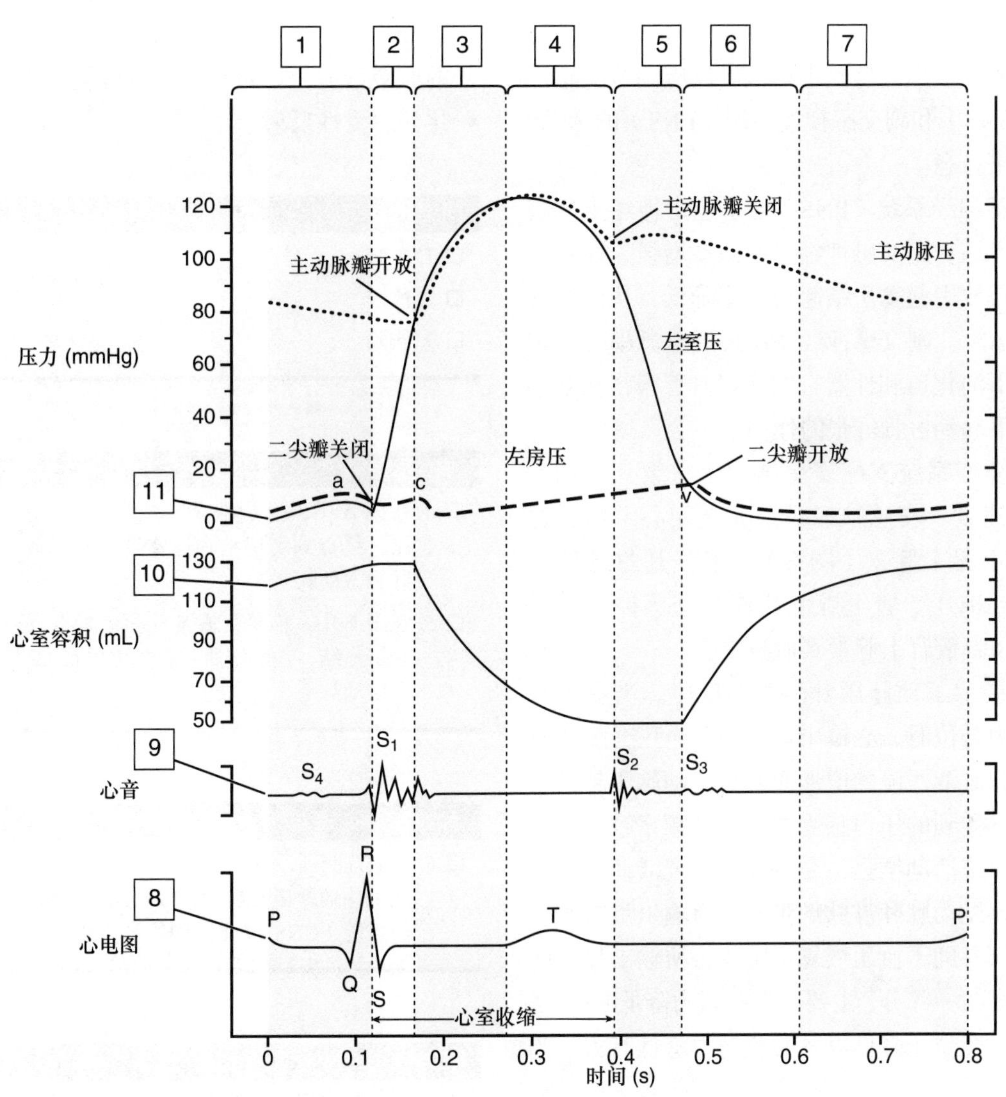

习题

A. 阐述引起 4 种心音 S_1、S_2、S_3 和 S_4 的生理学基础。

B. 心室压在心动周期的哪个点高于心房压？

C. 心电图的 T 波发生在心动周期的 ______________________ 期？

D. 左房压（LAP）曲线的 v 波是由 ______________________ 引起的。

3 第十三节　调节动脉血压的动脉压力感受器反射

在稳态遭到破坏时，机体通过自主神经系统和**动脉压力感受器反射（arterial baroreceptor reflex）**（图A和图B）维持正常血压。动脉压力感受器是颈动脉窦和主动脉弓管壁上的特化细胞。它们通过调节放电频率对牵张刺激（动脉压升高时）发生反应，从而将传入神经的神经信号传递到延髓腹侧的心血管中枢。延髓中枢做出反应调节交感神经系统（SNS）和副交感神经系统（PNS）的活动，以维持血压稳态。

副交感神经系统（PNS）通过迷走神经支配窦房结和房室结；副交感神经系统活动增强，通过乙酰胆碱的释放引起窦房结起搏频率降低，从而减慢心率（图A）。副交感神经系统还通过骶副交感神经束支配下消化道和性器官的特定血管床，在某些生理条件下起到血管舒张的作用。

交感神经系统支配窦房结和房室结，增加心率和传导速度。交感神经系统还支配心室肌，通过释放去甲肾上腺素（图B），增强其**收缩能力（contractility）**。肾上腺髓质作为交感神经系统的一部分，释放肾上腺素到血液中。

图C展示了动脉压升高时的反应。当一个人从立位变为卧位时，心输出量和动脉血压会随着身体下部静脉血液回流的增加而升高。动脉压越高，延髓中枢感受到的压力感受器的放电频率越高。副交感神经系统活动增强，交感神经系统活动减弱；心率下降，微动脉和静脉舒张，每搏输出量减少，所有这些都有助于血压恢复正常。每搏输出量下降是这种反应的一部分，主要与静脉张力降低（舒张）相关的心室充盈压降低以及心收缩力降低有关。当血压下降时，例如突然从卧位变为立位时，则作用相反。

注意，心率还受各种其他因素的影响，包括：

- 激素（例如，甲状腺激素增加心率）
- 班布里奇反射：右心房扩大增加心率
- 呼吸（在吸气过程中，随着胸腔扩张，回流心脏的血液增加，班布里奇反射可能会增加心率）
- 化学感受性反射

习题答案

参数	交感神经系统的作用	副交感神经系统的作用
心率	↑	↓
每搏输出量	↑	—
心肌收缩力	↑	—
外周血管阻力	↑	—
静脉张力	↑	—
心输出量	↑	↓
平均动脉压	↑	↓

涂绘并标记

- ☐ 1. 中脑
- ☐ 2. 骶髓
- ☐ 3. 胸髓

描绘

- ☐ 4. 在图A中，描绘副交感神经系统（迷走神经）通路，终点到窦房结和房室结以及释放ACh到小动脉和微动脉
- ☐ 5. 在图B中，描绘交感神经系统通路，终点到窦房结和房室结、左心室肌，释放去甲肾上腺素到小动脉和微动脉

涂绘在图C中：

- ☐ 6. 开放箭头所示为从立位到卧位的体位变化是如何导致平均动脉压升高的，以及从压力感受器到中枢神经系统（CNS）/延髓的信号传递

描绘在图C中：

- ☐ 7. 向上和向下的开放箭头的路径，显示副交感神经系统活动增强时产生的反应
- ☐ 8. 向上和向下的开放箭头的路径，显示交感神经系统活动减弱时产生的反应。请注意，所有的反应都会导致平均动脉压降低

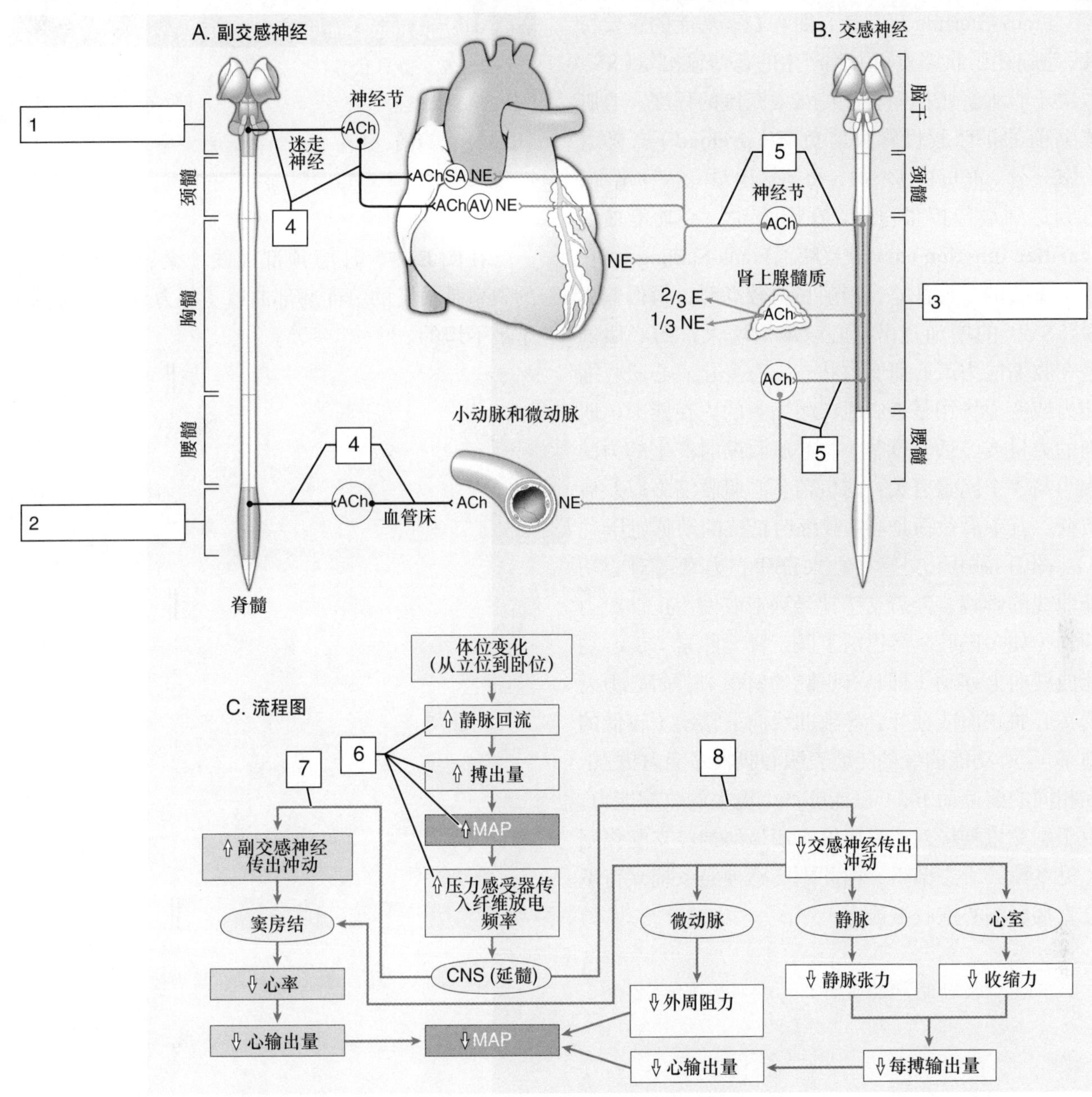

习题

在下表中，参考以上流程图，画一个向上的箭头或向下的箭头，表示交感神经系统或副交感神经系统激活时各预期参数的增强或减弱（假设对自主神经系统的其他分支没有影响）。如果没有作用，请画一个破折号（—）。

参数	交感神经系统的作用	副交感神经系统的作用
心率		
每搏输出量		
心肌收缩力		
外周血管阻力		
静脉张力		
心输出量		
平均动脉压		

3 第十四节　心功能曲线、Frank-Starling效应和变力作用

Frank-Starling 机制是心肌和心室功能的重要特性，它描述了收缩力和由此产生的每搏输出量（SV）取决于心脏舒张期间心室扩张或充盈的程度。心脏收缩前的扩张程度称为**前负荷（preload）**。随着心室充盈（前负荷）增加，每搏输出量（SV）增加，直到达到最佳扩张程度。在图 A 中，**心功能曲线（cardiac function curve）**反映了Frank-Starling效应。

重要的是要注意，当前负荷较高时，每搏输出量（SV）的增加是由于心收缩力增大，而心肌的潜在收缩能力或心肌变力状态没有变化。心肌收缩能力或变力作用是指心肌产生力量的内在能力（肌肉的力量或"适合度"）。心脏收缩时产生的力的大小与 3 个因素有关：前负荷、心肌收缩力以及后负荷，其中后负荷是心脏收缩时抵抗的动脉血压。

图 B 描述了交感神经兴奋和心力衰竭对心功能曲线的影响。随着交感神经兴奋或使用正性肌力药物（如多巴胺、多巴酚丁胺、肾上腺素），心功能曲线向上移动（即具有更陡的斜率），而心力衰竭、心肌缺血或梗死会导致曲线向下移动（较低的斜率）。心功能曲线的陡坡表明心肌收缩能力更强：在相同的前负荷下，心脏能够产生更大的收缩能力。由于副交感神经对心室肌没有明显的神经支配作用（见本章第十三节），因此副交感神经系统兴奋不会直接影响心室收缩能力。

习题答案

A. Frank Starling 机制

B. ↑

↓

↑

↓

↑

涂绘并标记 Frank Starling 曲线的坡度：

- ☐ 1. 正常，静息状态
- ☐ 2. 交感神经兴奋
- ☐ 3. 心力衰竭

在图 B 中，注意顶部曲线（交感神经兴奋）的斜率是最陡的，而底部曲线（心力衰竭）的斜率是最平坦的。

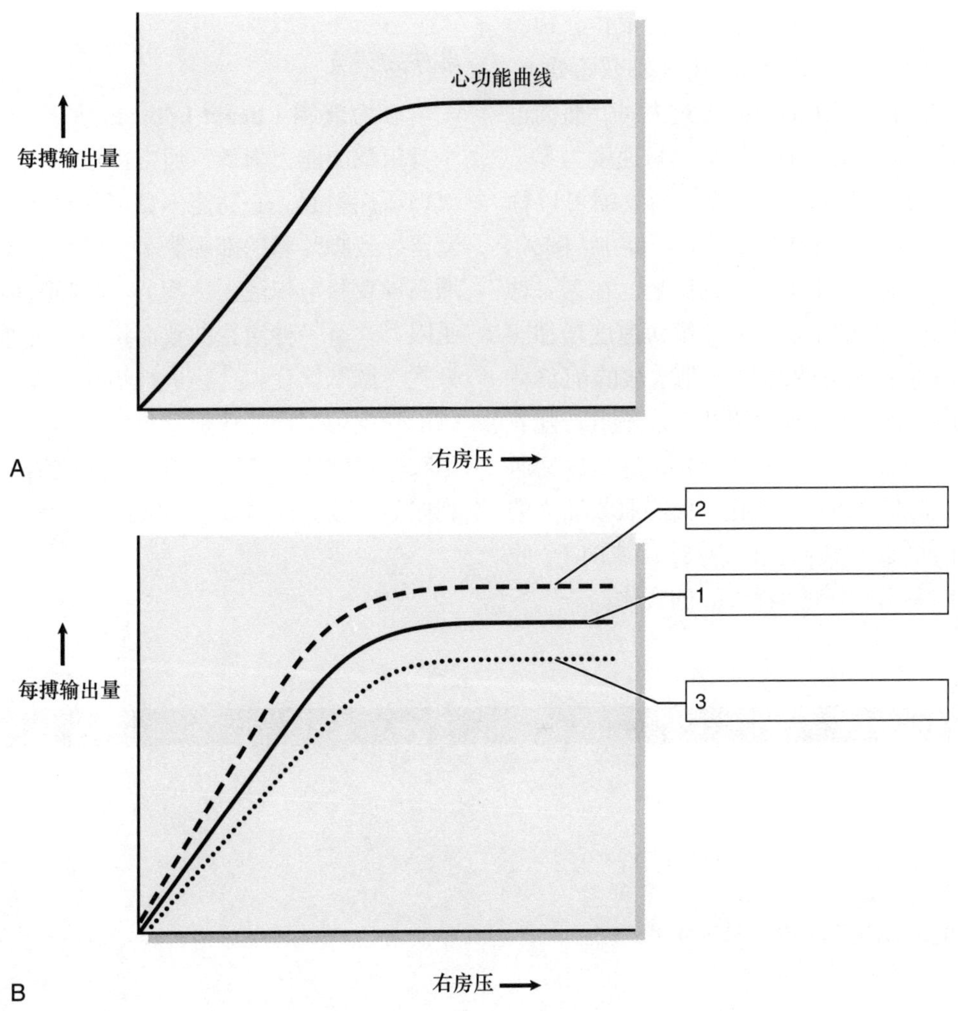

习题

A. 左室舒张末期容积增加导致的每搏输出量增加，是通过增加心肌收缩力还是通过 Frank-Starling 机制实现的?

B. 针对以下各项，画一个箭头（↑ 或↓）表明其对每搏输出量（SV）的影响。

增加前负荷 __________

增加后负荷 __________

交感神经兴奋 __________

心力衰竭 __________

服用正性肌力药物 __________

第十五节 力－速度曲线和心功能

评价心脏功能可以通过几种实验和临床方法来完成。除了分析心功能曲线及其斜率（本章第十四节）外，分析力-速度关系也能说明前负荷和心肌收缩力变化对心功能的影响。心肌节段缩短速度与肌肉收缩的**后负荷（afterload）**成反比（图 A）。因此，在后负荷为零时，心肌缩短速度最快；换言之，在没有反作用力时，心肌缩短速度最快，称为最大缩短速度（V_{max}，如图所示，在 Y 轴截距处）。

另外，当反作用力（后负荷）过大时，肌肉可以产生力量但不能主动收缩，使得缩短速度为零。这点表现在图的 X 轴截距上，此时的收缩可以称为等长收缩。图 A 和图 B 比较了前负荷增加（图 A）和心肌收缩力增强（图 B）对此的影响。在第一种情况下，随着前负荷的增加，心肌缩短速度增加。这是 Frank-Starling 关系的结果，即增加的前负荷产生更有力的收缩（因此速度更快）。不过，随着前负荷的变化，V_{max} 却没有发生变化，这是因为肌肉的潜在收缩能力没有发生变化。而心肌收缩力的变化会使整个曲线向上（收缩能力增加）或向下（收缩能力降低）偏移，并伴随着 V_{max} 的变化。

涂绘并标记

- □ 1. 初始力-速度曲线
- □ 2. 增加前负荷的影响
- □ 3. 增强心肌收缩力的影响

临床知识点

心力衰竭（heart failure）是指心脏泵血供应全身组织的能力降低，通常由冠心病、慢性高血压或糖尿病引起。心功能不良可导致外周水肿（体液潴留导致脚踝和腿部肿胀）、肺水肿（肺血管压力增高导致肺泡积液）、疲劳、呼吸短促和运动能力受限。这是一种潜在的致命疾病，可通过改变生活方式、调节饮食和药物进行治疗。许多医学方法可以治疗这种复杂的疾病，包括使用多巴胺和多巴酚丁胺等正性肌力药物来增强心肌收缩力，以及应用利尿剂来减少体内多余的液体量。

习题答案

A. 零

B. 零

C. 心肌收缩力

D. 前负荷

E. 在下图 A 中，第三条线应位于最下方并在 V_{max} 处与其他两条线相交，而在下图 B 中，第三条线应与另两条线平行且在 V_{max} 截距下方，如图所示。

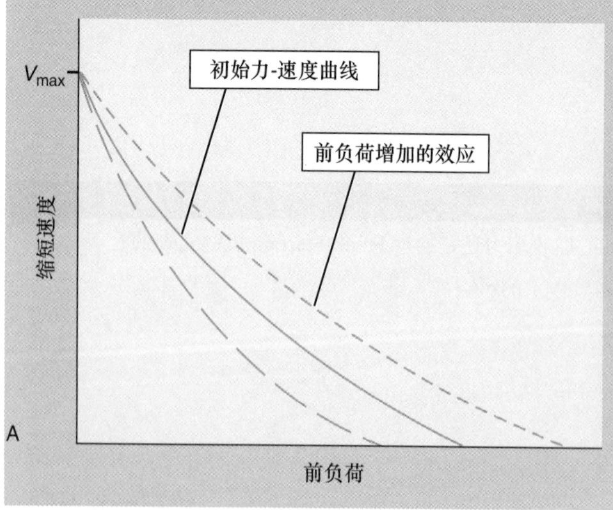

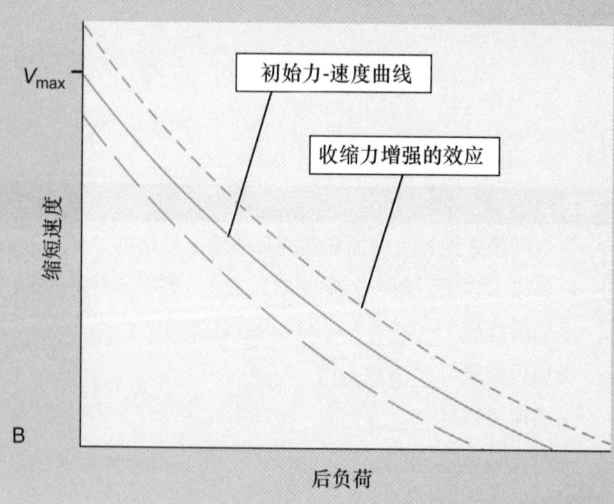

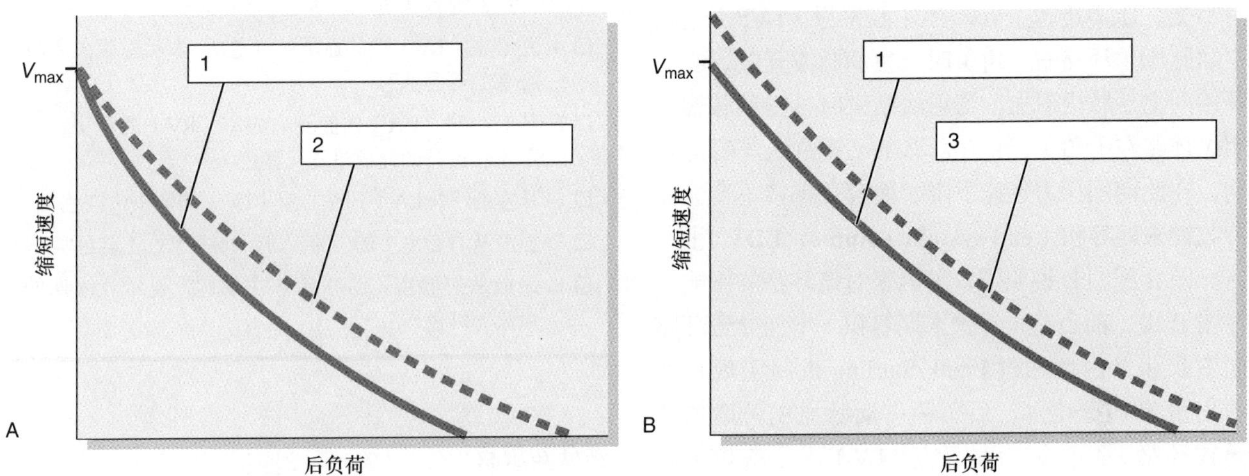

习题

A. 当后负荷为 __________ 时，缩短速度最大。

B. 根据定义，心肌做等长收缩时，缩短速度为 ________________。

C. 当 __________ 升高时，V_{max} 增加。

D. 除后负荷为零的情况，________________ 增加将导致缩短速度更大。

E. 在下图中，画第三条线来说明降低前负荷（A）和减弱心肌收缩能力（B）对心肌缩短速度的影响。

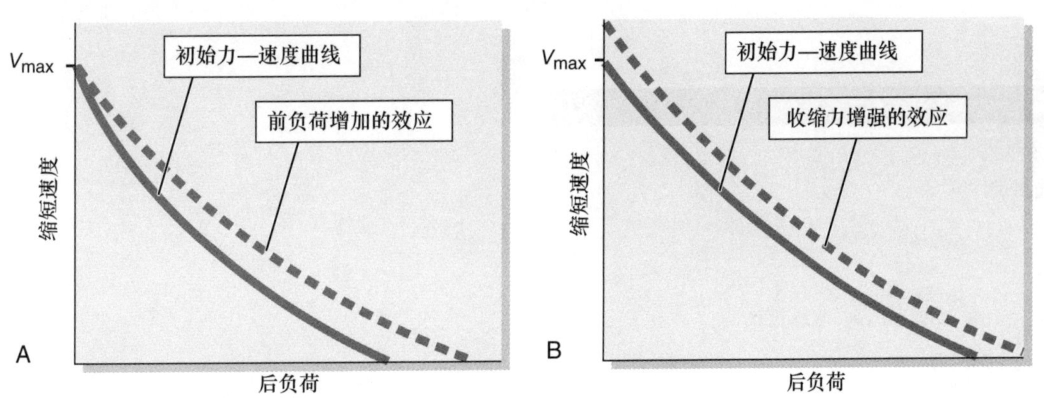

第十六节　左心室压力－容积环和心功能

在心动周期中，可将左心室压力（LVP）与左心室容积之比连续绘制成一个闭环。图A展示了正常静息状态时的压力-容积环。从二尖瓣开放（环路左下角）开始记录环路，到该瓣膜关闭（环路右下角）的线段显示了舒张期心室容积大幅增加，而压力仅略有上升。当左心室开始收缩时，二尖瓣关闭（环路右下角）标志着等容收缩期开始。容积保持不变，压力迅速上升。当左心室压（LVP）达到主动脉压（环路右上角）时，主动脉瓣开放，心室开始向主动脉内射血。当射血结束时，主动脉瓣关闭（环路左上角）；正在舒张的心室进入等容舒张期，在此期间压力迅速下降，而容积保持不变［保持**收缩末期容积（end-systolic volume，EDV）**］。

图B到图D说明了各种因素对该环路的影响。在图B中，前负荷（舒张末期容积）增加导致环路向右扩张，由此通过Frank-Starling机制实现每搏输出量（SV）增加。后负荷（动脉血压）增加会导致环路更高，因为左心室（LV）必须获得更高的压力才能打开主动脉瓣并射出血液（图C）。由于对抗较高的动脉血压进行射血，每搏输出量（SV）将减小，环路将更窄。图D显示了左心室（LV）收缩能力增强（增加心输出量）对环路的影响。例如，尽管前负荷和初始后负荷保持不变，但服用正性肌力药物后的正性肌力状态（也称为心肌收缩力增加）更强，每搏输出量（SV）更大（因此收缩末期容积更小）。

习题答案

A. 等容收缩期
B. 等容舒张期
C. 每搏输出量
D. 收缩压
E. 前负荷（舒张末期容积），收缩能力
F. 后负荷（动脉血压）

标记图A中心脏所处周期：

- ☐ 1. 等容期
- ☐ 2. 舒张期

涂绘

- ☐ 3. 右心室（RV）中的血液（蓝色），表示瓣膜关闭时心室的等容状态
- ☐ 4. 左心室（LV）中的血液（红色），表示瓣膜关闭时心室的等容状态
- ☐ 5. 从右心房（RA）内腔到右心室（RV）的箭头，表示正在进行的充盈过程（蓝色）
- ☐ 6. 从左心房（LA）到左心室（LV）的箭头（红色）
- ☐ 7. 血液从右心室（RV）流入肺动脉（PA）（蓝色）
- ☐ 8. 血液从左心室（LV）流入主动脉，显示收缩期的血流（红色）

临床知识点

射血分数（ejection fraction，EF）是一次心室射血量占舒张末期容积（EDV）的比例。

$$EF = SV/EDV$$

这是描述心室泵血效率的有用参数。在健康心脏中（收缩能力正常的心脏），射血分数（EF）大于0.5（50%）。

射血分数（EF）是比dP/dt_{max}（等容收缩期心室压力升高的最大瞬时上升速率）更有效的心脏收缩能力指标。dP/dt_{max}的测量需要插入心导管并依赖于负荷，而射血分数（EF）通过超声心动图即可进行测量。

第十六节　左心室压力－容积环和心功能

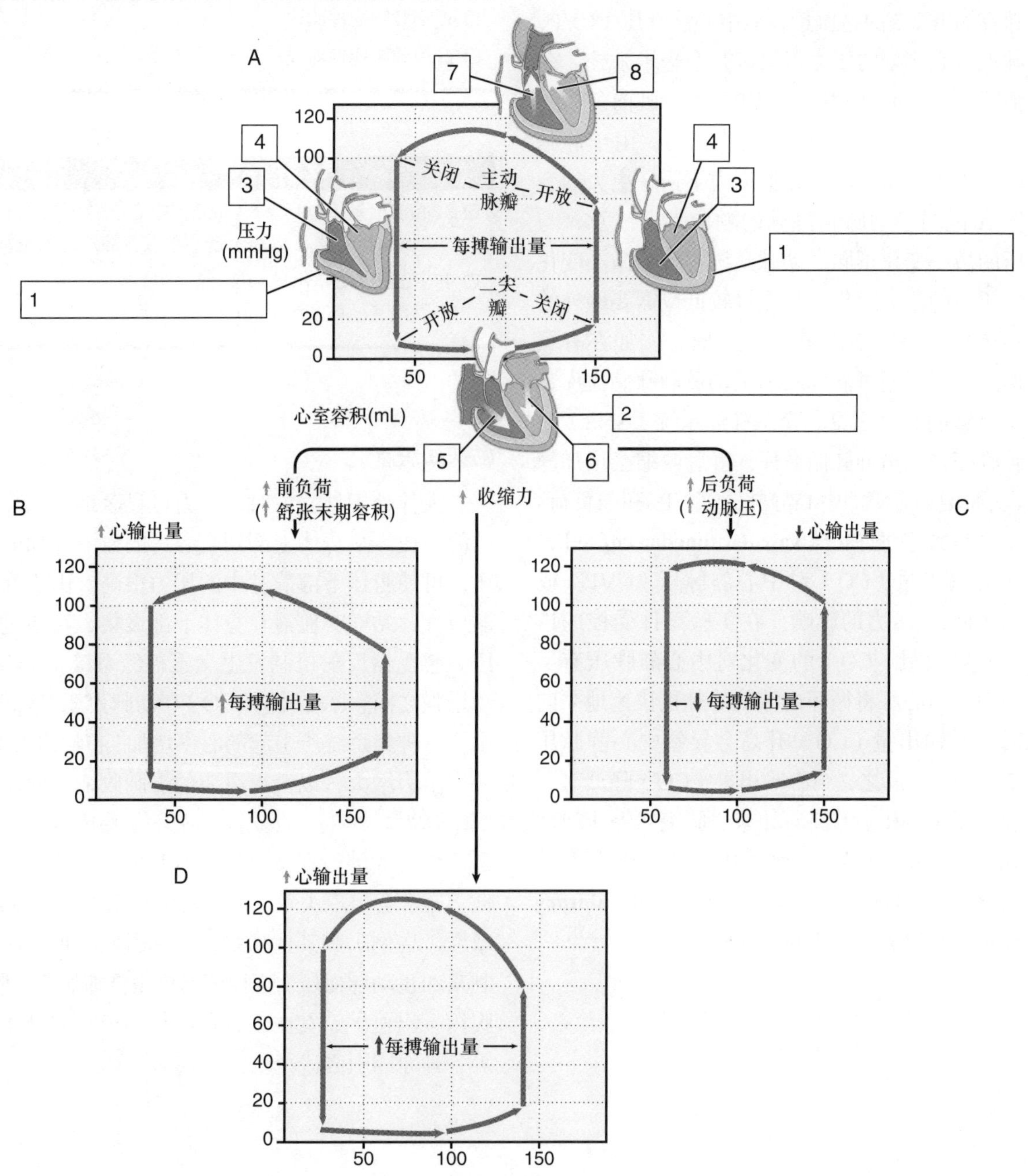

习题

A. 压力-容积环右侧的垂直线段代表心动周期的哪个期?

B. 压力-容积环左侧的垂直线段代表心动周期的哪个期?

C. 两条垂直线段之间的水平距离代表 ____________________。

D. 压力-容积环最高点是左心室 ____________________。

E. 在上图中, ______________ 和 ________________ 的增加，可引起每搏输出量（SV）增加。

F. 在上图中, ________________ 的增加，可引起每搏输出量（SV）减少。

第十七节 静脉生理和血管功能曲线

静脉的主要功能是输送血液回心脏，因此体静脉将脱氧血运至右心房（RA）。在静息状态时，体静脉容纳近 2/3 的总血量，但中心静脉压（CVP，腔静脉近右心房处的压力）只有几个毫米汞柱。在正常情况下，中心静脉压（CVP）是心脏前负荷的基础，与右心房（RA）压力大致相同。由于静脉的顺应性很大，所以能够在低压力下适应更大的容量。图 A 说明了动脉和静脉的顺应性。注意，与静脉压的微小变化不同，动脉系统容积的微小变化会导致压力的巨大变化。当血量较低或需要额外的前负荷来维持高心输出量（CO）时，例如在有氧运动期间，可以通过静脉收缩来动员静脉储血库，以提供足够的心脏充盈。交感神经系统（SNS）通过静脉收缩来动员静脉储血库。静脉收缩会增加静脉压，从而增加心脏的中心静脉压（CVP）和前负荷。

图 B 是**血管功能曲线（vascular function curve）**，描述了心输出量（CO）对中心静脉压（CVP）或右心房（RA）压力的影响。在实验条件受控的情况下，心输出量（CO）的变化对中心静脉压有反向的作用。当心脏将循环血液从静脉更快速地泵向动脉时，心输出量（CO）升高会导致中心静脉压（CVP）降低。反之，当心输出量（CO）降低时，中心静脉压（CVP）升高。如果心脏突然停止搏动（心输出量＝0 L/min），血管压力将在整个循环中保持平衡，**循环系统平均压（mean circulatory pressure，MCP）**约为 7 mmHg。

习题答案

A. 零

B. 静脉收缩（交感神经系统激活）

C. 低

D. 心输出量（CO），中心静脉压（CVP）

描绘在图 A 中，注意压力对动脉和静脉的影响之间的差异：

☐ 1. 动脉顺应性曲线

☐ 2. 静脉顺应性曲线

涂绘在图 B 中：

☐ 3. 心输出量（CO）＝5 L/min，中心静脉压（CVP）＝2 mmHg 的点，以表示这些参数在静息时的正常值

☐ 4. Y 截距（心输出量＝0 L/min，中心静脉压＝7 mmHg），以代表循环系统平均压（MCP）

临床知识点

人体处于站立位时，重力可显著地影响静脉中的静水压。从身体上部到右心房的血液施加的静水压，可使身体下部静脉中的压力很高。由于静脉的顺应性，站立时血液在身体下部聚集，在通过动脉压力感受器反射机制发生交感神经系统（SNS）活动增强之前，心输出量（CO）和动脉血压是降低的。由交感神经系统所引起的心率增加、心收缩力增强、外周阻力增大，以及更重要的静脉收缩，使动脉血压下降得以纠正。直立性低血压是临床术语，指的是从坐位或卧位到站立的突然改变所导致的血压降低。通常会出现头晕，也可发生眩晕（头昏眼花）、晕厥（昏倒）和其他症状，直到引发生理性调节机制来纠正动脉血压。这种情况可由低血容量（脱水、腹泻、出血）、贫血、各种药物和长时间卧床休息等各种原因引起。

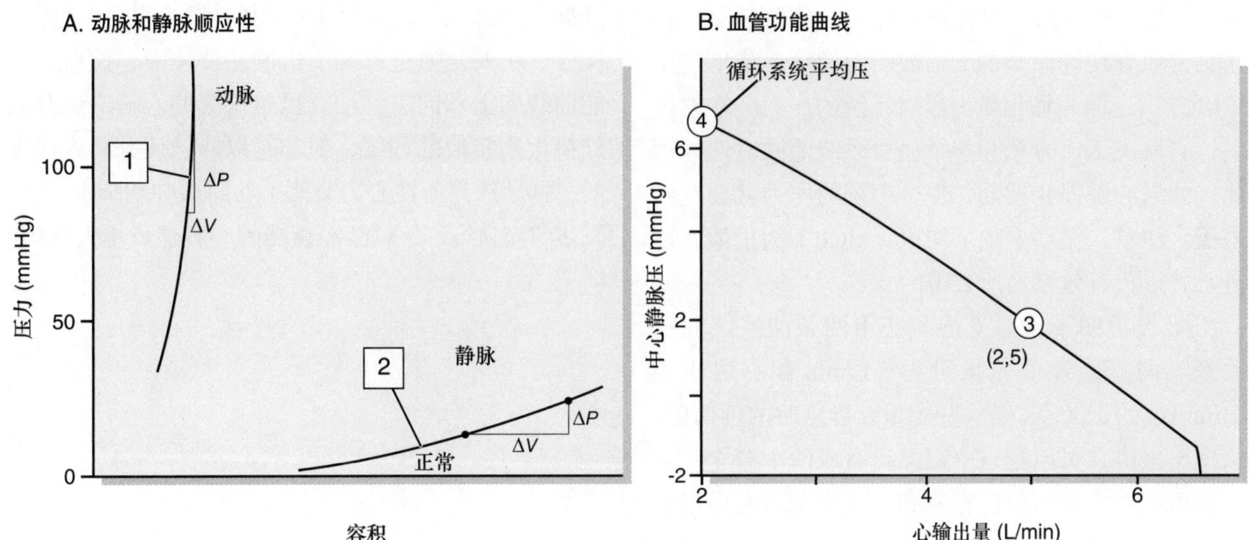

习题

A. 在实验中测量心输出量（CO），当心输出量为 ________________ 时，中心静脉压（CVP）最高。

B. 生理学上，静脉顺应性可通过 ________________ 降低。

C. 当血容量 ________________ 时，更容易发生直立性低血压。

D. 血管功能曲线描述了 ________________ 对 ________________ 的影响。

第十八节　心功能和血管功能曲线

血管功能和心功能之间的相互作用可以通过同时考虑以下两种关系来说明：心功能曲线（见本章第十四节）和血管功能曲线（见本章第十七节）。心功能曲线由 Frank-Starling 关系得出，其中右房压（前负荷）为自变量，心输出量为因变量。因此，右房压（前负荷）增加会导致心输出量增加。血管功能曲线是一种非常规的曲线图，其中自变量（心输出量）绘制在 x 轴上，因变量（右房压）绘制在 y 轴上（注意，右房压或中心静脉压均可用于表示前负荷）。这是一种反向的关系：心输出量（CO）的增加会导致右房压（或前负荷）下降。因此，心输出量增加会导致血量重新分配，从而降低前负荷。注意，血管功能曲线的 y 轴截距为循环系统平均压（MCP），即心输出量为零时系统的压力。在整体上，它取决于血容量和整个血管系统的顺应性。因此，如果心脏停止搏动，整个系统的压力就会达到平衡。注意，循环系统平均压（MCP）为正值，这是心脏进行有效泵血所必需的。

图 A 说明了正常安静状态下两条曲线之间的关系。两条线在心输出量为 5 L/min 和右房压为 2 mmHg 的交叉点，是这些变量在静息时的近似值。从理论上讲，可以把这个交叉点看成两个对立关系（右房压对心输出量的影响和心输出量对右房压的影响）之间的平衡点，这就是系统在静息时达到平衡的位置。例如，当其中一条曲线因血容量（图 B）或收缩能力（图 C）的变化而发生位移时，交叉点将发生变化。注意，血容量的变化在心功能曲线（图 B）上产生不同的交叉点，这是 Frank-Starling 机制的结果；心收缩力的变化（图 C）会改变血管功能曲线的交叉点。通过这样的机制可建立新的平衡点。

习题答案

A. 5 L/min，2 mmHg

B. 减少，减少

C. 增加，减少

D. 升高

描绘

- ☐ 1. 心功能曲线；交感神经兴奋和心力衰竭的相应影响
- ☐ 2. 血管功能曲线；注意高血容量和低血容量对曲线的影响

临床知识点

在心力衰竭时，心脏的变力状态（收缩能力）减弱，最常见的原因是冠状动脉疾病。这会导致心功能曲线向下和向右移动（图 C），出现心输出量降低和静脉压升高。随着时间的推移，机体会做出反应，主要是通过肾调节机制潴留体液，使血管功能曲线向上和向右移动。虽然这会使心输出量升高到接近正常值的程度，但却是以静脉压升高为代价的，可导致充血性心力衰竭（外周水肿和肺水肿），发生“充血”，并对已经衰竭的心脏造成更大负担。

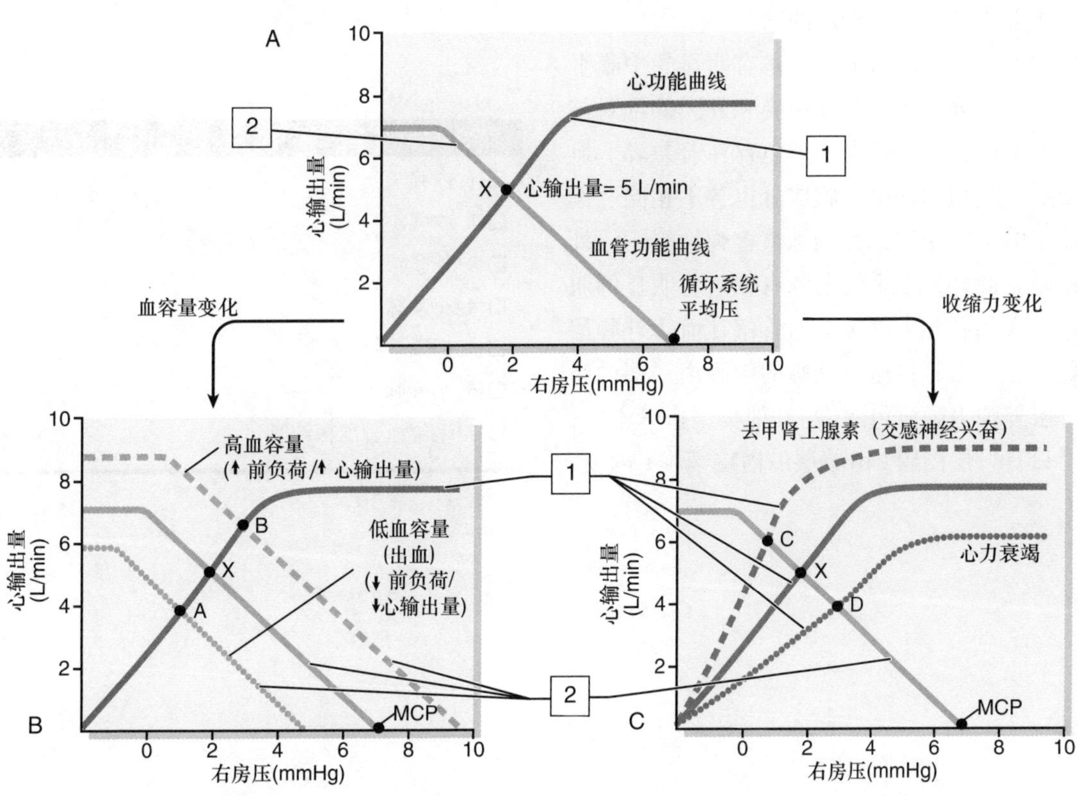

习题

A. 静息时，心输出量正常值为 ______________，右房压正常值约为 ______________。

B. 随着血容量降低（例如，由于出血所致），心输出量将趋于 ________（减少或增加），前负荷（右房压）将趋于 ________（减少或增加）。

C. 服用正性肌力药物将倾向于 ________（增加或减少）心输出量和 ________（增加或减少）右房压或前负荷。

D. 心力衰竭时，循环系统平均压（MCP）将 ________（降低或升高）。

第十九节　外周血管和微循环

为充分理解外周循环生理功能，了解血管和微循环的解剖和组织学内容非常重要。动脉和静脉的血管壁由 3 层组织构成：

- 内膜：是由单层内皮细胞组成的最内层结构，内皮细胞构成血管的内衬并位于基底膜上，后者将内膜与第二层的中膜分离开来。
- 中膜：主要由血管平滑肌细胞组成的第二层结构，是血管壁的收缩部分。
- 外膜：主要由结缔组织构成的第三层结构。

图示中的血管（图 A）是一条有明显的中膜平滑肌的大动脉。静脉与动脉在中膜和外膜的绝对与相对厚度上不同，在血管大小上也存在着差异。血管的结缔组织类型和各层细胞成分也各不相同。例如，与较小的动脉相比，大动脉富含弹性组织，外膜相对较厚。此外，较小的动脉有相对更明显的肌肉中膜层。大动脉和大静脉的血管壁在血管外膜层内有自身的滋养血管供血。动脉的中膜由一层内弹力膜和一层外弹力膜所包围。与其他类型血管不同，毛细血管只有一层内膜，由单层的内皮细胞（内皮）和基底膜所组成。

图 B 所示为微循环的各个组成部分，包括微动脉、毛细血管和微静脉。后微动脉很像微动脉，但中间层有不连续的平滑肌。毛细血管前括约肌是在血液从微动脉或后微动脉进入毛细血管处的平滑肌袖口状结构，它可以限制最小的动脉、微动脉和毛细血管前括约肌，从而调节进入毛细血管床的血流。

涂绘并标记

- □ 1. 内膜
- □ 2. 中膜
- □ 3. 外膜
- □ 4. 小动脉
- □ 5. 后微动脉
- □ 6. 小静脉
- □ 7. 毛细血管前括约肌

习题答案

A. 滋养血管
B. 动脉
C. 中膜
D. 内皮细胞层，基底膜（内膜）

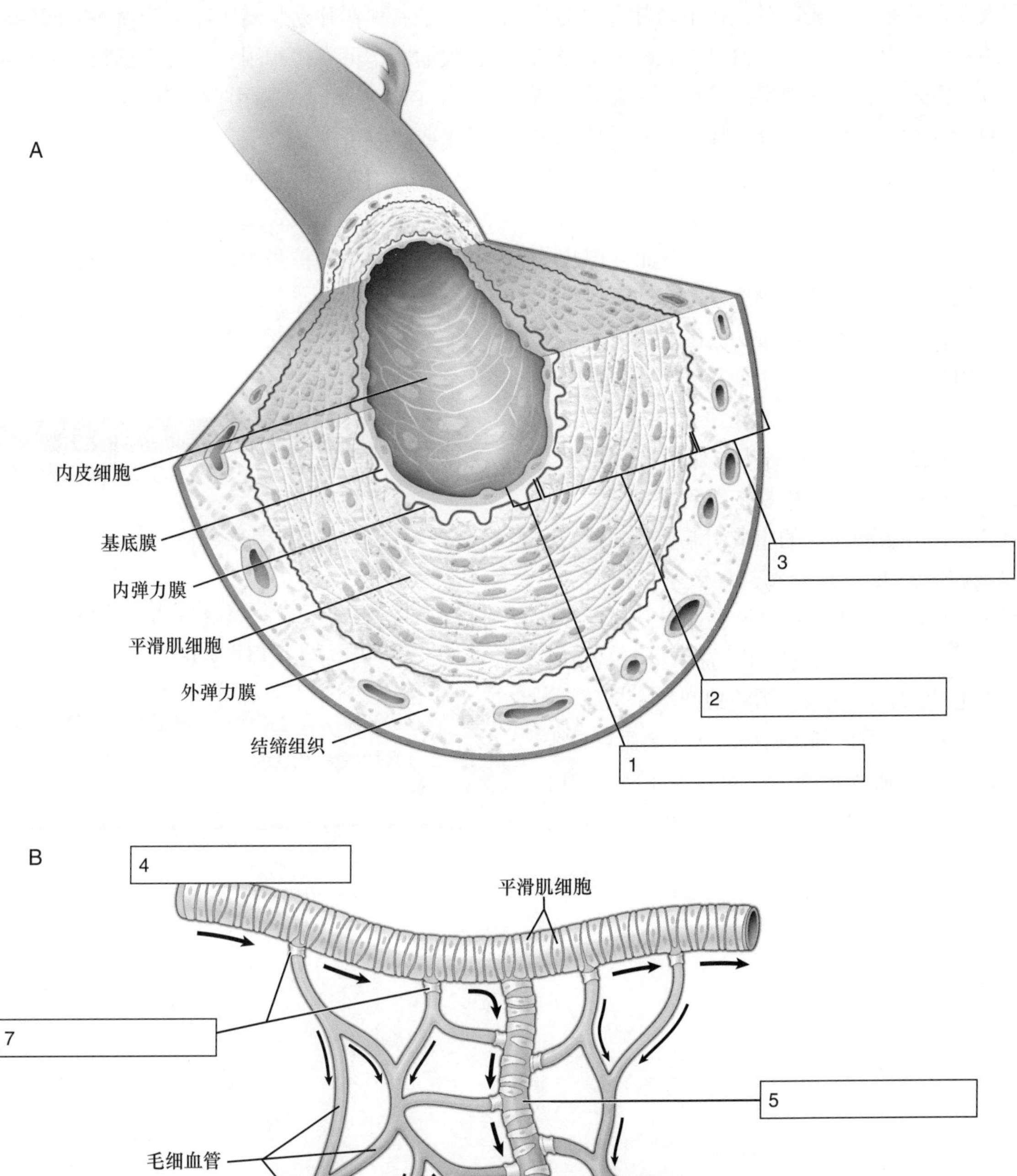

习题

A. 在大动脉和静脉中，血管壁通过 ________________ 接受自身的血供。

B. 在何种类型的血管中存在内弹力膜和外弹力膜?

C. 在动脉中，________________ 由内外弹力膜所包围。

D. 毛细血管壁仅由 ________________ 和 ________________ 组成。

第二十节　动脉张力控制：内皮依赖性和非依赖性收缩与舒张

血液在循环系统中流动时，在小动脉和微动脉水平上遇到的阻力最大。这些血管的收缩或舒张状态受多种因素调节，这些因素直接作用于血管平滑肌引起收缩［例如，作用于 α-肾上腺素受体的去甲肾上腺素、血管加压素（ADH）、血管紧张素Ⅱ］，或引起舒张［例如，作用于 β-肾上腺素受体的肾上腺素、心房利尿钠肽（ANP）］。然而，内皮细胞也可以通过产生血管活性物质来决定血管平滑肌的张力。因此，剪切力、组胺、乙酰胆碱、缓激肽和其他“内皮依赖性血管扩张剂”激活一氧化氮合酶，该酶将精氨酸转化为**一氧化氮（nitric oxide，NO）**和副产物瓜氨酸。这种内皮细胞产物一氧化氮是一种短效的自由基，极易扩散到平滑肌，通过增加第二信使环磷酸鸟苷的生成引起血管扩张。最终，细胞内游离 Ca^{2+} 被隔离，导致平滑肌舒张。前列环素（PGI_2）也由内皮细胞在刺激一氧化氮生成的情况下产生（即内皮细胞内游离 Ca^{2+} 升高）。它是多不饱和脂肪酸花生四烯酸的产物，与前列腺素有关，也能使平滑肌细胞舒张，从而使血管扩张。

除内皮源性血管扩张剂一氧化氮（NO）和前列环素（PGI_2）外，内皮细胞也可产生内皮素，内皮素是一种在肺动脉高压和血管损伤期间释放的血管收缩肽，可直接作用于平滑肌细胞，提高细胞内游离 Ca^{2+} 水平，从而引起血管收缩。因此，血管舒张或收缩可能是介质作用于平滑肌的直接结果，也可能发生在内皮细胞对刺激做出反应时，释放的介质随后作用于血管壁下层的平滑肌所致。图示显示了血管收缩和扩张的内皮依赖性和非内皮依赖性途径。

描绘以下箭头：

- □ 1. 剪切力、组胺、乙酰胆碱和缓激肽刺激内皮细胞合成一氧化氮和前列环素
- □ 2. 一氧化氮和前列环素从内皮扩散到平滑肌，引起血管扩张
- □ 3. 肺动脉高压和血管损伤刺激内皮细胞释放内皮素
- □ 4. 内皮细胞产生的内皮素作用于平滑肌，引起血管收缩
- □ 5. 心房利尿钠肽直接作用于平滑肌，引起血管扩张
- □ 6. 血管加压素（ADH）直接作用于平滑肌，引起血管收缩

习题答案

A. 多肽，血管收缩

B. 非依赖性，血管扩张剂

C. 花生四烯酸，血管扩张

D. 6 s，内皮细胞

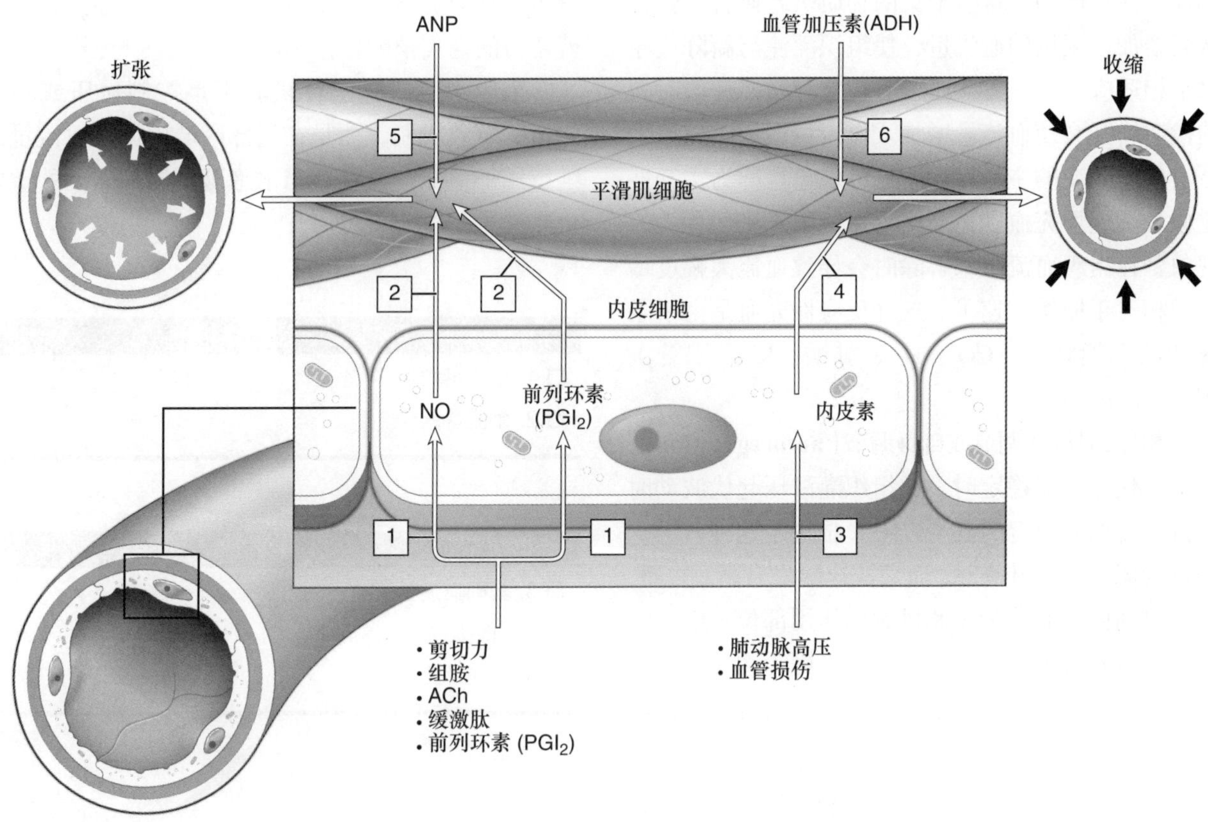

习题

A. 从化学结构上看，内皮素是一种 ________；当由内皮细胞释放时，它会导致 ________。

B. 心房利尿钠肽是内皮细胞 ________（依赖性或非依赖性）________（血管收缩剂或血管扩张剂）。

C. 前列环素（PGI_2）是内皮细胞内 ________ 的产物，它可刺激血管平滑肌引起 ________。

D. 一氧化氮（NO）的生物半衰期为 ________；它是一种血管扩张剂，由 ________ 产生。

3 第二十一节 局部血流调节

机体内 3 种局部血流调节机制分别为代谢调节、自身调节（也称肌源性调节）和剪切力诱导的血管舒张。

代谢调节（metabolic regulation）是指组织血流与组织代谢率的结合过程。当组织新陈代谢增加时，该组织产生代谢产物的速率也会增加，而这些代谢产物会导致血管舒张。例如，锻炼时骨骼肌会产生 CO_2、H^+、K^+、乳酸、腺苷、前列腺素和其他代谢活动产物。这些聚集的物质引起血管舒张，从而增加该区域的血流量，使组织灌注与新陈代谢水平相适应。这一关系在图 B 中有显示。一段时间的代谢增强会使血流量增加。血流量增加（充血）是对代谢改变的主动反应，这种现象也称为主动性充血。反应性充血则是与组织血流阻塞密切相关的现象，在组织血流阻塞解除时会导致血流大幅度增加（相对于原始流速）。这种反应性充血是由于阻塞期间上述物质（CO_2、H^+、乳酸、K^+、腺苷）积累引起的。

相反，肌源性调节或**自身调节（autoregulation）**，是组织代谢相对稳定时，在组织灌注压起伏波动时保持血流相对恒定的机制。图 C 描述了这种效应。当血管床灌注压升高时，血液流速随之升高。然而，在短时间内，血管床（此机制的作用部位）内的流量会恢复到接近基线的水平。这是因为微循环中的动脉和微动脉平滑肌收缩，对跨壁压力升高引起的扩张刺激做出反应，从而实现血流的自身调节。注意，肌源性调节是平滑肌对扩张刺激的反应，而非由血管内皮所介导。换言之，它是一种内皮依赖性现象。

剪切力诱导的血管舒张（shear stress-induced vasodilation）是第 3 种局部调节机制。当通过动脉的血流速度加快时，与沿内皮表面的血流有关的剪切力增加会刺激内皮细胞产生短暂的自由基血管扩张剂一氧化氮，进而刺激下层平滑肌舒张，从而进一步增加血流量（见本章第二十节）。显然，这是剪切力的内皮依赖性作用。

由上可见，这三种机制不是控制血压或心输出量的有效机制，而是在局部区域内调节血流量，维持局部血流，并在适当水平满足局部需要的重要机制。

涂绘实际血流量和原始血流量之间的区域：

- □ 1. 血流量增加
- □ 2. 血流量减少

标记以下期间：

- □ 3. 基础血流量
- □ 4. 血管阻塞
- □ 5. 反应性充血

习题答案

A. 主动性充血，反应性充血

B. 通过内皮细胞表面的血流速度增加

C. 内皮非依赖性

D. 剪切力诱导的血管舒张

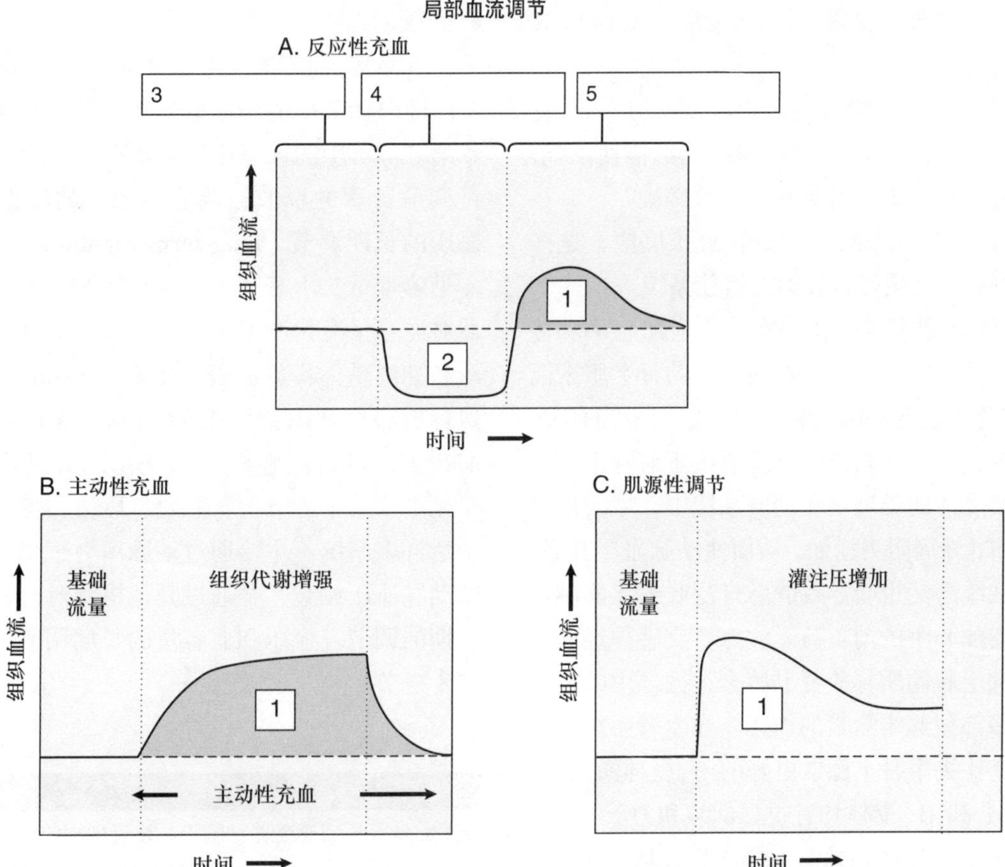

习题

A. 机体两种代谢性调节是 ______________ 和 ______________。

B. 引起剪切力诱导的血管舒张的生理性变化是 ______________。

C. 肌源性调节是内皮依赖性调节还是非内皮依赖性调节?

D. 抑制一氧化氮合成的药物有望阻断哪种局部血流调节机制?

与局部血流调节机制（见本章第二十一节）不同，神经和体液调节机制主要是调节具有更广泛参数的系统，如动脉血压、血容量和渗透压，以及交感神经系统激活时的血流分布模式。

正常情况下，交感神经系统与动脉压力感受器系统是**动脉血压短期调节（short-term regulation of arterial blood pressure）**的主要机制。平滑肌细胞和心脏有几种肾上腺素受体，包括 α 受体和 β 受体：

α 受体介导儿茶酚胺的血管收缩反应。α_1 受体是主要的血管收缩受体，激活 IP_3 第二信使系统，使细胞内游离 Ca^{2+} 升高并导致血管收缩。

β_2 受体介导儿茶酚胺的血管舒张反应，这些受体结合可激活环磷酸腺苷第二信使系统。

β_1 受体介导窦房结和房室结（增加心率和传导速度）以及心肌（增加收缩能力）的肾上腺素能效应。这些受体也与环磷酸腺苷第二信使系统有关。

血管对交感神经兴奋的反应取决于血管上存在的肾上腺素受体的类型。在动脉系统中，主要反应是血管收缩，外周阻力增加，从而使动脉血压升高。交感神经系统激活也会导致静脉广泛收缩，静脉压升高，并增加心脏的前负荷。注意，交感神经激活也会导致肾上腺髓质释放肾上腺素，循环中的肾上腺素在许多部位起着激素的作用。在血管系统中，肾上腺素是比去甲肾上腺素更好的 β_1 受体激动剂，但两者对 α 和 β_1 受体均有很强的亲和力。

图示展示了几种动脉血压的调节机制。这些调节对于维持全身组织灌注所需的足够和相对稳定的压力至关重要。根据压力、流量和阻力之间的生物物理关系（见本章第八节），以及血容量和静脉功能对心输出量的影响（见本章第八节和第九节），动脉压力的短期调节涉及心输出量和外周阻力的调节，而长期血压调节需要控制血容量。血压的监测有以下关键点：

- 主动脉弓和颈动脉窦压力感受器
- 肾球旁器
- 低压（心肺）感受器

本章第十三节讨论了动脉压力感受器在动脉血压即时调节中的极端重要性。肾球旁器（见第五章第三节）中的入球小动脉也有高压力感受器，通过调节肾素的释放，调节钠和水的稳态，这对于血压的**长期调节（long-term regulation）**非常重要（见第本章二十三节）。心和肺循环中的低压感受器对血容量变化产生反应，并调节交感神经系统活动和神经垂体释放**血管升压素（vasopressin）**。心房释放**心房利尿钠肽（atrial natriuretic peptide，ANP）**，以适应心房牵张变化，从而升高血容量（见本章第十三节）。总之，压力和容积的变化可激活许多系统，主要通过动脉压力感受系统产生短期动脉血压调节，并通过其他机制对血容量进行更长期的调节。血压和血容量的长期调节参见本章第二十三节。

涂绘

☐ 1. 从高压力感受器到脑干心血管中枢的传入通路

☐ 2. 从心房低压力感受器到脑干的传入通路

☐ 3. 向上和向下箭头表示血压变化对肾素释放的影响

习题答案

A. 心房（尤其是右心房）

B. 动脉压力感受器反射

C. 降低

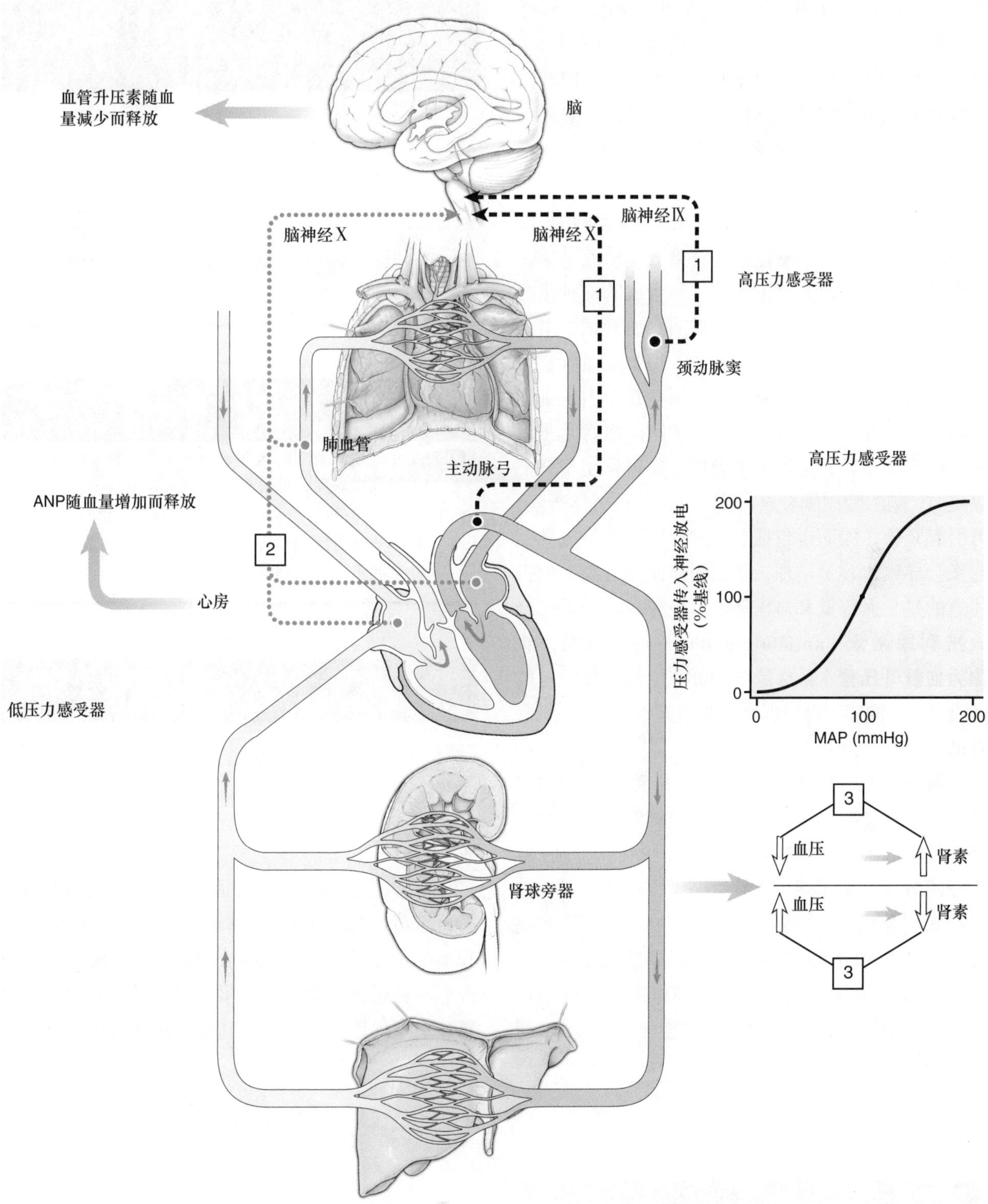

习题

A. 血量增加时，心房利尿钠肽释放到血液中，引起心脏 ______ 发生舒张。

B. 快速、短期的动脉血压调节主要是通过 ________ 介导的。

C. 当动脉血压 ________ 时，肾球旁器释放肾素。

第二十三节　心血管系统的神经和体液调节 II

即时反射性动脉血压调节主要依赖压力感受器反射和心血管功能调节，而长期动脉血压调节主要通过神经和体液机制调控血容量来实现。因此，血容量和血压的变化除可激发短期调节机制外，还会激活**肾素–血管紧张素–醛固酮系统（renin-angiotensin-aldosterone system，RAAS）**（见图 A）。

当血容量和血压降低、肾交感神经被激活时（如血压降低），肾可产生肾素（见第五章第五节）。肾素是可将血浆血管紧张素原（肝合成的一种蛋白质）分解、形成血管紧张素 I 的酶。血管紧张素 I 随后被血管紧张素转换酶（ACE）切割成血管紧张素 II。血管紧张素转换酶（ACE）存在于内皮细胞表面，尤其存在于肺血管的内皮细胞。血管紧张素 II 直接作用于肾，导致钠水潴留；还可作用于肾上腺皮质，刺激醛固酮合成。醛固酮是一种甾体激素，可引起肾钠（因而也包括水）潴留。这些效应叠加起来会导致血容量增加，从而引起血压升高。值得注意的是，血容量和血压降低也会导致神经垂体释放**抗利尿激素（antidiuretic hormone，ADH，也称为血管升压素）**，这是一种可增加肾重吸收水的肽类激素。同时，口渴也会刺激引起水的摄入增加，有助于调节容量和血压。

与此相反，图 B 显示了血容量和血压增加时的反应。在这些情况下，交感传出神经活动减少，神经垂体分泌抗利尿激素减少，RAAS 受到抑制（肾素分泌减少，从而减少血管紧张素 I 和 II，以及减少醛固酮合成）。当血容量增加使心房受到牵张刺激时，心房肌细胞分泌心房利尿钠肽（ANP）；ANP 抑制醛固酮的合成，并直接作用于肾以增加钠排泄，从而增加水的排泄。这些途径在第五章“肾脏生理学”中有更详尽的介绍。

习题答案

A. 肾素

B. 增加

C. 内皮细胞

D. 心房利尿钠肽

E. 肾素

涂绘并标记在图 A 中，以下器官释放的酶或激素是肾素–血管紧张素–醛固酮系统（RAAS）的一部分，有助于刺激肾对钠和水的重吸收：

☐ 1. 肾（释放肾素酶）

☐ 2. 肝（产生血管紧张素原，其被肾素分解产生血管紧张素 I）

☐ 3. 肺（是血管紧张素 I 转化为血管紧张素 II 的主要部位）

☐ 4. 肾上腺（血管紧张素 II 刺激肾上腺皮质合成醛固酮）

标记在图 B 中，以下激素释放有助于肾钠和水的排泄，以适应血容量和血压的增加：

☐ 5. ADH（当血容量增加时，抗利尿激素释放减少，肾重吸收水减少；见第五章第十三节）

☐ 6. 心房利尿钠肽（心房牵张增加引起心房利尿钠肽释放，抑制醛固酮释放；对肾也有直接作用，增加钠和水的排出；见第五章第五节）

描绘上述练习中，从 1 到 4、5 和 6 的箭头，红色表示抑制作用，绿色表示兴奋作用。

临床知识点

肾素–血管紧张素–醛固酮系统（RAAS）是抗高血压药物的潜在靶点，抑制该系统是降低血容量和血压的潜在途径。因此，ACE 抑制剂（如卡托普利和赖诺普利）和血管紧张素 II 受体阻断剂（如氯沙坦、坎地沙坦）常与其他疗法联合用于治疗高血压。

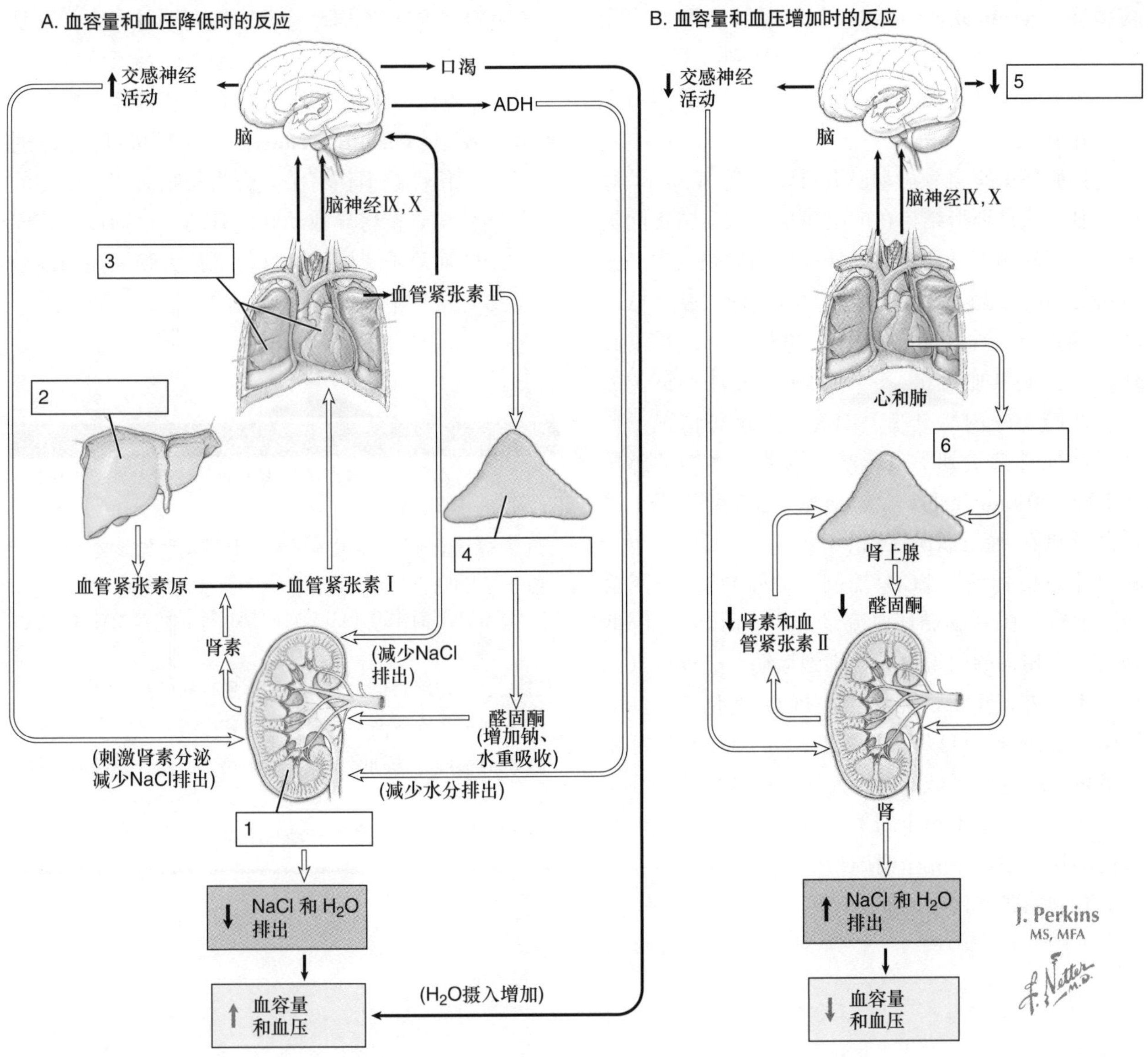

习题

A. 血管紧张素原通过 ____________ 酶的作用转化为血管紧张素Ⅰ。

B. 醛固酮是作用于肾的激素，可以 __________ 盐和水的重吸收。

C. 血管紧张素转换酶（ACE）存在于 ______________ 的表面。

D. 血容量显著增加会导致 ______________________ 激素释放。

E. 肾交感神经活动增加会导致肾分泌 _______________。

第二十四节　特殊器官循环：脑循环

流向各种组织的血液受局部和外部机制的调节（见前述章节），但这些机制的重要性因组织而异。此外，在某些组织中，血流调节有其独特的方面。图示展示了这些组织的生理功能和需求的变化。**脑循环（cerebral circulation）**和冠脉循环是临床上非常重要的两种循环，值得给予特别考虑，并具有一些不同于其他循环的特征（冠脉循环见本章第二十五节）。

脑循环由来自颈内动脉和椎动脉的 Willis 动脉环供血。这种环形结构在向脑供血的大动脉之间提供了丰富的侧支循环，在损伤或疾病导致其中一条通路受损的情况下，允许血流继续流向大脑区域。因为脑位于一个坚固的腔体（颅骨）中，所以必须严格控制其血流量，一方面防止灌注不良，另一方面防止颅内压升高，因为在这两种情况下，神经功能都会受到不良影响。因此，平均动脉压在 50～150 mmHg 时，全脑血流量在恒定水平上进行自身调节（通过肌源性调节，见本章第二十一节）。脑血流量也由动脉 PCO_2 控制。动脉 PCO_2 升高会导致血管扩张和脑循环血流量增加，而 PCO_2 降低则会产生相反的效果。除了剧烈运动、过度换气或换气不足外，正常情况下动脉 PCO_2 变化不大。就代谢调节而言，可以很容易证实，大脑中的局部血流量可根据这些区域的神经元活动而变化（记住，全脑血流量通常是恒定的）。然而，这一功能性调节的确切性质尚未完全明确，似乎不是在其他血管床上看到的典型代谢调节的结果。

此外，还有两种相关反射可能会影响病理生理状态下的脑血流：

- 中枢神经系统**缺血反射（ischemic reflex）**：如果延髓血管舒缩中枢缺血，强烈的交感神经兴奋作用于心脏和外周血管，以提高动脉血压，这是通过增加脑血流量来逆转脑缺血的最后尝试（请注意，脑血管本身很少或没有交感神经支配）。
- **库欣反射（Cushing reflex）**：颅内压极度升高（通常与创伤性脑损伤有关）会阻碍脑血流。剧烈的交感神经兴奋将导致动脉压升高，试图增加流向大脑的血流量。同样，这是维持大脑灌注的最后努力，这种情况通常是致命的。

标记血管床：

- □ 1. 脑，在广泛的平均动脉压（脑）范围内具有主导性的自身调节
- □ 2. 冠状动脉，通常受血管外力压迫动脉的影响
- □ 3. 肝和肠道；肝的血流量大大超过其静息时的代谢需求，下消化道（GI）对副交感神经和自主神经系统都有反应
- □ 4. 肾，血流量也大大超过其静息时的代谢需求
- □ 5. 皮肤，在体温调节中具有显著作用
- □ 6. 骨骼肌，运动时血流量增加最多，由代谢性血管舒张所致
- □ 7. 肺，在低氧环境下其动脉收缩

习题答案

A. 自身调节（肌源性调节）
B. 颅内压升高
C. 动脉血
D. 体温调节
E. 代谢调节

第二十四节　特殊器官循环：脑循环

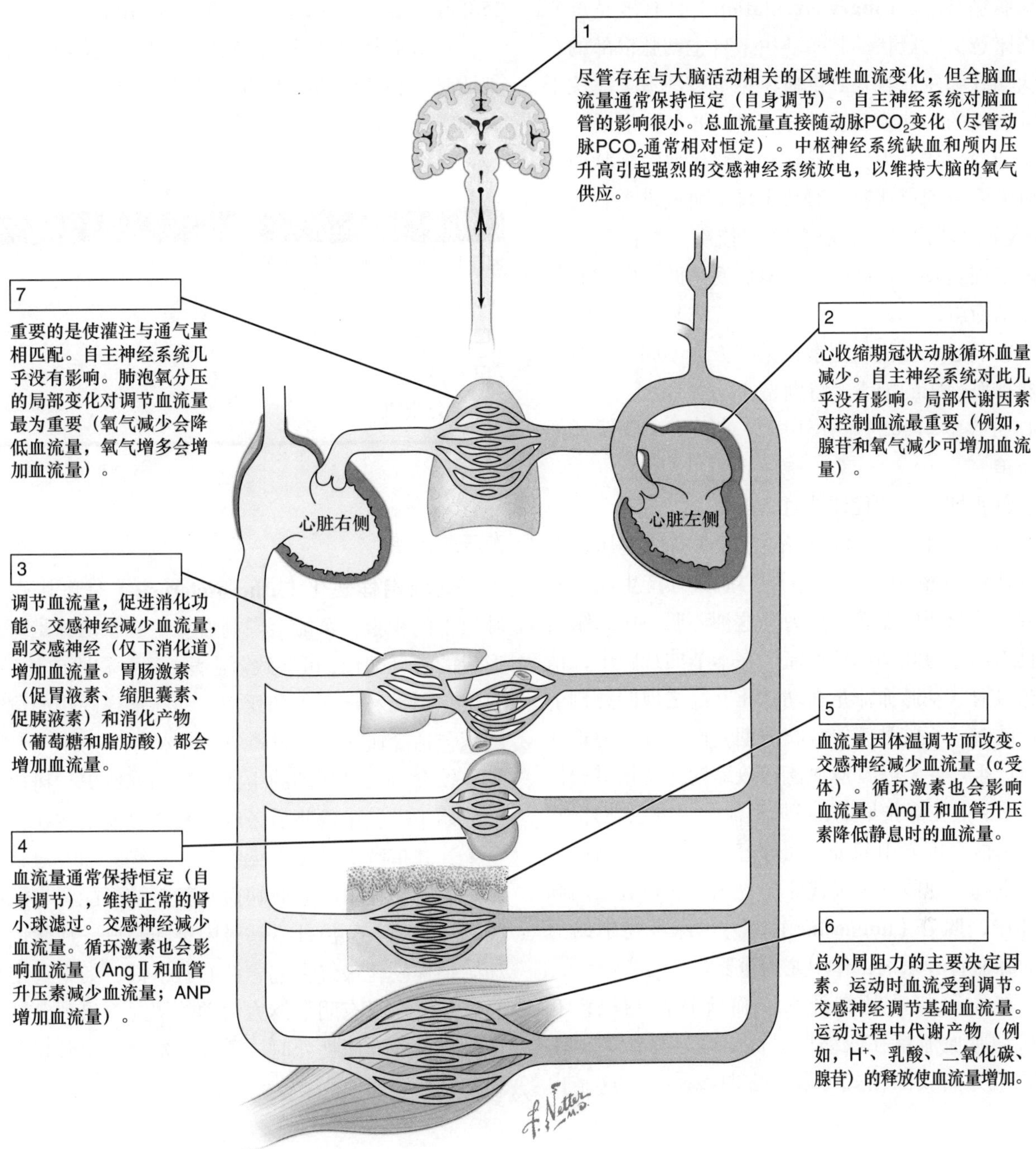

习题

A. 正常情况下，全脑血流量最重要的调节机制是 ________________。

B. 在库欣反射中，交感神经活性增加的初始刺激是 ________________。

C. ____________ 中的二氧化碳含量升高会增加脑血流量。

D. 皮肤血流量调节是 ________________ 过程的一部分。

E. 在骨骼肌组织中，静息时血流量受交感神经影响，但在运动时，其血流量主要受 ____________ 影响。

3 第二十五节 特殊器官循环：冠脉循环

鉴于冠心病是世界上最常见的致死性疾病，**冠状动脉循环（coronary circulation）**具有极其重要的临床意义。冠状动脉循环由来自主动脉根部的右冠状动脉和左冠状动脉供血（见本节图示）。位于心脏表面的心外膜动脉其分支进入心壁，形成非常广泛的微循环，为代谢活跃的心肌供血。静脉循环将血液回流到冠状窦，冠状窦排空血液进入右心房（RA）。从内到外，心壁各层依次是心内膜（单层内皮细胞及其基底膜）、厚而发达的心肌和心外膜（结缔组织）。

影响心肌血流的因素在某些方面不同于调节其他器官血管床的因素，特别是：

- 心肌收缩引起的血管外压力对冠状动脉循环的压迫
- 心舒张期强大的代谢性血管舒张

为了产生 120/80 mmHg 的正常动脉血压，左心室特别是心内膜下内 1/3 的心肌必须产生高于左心室和动脉压的血管外压力。这种心肌内压力阻碍了收缩期左冠状动脉的血流。在本节曲线图中，请注意左冠状动脉血流量在动脉压升高之前的急剧下降。此时，心脏处于等容收缩期，血管外压力正在迅速产生。左冠状动脉血流在收缩期保持相对较低的水平，但在舒张早期，可见血流大幅度急剧升高。这是由两个因素引起的：在等容舒张期心肌内压力快速下降，在收缩期前代谢产物积聚。在冠状动脉循环中，**腺苷（adenosine）**作为代谢产物中的冠状动脉血管舒张剂，作用尤为重要。

与左冠状动脉在舒张期血流量高相反，右冠状动脉血流量在收缩期最高，并且遵循类似于动脉压力曲线的模式（最上方曲线图）。这是由于右心室壁不会产生左室壁的高压力（右室压为 25/0 mmHg，而左室压为 120/0 mmHg）。

冠状动脉由交感神经支配，但当交感神经系统激活时，心脏做功会增加，代谢性血管舒张会在很大程度上超过循环中的血管交感神经效应。

涂绘并标记

- □ 1. 右冠状动脉及其分支
- □ 2. 左冠状动脉及其分支
- □ 3. 冠状窦及其供血静脉
- □ 4. 收缩期
- □ 5. 舒张期

临床知识点

动脉粥样硬化（atherosclerosis）是斑块在动脉壁上的积聚，可能会限制血流。冠状动脉是斑块形成的常见部位，可导致冠心病，甚至心肌梗死（心肌组织损伤和坏死）和死亡。动脉粥样硬化的危险因素包括高血压、高胆固醇、糖尿病、吸烟、肥胖、不良饮食、久坐不动的生活方式和家族史。斑块的形成始于动脉中的脂质条纹，甚至可能发生在儿童身上，并持续进展多年无症状。最终，随着冠状动脉管腔明显狭窄，心肌缺血及其影响可能会导致心绞痛（胸痛）、出汗、呼吸困难和心悸等症状。当动脉粥样硬化最终引起急性心脏事件，如不稳定型心绞痛（在没有明显体力活动的情况下出现急性严重胸痛）或心肌梗死时，诱因通常是斑块破裂和冠状动脉血栓形成。

习题答案

A. 代谢性血管舒张，血管外压迫（心肌内压效应）

B. 代谢性血管舒张

C. 腺苷

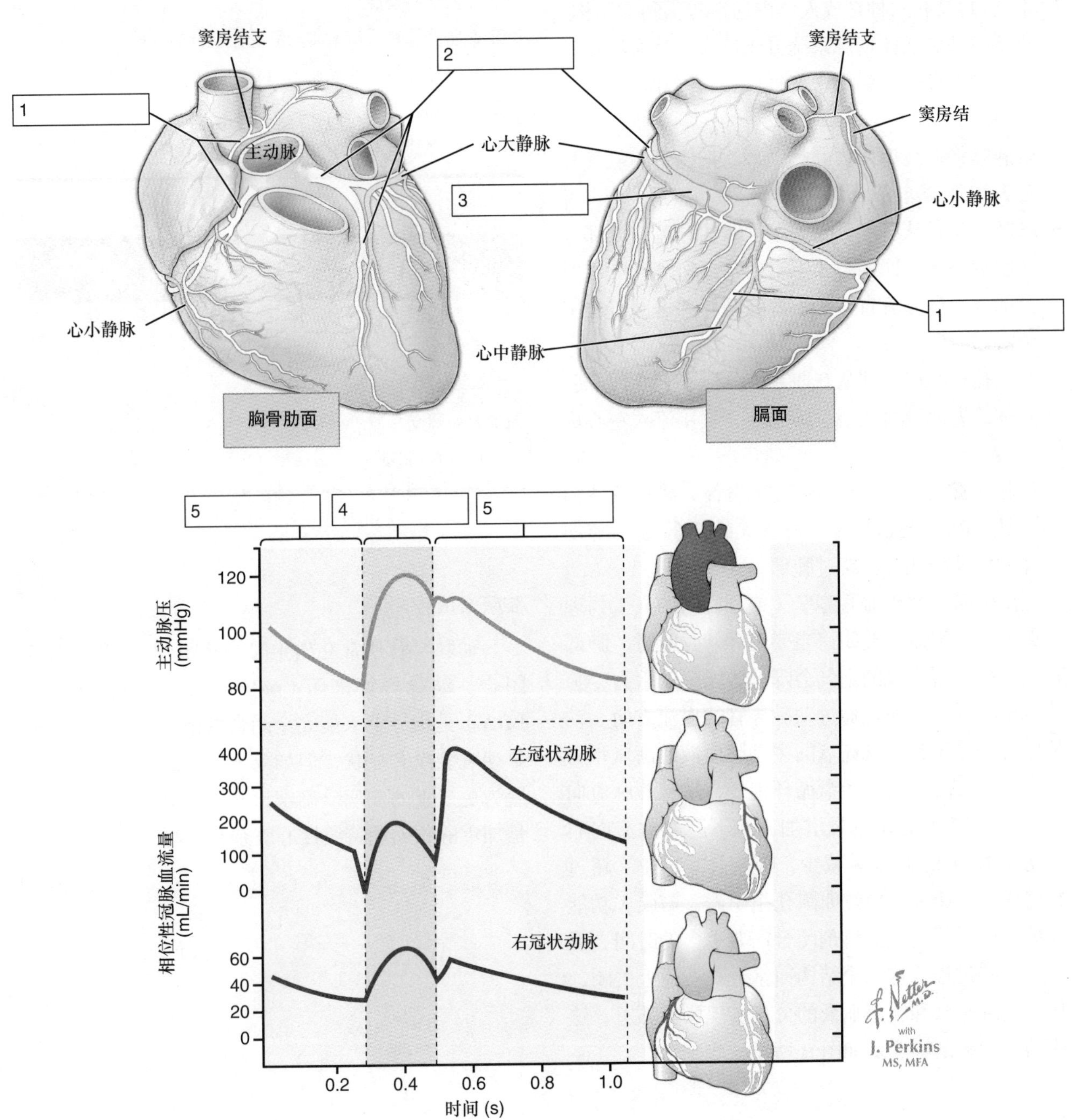

习题

A. 影响冠状动脉血流量及其调节的两个最重要因素，特别是在左冠状动脉，分别为 ____________ 和 ____________。

B. 尽管交感神经支配冠状动脉，但当交感神经激活时，__________ 对这些动脉的作用通常更重要。

C. 在心脏组织代谢过程中释放的典型代谢产物中，___________ 是冠状动脉血管舒张剂。

第二十六节 胎儿和新生儿血液循环

胎儿血液循环具有其独有的特征，既允许胎儿及其心血管系统发育，又能在出生时快速过渡到产后环境。它具有六种在成人体内通常看不到的结构：

- 两条脐动脉从体动脉系统分支出来，将血液输送至胎盘循环，在那里进行气体、营养和代谢废物交换。
- 脐静脉将血液返回体静脉循环，把携带的氧气和营养物质输送给胎儿。
- 静脉导管是从脐静脉到下腔静脉的分流。大部分从胎盘循环返回的营养丰富的含氧血流经肝，但一部分通过分流直接进入静脉循环并返回右心房（RA）。
- 卵圆孔是心房之间从右向左的分流，它允许下腔静脉的大部分血液绕过肺循环，直接流入左心房（LA）。
- 动脉导管是第二个从右向左的分流，将血液从肺动脉（PA）输送至主动脉。大约 90% 进入肺动脉的血液经此分流绕过肺部。

出生时，由于血管痉挛（或分娩时的人工物理钳夹），脐带血管关闭。当婴儿开始呼吸时，肺部充气和接触富含氧的空气会降低肺循环的阻力，肺动脉压降低，并逆转通过动脉导管的血流方向。动脉导管暴露于肺中已充氧的主动脉血液的高氧张力下，开始关闭。由于胎盘循环消失，从肺静脉流向左心房（LA）的血流量增加，从下腔静脉流向右心房（RA）的血流量减少，左房压（LAP）超过右房压（RAP），导致卵圆孔组织瓣（瓣膜）功能性关闭。尽管完全的解剖闭合需要更多的时间，但经过这些过程，这六个结构通常会在功能上关闭，从而实现氧合和脱氧血液的分离（串联循环）。这些结构的解剖学残余如图 B 所示。

习题答案

A. 胎盘静脉（和静脉导管）

B. 静脉导管

C. 右心房，左心房

D. 肺动脉，主动脉（从右向左分流）

标记和涂绘胎儿循环特有结构，并注意氧合血未与静脉血混合的区域：

- □ 1. 两条脐动脉
- □ 2. 脐静脉，含氧血未与静脉血混合的区域
- □ 3. 静脉导管，含氧血未与静脉血混合的区域
- □ 4. 卵圆孔
- □ 5. 动脉导管

标记和涂绘产后循环中上述结构的残余物，以显示胎儿循环的最后遗留：

- □ 6. 脐内侧韧带
- □ 7. 圆韧带
- □ 8. 静脉韧带
- □ 9. 卵圆窝
- □ 10. 动脉韧带

临床知识点

动脉导管通常在出生时开始闭合，3 周后完全闭合。**动脉导管未闭（patent ductus arteriosus，PDA）**是指导管未能完全闭合的情况。这种情况在早期可能没有症状，但如果不治疗，最终可能会发展为更严重的疾病。确定诊断的常见临床症状之一是加重的收缩期持续性心脏杂音。

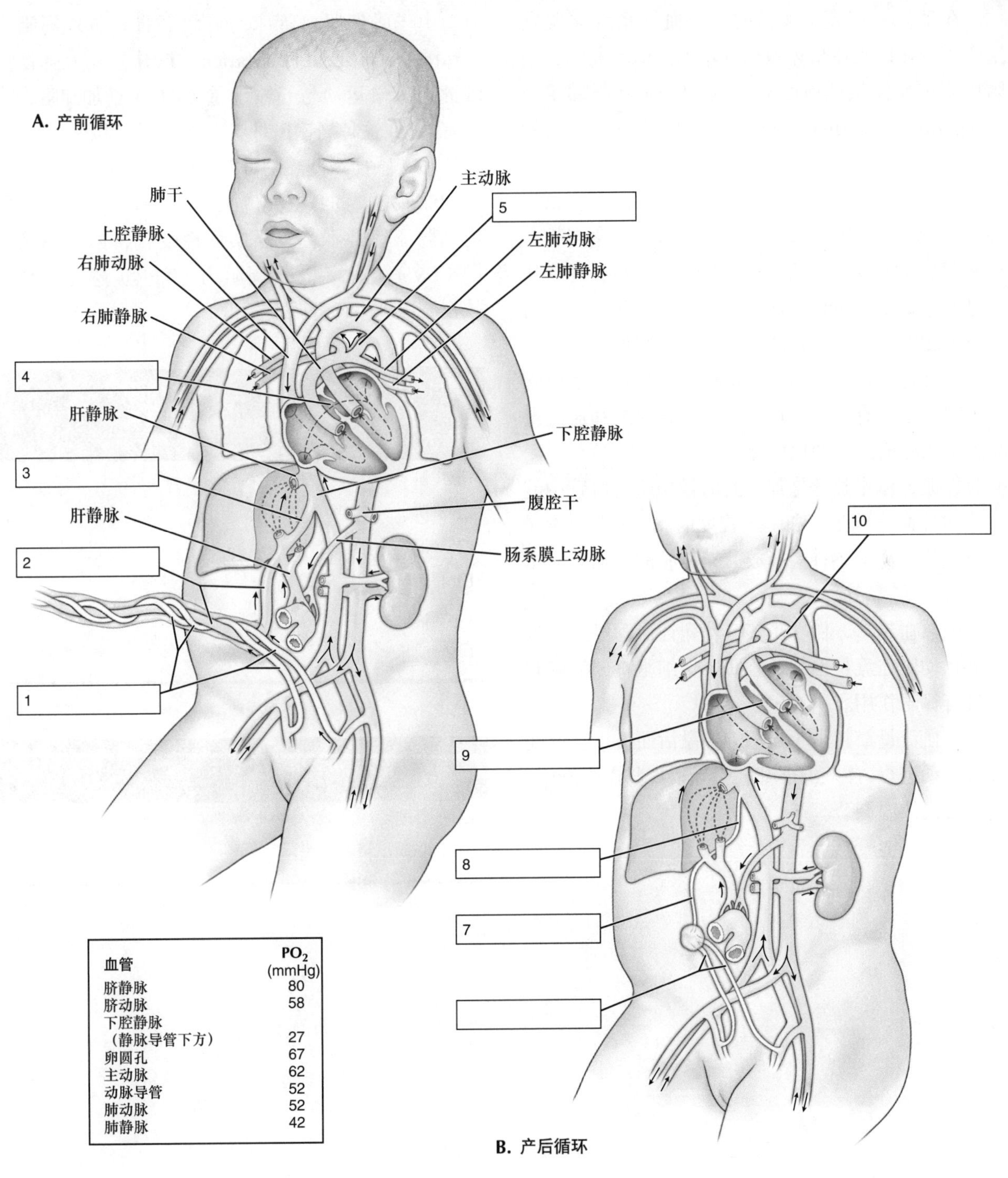

血管	PO_2 (mmHg)
脐静脉	80
脐动脉	58
下腔静脉（静脉导管下方）	27
卵圆孔	67
主动脉	62
动脉导管	52
肺动脉	52
肺静脉	42

习题

A. 在胎儿体内，血氧浓度最高的部位在 ____________________。

B. ________________ 是胎儿脐静脉和下腔静脉之间的分流。

C. 血液通过卵圆孔从 ______________ 流向 ________________。

D. 在胎儿，通过动脉导管的血流方向是从 ______________ 到 ______________。

第二十七节　运动的循环反应

在动态（有氧）运动时，心血管系统需要发生广泛变化以支持机体做功的增加。运动期间，动脉血压和血流量适应心输出量（CO）和**局部阻力（regional resistances）**的巨大变化是一个复杂的调节过程。例如，在游泳或慢跑时，大骨骼肌群的节律性收缩需要成比例地输送更多的动脉血，以支持耗氧量，并清除二氧化碳和其他有氧代谢产物。对于年轻的运动员来说，心输出量（CO）可以从静息水平的 5 L/min 上升到 20～30 L/min，表现为心率（HR）和每搏输出量（SV）的增加。

交感神经系统激活支持这些增加，在许多血管床（但不是所有器官循环）产生血管收缩和血流量减少（以心输出量的比例计）：

- 骨骼肌血流量显著增加，此时做功肌肉血管中的代谢性血管舒张（和一定程度的 β_2 肾上腺素受体激活）比交感神经释放儿茶酚胺的收缩效应更重要。
- 心脏泵血越多，做功越多，代谢性血管舒张导致冠状动脉血流量增加。心肌工作细胞释放的腺苷具有显著作用。
- 皮肤血流量最初由于交感神经激活而减少，但随着运动进行，体核温度升高会导致皮肤血管舒张，以帮助体温调节。

由于骨骼肌血管床的血管舒张，**总外周阻力（total peripheral resistance，TPR）**大大降低；因此，有氧运动与心输出量（CO）增加和阻力降低有关。在这种高输出量状态下，总外周阻力（TPR）降低和交感神经诱导的静脉收缩，有助于维持静脉压和保证必要的心脏充盈压（前负荷）。同时，平均动脉压通常不会发生实质性变化，但每搏输出量（SV）越大，总外周阻力（TPR）越低，则动脉收缩压越高，舒张压越低。

圈出符号＋、－/＋，或者－（增加，相对不变，减少），与运动过程中各器官血流量占心输出量百分比的变化相对应：

- ☐ 1. 脑
- ☐ 2. 肺
- ☐ 3. 肝和内脏血管床
- ☐ 4. 肾
- ☐ 5. 皮肤
- ☐ 6. 肌肉

圈出符号＋、－/＋，或者－，与运动过程中发生的变化相对应：

- ☐ 7. 心率
- ☐ 8. 心输出量

习题答案

A. 交感神经系统激活
B. 骨骼肌血管
C. 静脉收缩，总外周阻力（TPR）降低
D. 25 L/min
E. 交感神经系统激活

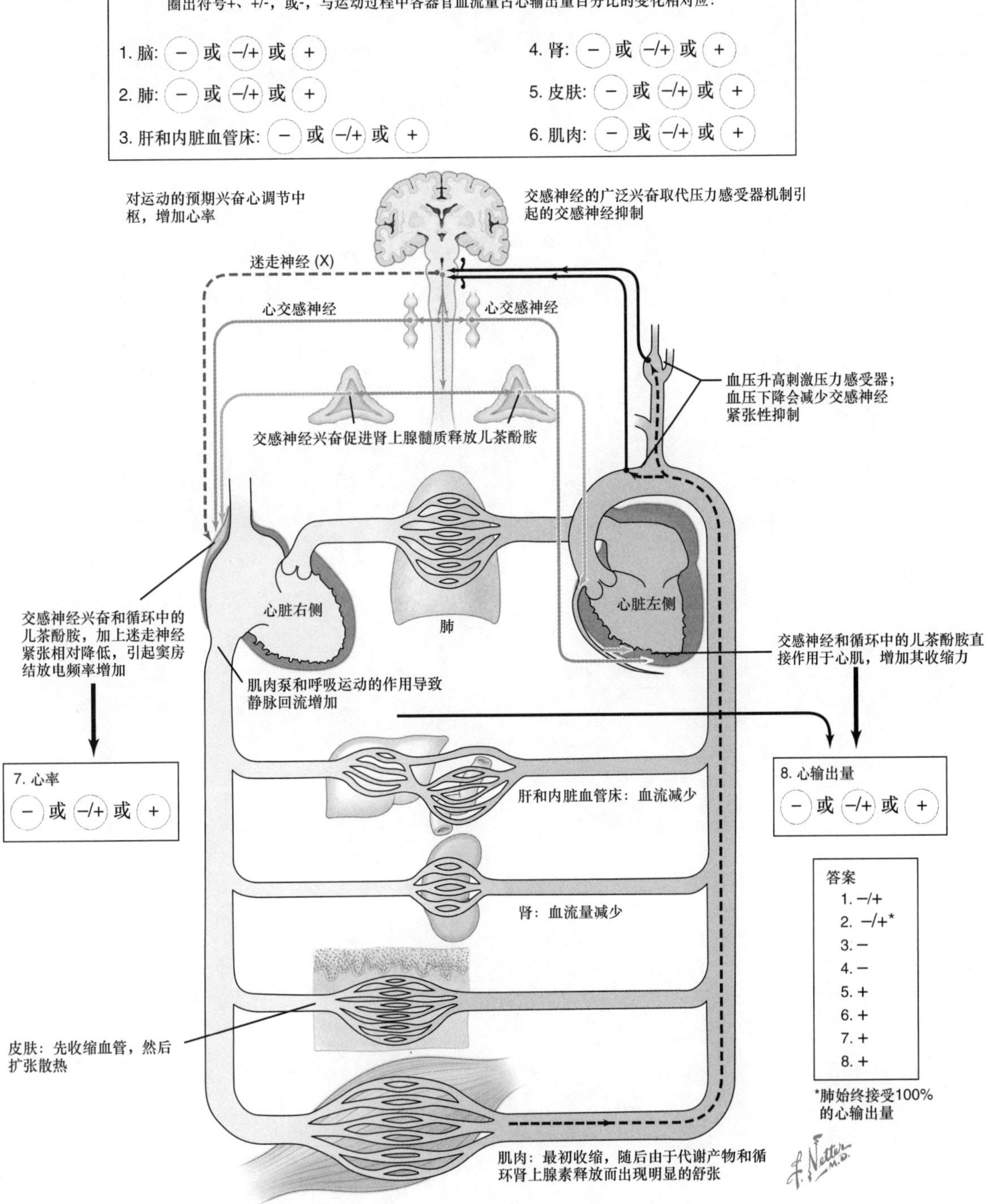

习题

A. 在运动过程中，肾血流量减少的机制是什么？

B. 在动态运动期间，局部血流量增加最显著的部位是 ____________________。

C. 在有氧运动期间，____________ 和 ______________ 可导致心脏前负荷增加。

D. 在运动期间，若心输出量上升到 25 L/min，肺动脉的血流量将达到 ______________L/min。

E. 在运动期间，__________________ 可引起心肌收缩力增加。

第四章　呼吸生理学

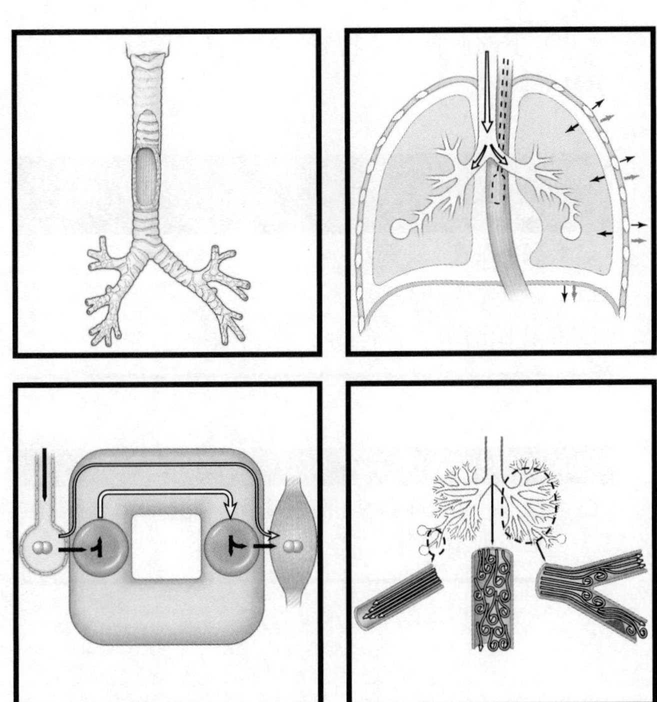

呼吸系统（respiratory system）由肺、气道和呼吸肌组成，其主要功能是在人体和大气之间进行氧气和二氧化碳的交换。此外，还有一些其他重要作用，包括酸碱调节、免疫功能、温度调节和新陈代谢的功能。

图 A 显示心血管系统内血液循环是一个连续的过程。静息状态下心脏左右两侧的心输出量是相同的，均为 5 L/min。一个普通体型的成年人其总血容量为 5 L，其中约 9% 分布在肺循环中。体循环的特点是高压力和高阻力，相反，肺循环的特点是低压力、低阻力。静息时主动脉压为 120/80 mmHg，与之相对，**肺动脉压（pulmonary artery pressure，PAP）**约为 25/8 mmHg。同样，左心室压力为 120/0 mmHg，而右心室压力为 25/0 mmHg。由于循环是一个连续的过程，因此左心输出量的任何变化都与肺血流量的变化相适应。

机体对大部分的**肺血管阻力（pulmonary vascular resistance，PVR）**的"控制"是被动的。图 B 显示了肺血管压力增加对 PVR 的影响。当 PAP 升高时，例如，体育锻炼时心输出量增加，PVR 下降，限制了 PAP 升高的程度。PVR 的下降由肺血管扩张所致，一方面，肺血管比体血管的壁薄；另一方面，在较低的 PAP 处，一些塌陷的血管被招募（开放）。在较高的 PAP 下，PVR 降低对于保证循环心输出量在一定水平上的平稳运行非常重要。

另一个影响 PVR 的被动因素是**肺容积（lung volume）**。在肺内，肺泡（微小的气囊）被肺泡毛细血管包绕（见本章第三节），以便进行气体交换。当肺部充气时，肺泡的扩张会影响通过肺泡血管的血流，而肺泡外血管常常会随着肺部的扩张而被牵张。因此，如果肺塌陷，其阻力相对较高。当吸气时，因为肺泡外血管被牵张，阻力首先下降，之后随着过度充气，流经肺泡的血液受到阻碍（见图 C），使阻力增大。

因此，绘制 PVR 与肺容积关系图时会产生"J"形的曲线，中等肺容积的 PVR 最低。

PVR 也可受各种血管收缩剂（例如 α- 肾上腺素受体激动剂、血栓素、内皮素）和血管扩张剂（例如一氧化氮、前列环素）的影响，但在生理条件下，这些因素通常不如被动因素重要（见上文）。控制肺血管阻力的一个重要因素是 PAO_2（肺泡气中 O_2 分压）。如果肺部某个区域的 PAO_2 下降，暴露在低 PO_2 下的血管就会收缩，血液将流转到肺部通气更好的区域。

涂绘图 A 和图 B 中流经心血管系统的血液，注意肺部毛细血管血液的氧合：

- □ 1. 脱氧血液（蓝色）
- □ 2. 含氧血液（红色）
- □ 3. 毛细血管中的混合血液（紫色）

涂绘图 C 中下述结构：

- □ 4. 肺泡，注意肺容积（图中显示为肺泡大小）对肺泡毛细血管的影响

习题答案

A. 被动

B. 中等

C. PAO_2

D. 25/8 mmHg，25/0 mmHg

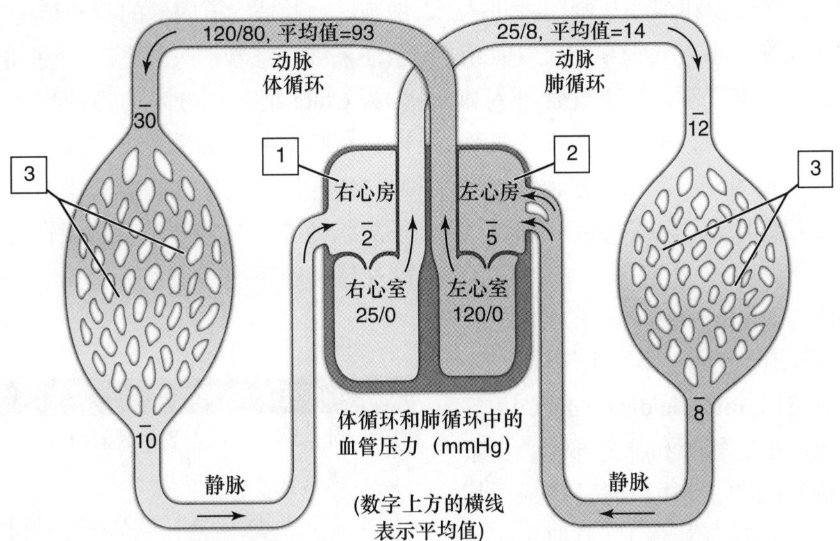

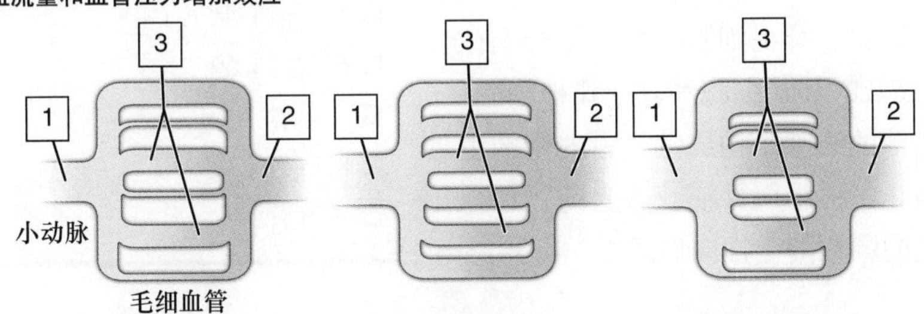

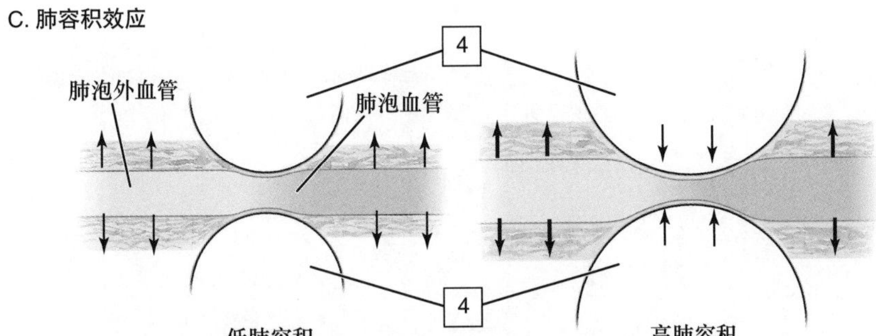

习题

A. 肺血流量与体循环相适应主要通过 PVR 的 ____________ 控制来完成。

B. PVR 在 ____________（低、中等或高）肺容积处最低。

C. 通常情况下，主动控制肺血管阻力的最重要因素是 ____________。

D. 正常静息状态时肺动脉压约为 ____________，而正常的右心室压力约为 ____________。

第二节 肺大体解剖结构和肺传导区

肺包括右肺的三个叶和左肺的两个叶（图A）。血管、支气管、淋巴管和神经从肺门处进入肺。气道由气管、支气管、小支气管和细支气管组成，气管分为：左、右主支气管，主支气管进入肺部，进一步分出更小的支气管，最终分为**细支气管（bronchioles）**（图B和图C）。从气管、细支气管到肺泡，大约有23级气道，随着等级增加，气道直径变得更小，数量更多。

呼吸系统**传导区（conducting zone）**包括从气管到终末细支气管的气道。传导区不发生气体交换，因此被称为**解剖无效腔（anatomic dead space）**（气体交换仅发生在呼吸性细支气管和肺泡部位，见本章第三节）。气管周径的约3/4由软骨环围成，用于维持气管通畅和允许咳嗽（其余1/4是肌肉）。软骨板存在于支气管中，但不存在于细支气管中。

大部分的传导区覆有纤毛细胞、假复层纤毛柱状上皮细胞、分泌黏液的杯状细胞和其他几种细胞。纤毛细胞和分泌黏液的细胞是构成大气道内壁的主要部分，黏液可防止气道干燥并捕获吸入的颗粒，而纤毛细胞将捕获的颗粒向上推向口腔。

在细支气管中，上皮细胞变成纤毛状立方上皮细胞，后者是气道内壁的主要结构。杯状细胞减少，至终末细支气管消失。细支气管中的克拉拉细胞（亦称为Clara细胞）分泌的各种物质分布于细支气管内，在肺部的防御系统中发挥作用。

传导区气道壁内也含有由自主神经系统调节的平滑肌细胞。交感神经系统兴奋可引起气道扩张，副交感神经系统兴奋可引起气道收缩。

涂绘和标记下述结构：

- ☐ 1. 肺动脉（蓝色，表示脱氧血液）
- ☐ 2. 支气管
- ☐ 3. 上、下肺静脉（红色表示含氧血液）
- ☐ 4. 淋巴结（绿色）
- ☐ 5. 气管软骨
- ☐ 6. 气管黏膜
- ☐ 7. 软骨
- ☐ 8. 气管上皮
- ☐ 9. 气管肌

习题答案

A. 终末细支气管

B. 软骨，平滑肌

C. 杯状细胞，纤毛作用

D. 副交感，交感

第二节　肺大体解剖结构和肺传导区

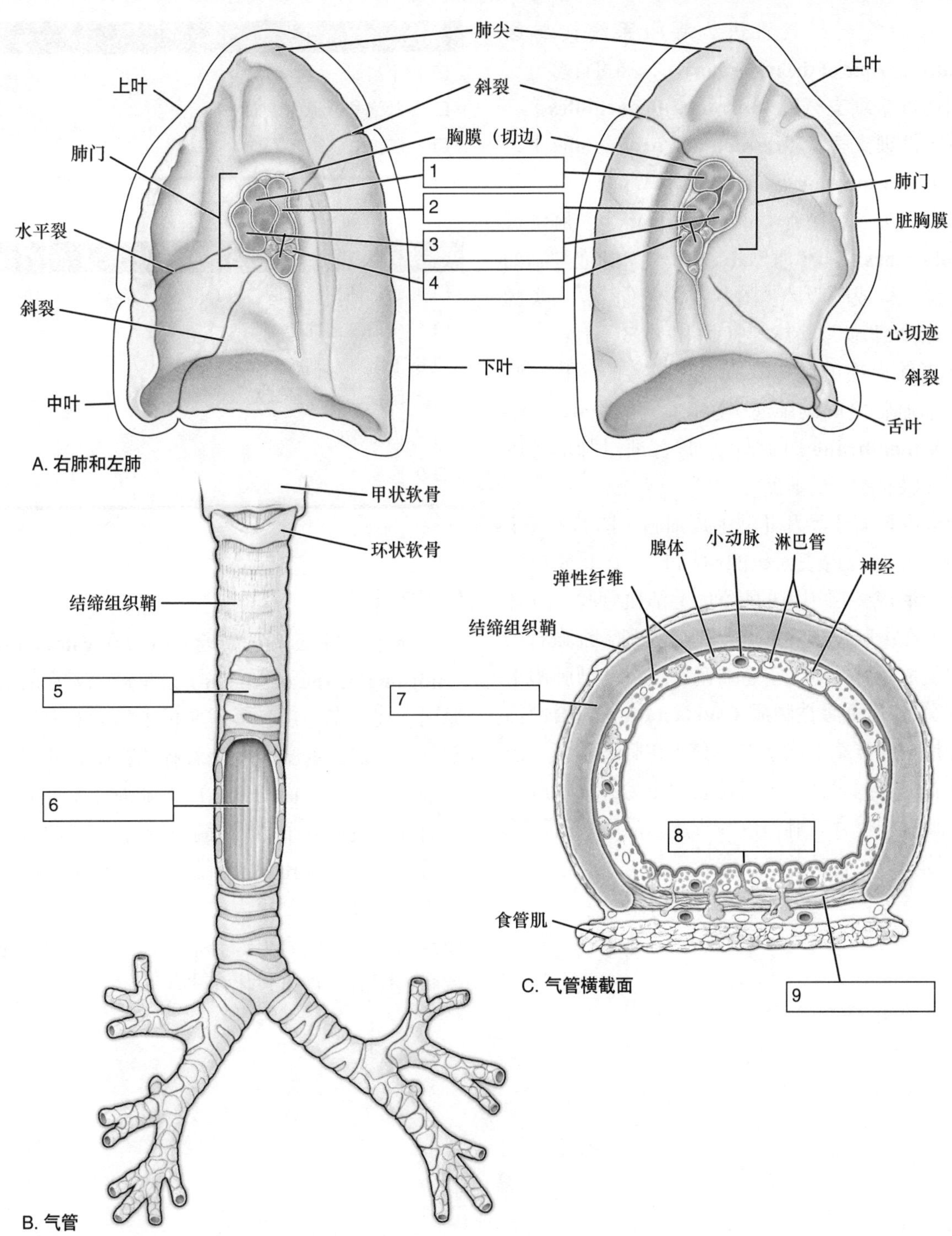

A. 右肺和左肺

B. 气管

C. 气管横截面

习题

A. 除 ____________________ 之外，传导区的所有节段都有软骨。

B. 气管周径的 3/4 是 ____________________，1/4 是 ____________________。

C. 传导区中的颗粒物可被 ____________________ 分泌的黏液捕获，并由 ____________________ 推向口腔。

D. 气道收缩由 ____________ 神经系统刺激引起，而扩张是由 ______________ 神经系统刺激引起。

第三节　肺呼吸区

吸入的空气经气管进入**呼吸系统传导区**（**conducting zone of the respiratory**），通过许多分支最终到达**终末细支气管**（**terminal bronchioles**），再至**呼吸性细支气管**（**respiratory bronchioles**），即**呼吸区**（**respiratory zone**）的第一部分。之后，吸入的空气进入**肺泡管**（**alveolar ducts**）及**肺泡囊**（**alveolar sacs**）［**肺泡**（**alveoli**）］。肺泡是肺的功能单位，构成呼吸区（图 A）。据估计，人类肺部有 3 亿个肺泡，气体交换面积为 50～100 m^2。在肺部气体交换的效率取决于呼吸区的面积、肺泡和毛细血管之间的**肺泡-毛细血管膜**（**alveolar-capillary membrane**）的厚度，以及通过肺泡周围毛细血管血液层流的速度。

肺泡内覆有Ⅰ型和Ⅱ型上皮细胞（图 B）。Ⅰ型肺泡上皮细胞占表面积的 90% 以上，其鳞状结构有助于形成一层很薄的肺泡-毛细血管膜。气体交换发生在由肺泡上皮细胞、基底膜和毛细血管内皮细胞组成的薄层肺泡-毛细血管膜。Ⅱ型肺泡上皮细胞分泌**表面活性物质**（**surfactant**）。表面活性物质是一种复杂的脂蛋白，分布在肺泡和气道至终末细支气管内表面，可降低表面张力并增加肺顺应性。肺泡中也存在肺泡巨噬细胞，后者具有清除吸入颗粒和微生物的重要功能。

涂绘 A 图如下部分：

- □ 1. 平滑肌
- □ 2. 肺泡和气道内表面
- □ 3. 肺泡和气道外表面

涂绘和标记图 B 中下述结构：

- □ 4. 表面活性物质层
- □ 5. Ⅰ型肺泡细胞
- □ 6. Ⅱ型肺泡细胞
- □ 7. 肺泡巨噬细胞
- □ 8. 内皮细胞
- □ 9. 间质

临床知识点

新生儿呼吸窘迫综合征（**respiratory distress syndrome of the newborn**）是早产儿死亡的最常见原因。婴儿第一次呼吸需要付出很大的力气才能将空气吸入塌陷的肺内。随着肺的扩张，Ⅱ型肺泡上皮细胞释放的表面活性物质在肺泡和小气道的气液界面处形成单分子层，在最开始的几次呼吸过程中，只需要很小的负压就能引起吸气。如果没有表面活性物质，吸气需要很大的负压，部分肺就会塌陷，导致新生儿呼吸窘迫综合征。治疗方法包括通气支持和表面活性物质替代疗法。

习题答案

A. 肺泡和小气道

B. 呼吸性细支气管

C. 50～100 m^2

D. 肺泡巨噬细胞

E. 3 亿

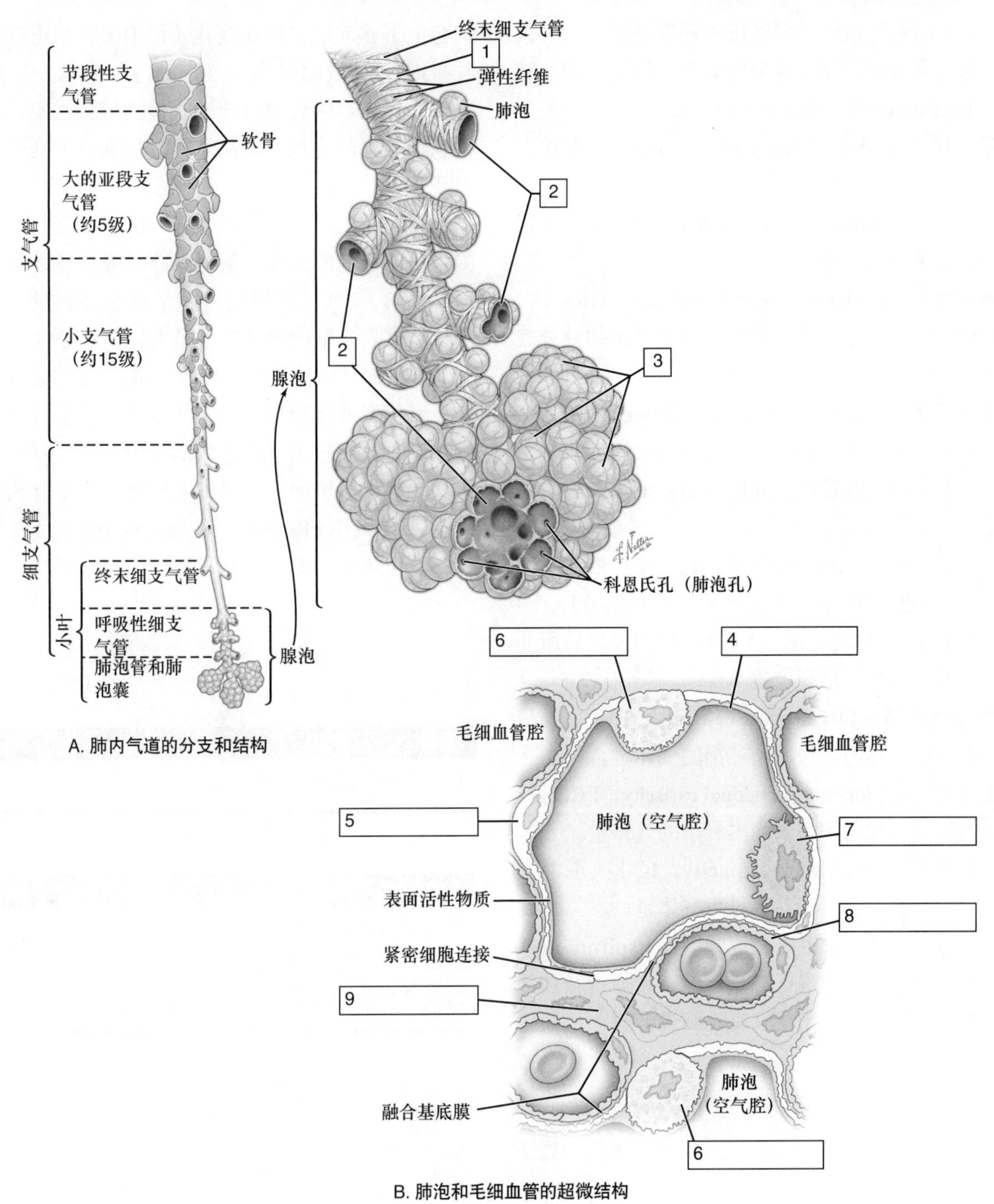

A. 肺内气道的分支和结构

B. 肺泡和毛细血管的超微结构

习题

A. 表面活性物质存在于 ____________。

B. 呼吸区开始于 ____________。

C. 人体肺部气体交换的总面积为 ____________。

D. 肺泡中的灰尘颗粒由 ____________ 清除。

E. 据估计人类肺部的肺泡数量为 ____________。

4 第四节　肺容积、肺容量和肺活量测定

要了解通气过程（空气进出呼吸系统），必须先考虑几个肺容积和肺容量的概念。以下为四个**肺容积（pulmonary volumes）**的定义：

- **潮气量（tidal volume，V_T）**：一次吸入或呼出的气体量。静息时 V_T 约为 500 mL。
- **余气量（residual volume，RV）**：最大呼气末仍滞留在肺内的气体量。
- **补呼气量（expiratory reserve volume，ERV）**：正常安静呼气末再尽力呼气仍可以呼出的额外气体量。
- **补吸气量（inspiratory reserve volume，IRV）**：正常安静吸气末再尽力吸气仍可吸入的气体量。

以下为四个**肺容量（pulmonary capacities）**的定义：

- **肺总量（total lung capacity，TLC）**：最大吸气后肺容纳空气的量。健康成人 TLC 约为 6 L。
- **肺活量（vital capacity，VC）**：尽力吸气后所能呼出的气体量（最高可达 5 L）。
- **用力肺活量（forced vital capacity，FVC）**：最大吸气后，尽力尽快所能呼出的气体量。
- **功能余气量（functional residual capacity，FRC）**：正常安静呼吸时呼气末肺内剩余的气体量。
- **深吸气量（inspiratory capacity，IC）**：正常安静呼吸时呼气末可吸入的最大气体量。

肺容积和肺容量可以通过**肺量计（spirometry）**和其他一些相关技术进行测量。受试者通过肺量计进行呼吸（图 A）。当空气进出肺量计时，一根指针会上下移动记录体积变化（图 B）。在正常安静呼吸时，V_T 被测量为吸气末和呼气末容积之间的差值。虽然不能通过该技术直接测得肺内实际呼气末和吸气末的容积，但仪器经过校准后可准确测量容积变化。ERV 可以通过让受试者最大程度地呼气，将达到的水平与安静呼气时的水平进行比较来测量；IRV 是最大吸气量与安静时吸气量之间的差值（图 B）。VC 可以通过肺量计直接测量，方法是让受试者在最大吸气后尽最大程度地呼气。

要了解 TLC、FRC 和 RV 的值，必须通过氮冲洗、氦稀释或体积描记法等技术间接测量其中一个参数。一旦测量到这些参数的其中一个，就可以计算其他参数。例如，如果用氦稀释技术算出 FRC，则 TLC 可以用 FRC＋IC（在肺量计中测量）计算，而 RV 可以用 FRC－ERV 计算。

描绘

☐ 1. 肺量计记录

涂绘和标记下述名词代表的区域：

☐ 2. 潮气量（V_T）

☐ 3. 补吸气量（IRV）

☐ 4. 余气量（RV）

习题答案

A. 6 L

B. 500 mL

C. 功能余气量（FRC）

D. TLC

第四节　肺容积、肺容量和肺活量测定

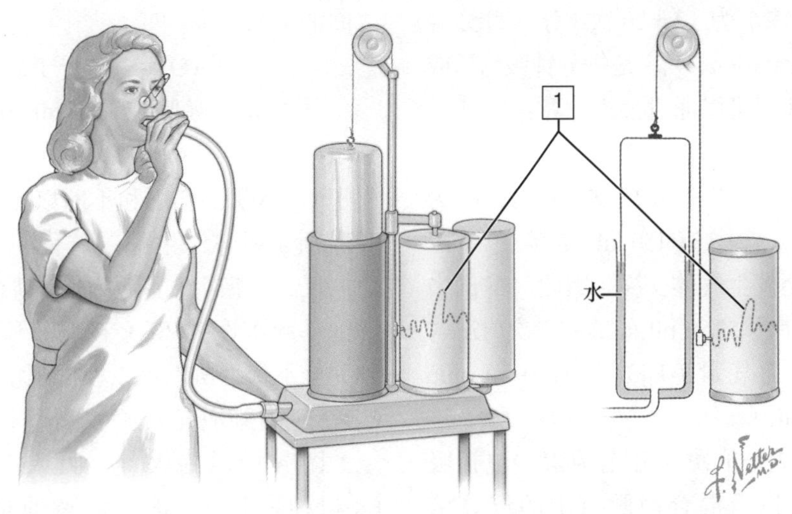

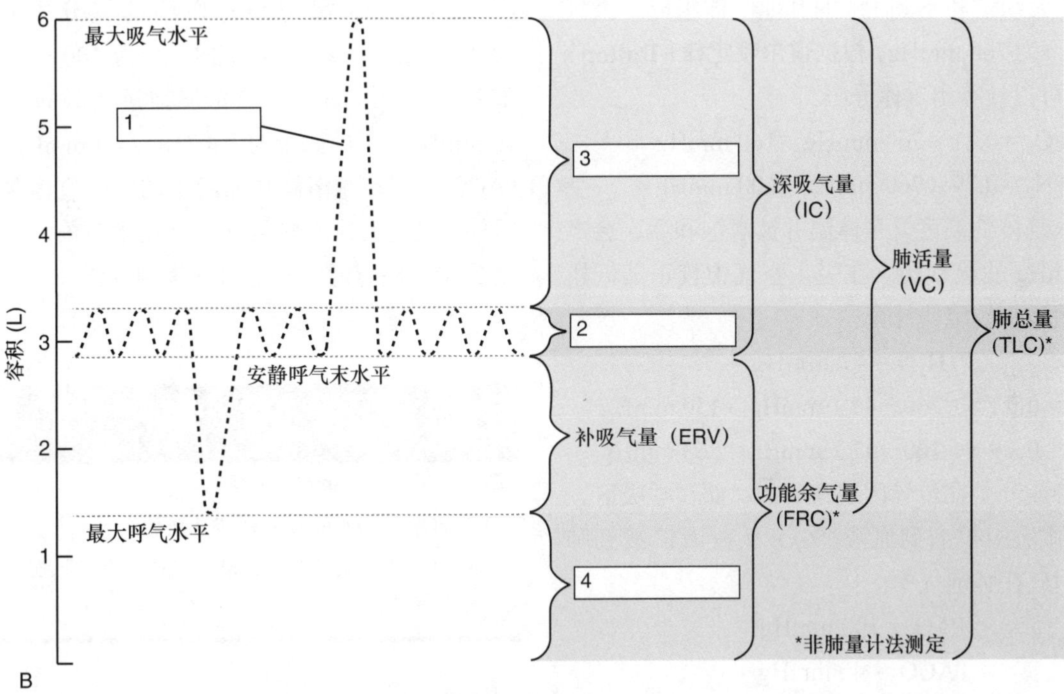

习题

A. 正常 TLC 大约是 __________。

B. 正常安静呼吸时 V_T 约为 ___________。

C. 正常安静呼吸时呼气末肺内剩余气体量称为 _________________。

D. 以下哪一项不能单独通过肺量计法测定？

TLC

IC

EC

V_T

第五节　通气和肺泡气成分

正常安静呼吸时 V_T 为 500 mL，**呼吸频率（respiratory rate，R）**为 12～20 次 / 分。**每分钟通气量（minute ventilation，$\dot{V}_E$）**是每分钟吸入（或呼出）肺的气体体积，可以通过公式计算：

$$\dot{V}_E = R \times V_T$$

静息 V_T 为 500 mL，当 R 为 15 次 / 分时，$\dot{V}_E$ 为 7500 mL/min。然而，V_T 中有 150 mL 是肺传导区的解剖无效腔，不会发生气体交换。因此，本例中的肺泡通气量（$\dot{V}_A$）为 5250 mL/min（15 次 / 分 ×350 mL）。无效腔通气量（$\dot{V}_D$）为 2250 mL/min（15 次 / 分 ×150 mL）。

肺泡中的气体成分取决于几个因素，包括吸入空气的成分、$\dot{V}_A$ 以及混合静脉血中的气体浓度。在海平面空气干燥情况下，大气由 21%O_2、79%N_2（大约）和不到 1% 的其他气体组成。大气压（P_{ATM}）为 760 mmHg，根据**道尔顿定律（Dalton's law）**，可以计算出气体分压：

$$PO_2 = 0.21 \times 760\ \text{mmHg} = 160\ \text{mmHg}$$

$$PN_2 = 0.79 \times 760\ \text{mmHg} = 600\ \text{mmHg}$$

吸入气体的温度升至体温并被水饱和后，会产生 47 mmHg 的蒸气压。在吸入空气中校正蒸气压后，应用道尔顿定律计算：

$$PIH_2O = 47\ \text{mmHg}$$

$$PIO_2 = 0.21 \times (760 - 47)\ \text{mmHg} = 150\ \text{mmHg}$$

$$PIN_2 = 0.79 \times (760 - 47)\ \text{mmHg} = 563\ \text{mmHg}$$

这种成分是在传导区观察到的，而在呼吸区，O_2 会从肺泡中扩散到血液，CO_2 从血液扩散到肺泡中。因此在肺泡气中：

$$PAO_2 = 100\ \text{mmHg}$$

$$PACO_2 = 40\ \text{mmHg}$$

肺泡气体方程描述了肺泡气中 O_2 和 CO_2 分压之间的关系：

$$PAO_2 = PIO_2 - PACO_2/R$$

其中 R 是**呼吸商（respiratory quotient）**，通常取值为 0.8。PAO_2 反映了 PIO_2，但比较低，这是由于 O_2 不断被利用和不断以 CO_2 形式回到肺部。呼吸商是机体产生的二氧化碳与消耗的氧气的比值，反映了糖类、脂质和蛋白质代谢的比例。因为肺泡毛细血管中 PCO_2 在血液和肺泡气之间能够达到完全平衡，所以可以根据测量健康人动脉血中的 CO_2，通过肺泡气体方程来预测 PAO_2。

图 A 所示为大气、吸入空气和肺泡气中的 O_2 和 CO_2 水平，需要注意的是，血液经过肺部时，血液中的 PO_2 和 PCO_2 随着肺泡气不同水平而达到平衡。混合静脉血中的氧分压（PvO_2）为 40 mmHg，动脉血的 PaO_2 为 100 mmHg（等于 PAO_2）。同时，混合静脉血进入肺的 $PvCO_2$ 为 46 mmHg，动脉血的 $PaCO_2$ 为 40 mmHg（等于 $PACO_2$）。注意溶解在血液中的实际气体含量除分压外，还有几个影响因素（参见本章第六节）。在图 B 中，注意通气不足时发生的变化。

涂绘图 A 和图 B 中的血液氧合水平，注意通气不足时动脉 PO_2 的差异（图 B）：

- ☐ 1. PO_2 为 100 mmHg（红色）
- ☐ 2. PO_2 为 40 mmHg 或更少（蓝色）
- ☐ 3. PO_2 显著低于 100 mmHg，但高于静脉血中的 PO_2（紫色）

习题答案

A. 160 mmHg，150 mmHg，100 mmHg

B. 40 mmHg，100 mmHg

C. 46 mmHg，40 mmHg

D. 10 000 mL/min［20/min×500 mL］，7000 mL/min［20/min×350 mL］，3000 mL/min［20/min×150 mL］

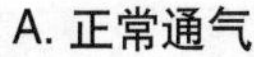

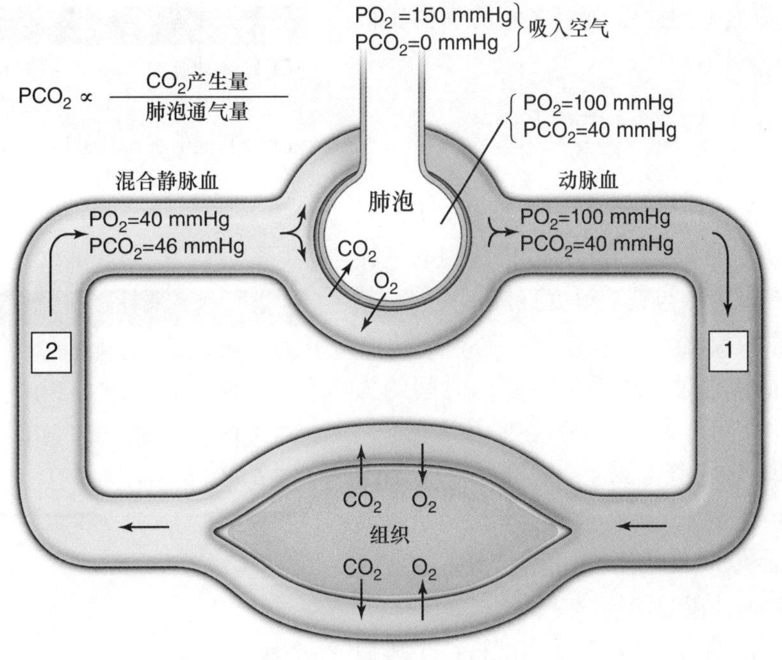

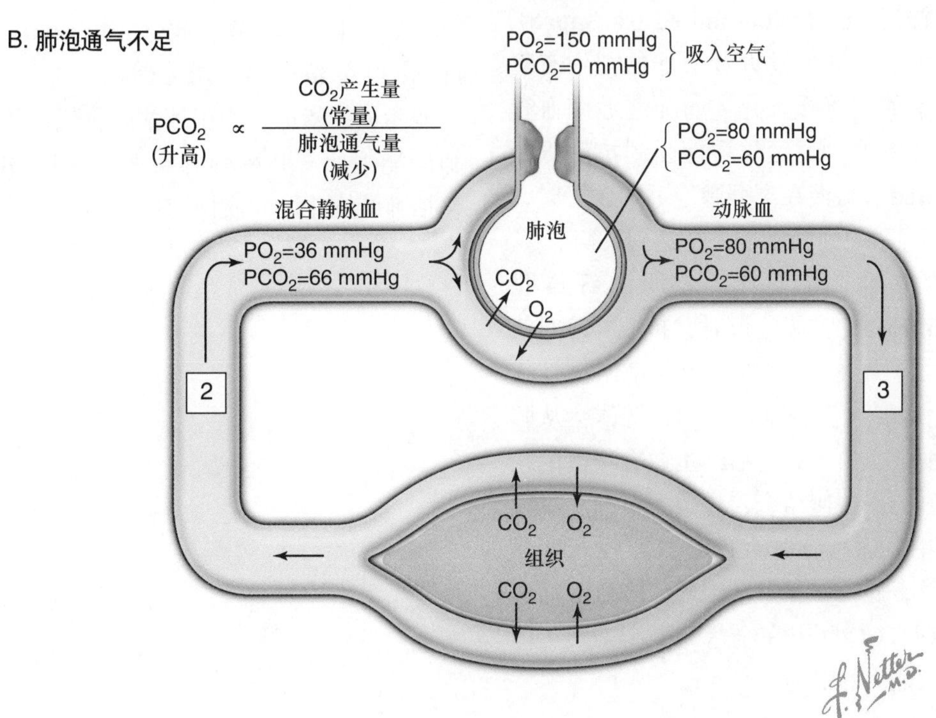

习题

A. 在海平面上，干燥大气、吸入空气和肺泡气中的 O_2 分压分别为 ____________________、____________________ 和 ________________。

B. 返回至肺的混合静脉血中 O_2 分压为 ______________，动脉血中的 O_2 分压为 ______________。

C. 返回至肺的混合静脉血中 CO_2 分压为 ______________，动脉血中的 CO_2 分压为 ______________。

D. 在呼吸频率为 20 次 / 分和潮气量为 500 mL 时，$\dot{V}_E$ 为 ______________，$\dot{V}_A$ 为 _________，$\dot{V}_D$ 为 _________。

第六节 气体扩散

肺泡气和肺泡毛细血管血液之间的气体扩散（$\dot{V}_{gas}$）遵循 Fick 定律，

$$\dot{V}_{gas}=\frac{A\times D\ (P_1-P_2)}{T}$$

其中，A 是分隔两部分的扩散膜面积，T 是膜的厚度，D 是扩散常数，P_1 和 P_2 是膜两侧的气体分压。气体的扩散常数与其溶解度直接相关，与其分子量的平方根成反比。

安静时，血液通过肺泡毛细血管的时间约为 0.75 s。如本节图所示，健康人的肺在安静状态下，血流通过肺泡毛细血管 1/3 时，O_2 和 CO_2 与肺泡气达到平衡。由于增加气体扩散的唯一途径是提高肺中的灌注（血流量），所以在正常情况下这些气体的扩散是血液灌注限制性的。一氧化二氮（N_2O）在通过毛细血管的前 1/5 处达到平衡就是一个典型的**灌注限制性转运（perfusion-limited transport）**例子。在进行可使心输出量大量增加的剧烈有氧运动时，或在诸如间质纤维化（如肺泡毛细血管膜增厚）等患者体内，O_2 运输可能受到**扩散限制（diffusion limited）**，血液在离开肺泡毛细血管时，PO_2 在肺泡气和血液之间尚不能完全达到平衡。

请注意图中的点状曲线，表明**肺纤维化（pulmonary fibrosis）**使膜增厚时，扩散屏障对气体交换的阻碍。一氧化碳（CO）是扩散限制性气体的典型例子。如果受试者呼吸 CO，气体会从肺泡气中扩散到血液，由于其与血红蛋白有很高的亲和力并能与血红蛋白快速结合，导致大量的一氧化碳扩散到血液中，而血液中的 PCO 几乎没有变化（PCO 仅反映溶解的 CO 量）。因此，当血液通过肺泡毛细血管时，CO 并未完全达到平衡，其运输仅受肺泡膜扩散能力的限制。

涂绘

☐ 1. 肺动脉血（混合静脉血）和肺泡毛细血管前 1/3 的血呈蓝色，表示其部分脱氧状态

☐ 2. 肺泡毛细血管最后 2/3 的血液和肺静脉内的血液呈红色，表明其完全氧合状态

描绘

☐ 3. PCO_2（正常健康扩散率）

☐ 4. PCO_2（异常扩散率）

☐ 5. PO_2（正常健康扩散率）

☐ 6. PO_2（异常扩散率）

临床知识点

临床上，**肺一氧化碳弥散量（diffusion capacity of the lung for CO，DLCO）**（DLCO）可作为肺功能测试的指标，用于评估肺将气体从肺泡转移到肺的能力。有几种肺部疾病可导致 DLCO 降低，包括肺纤维化、间质性肺疾病和肺气肿。

习题答案

A. 一氧化二氮

B. 一氧化碳

C. 间质纤维化

D. 膜的厚度

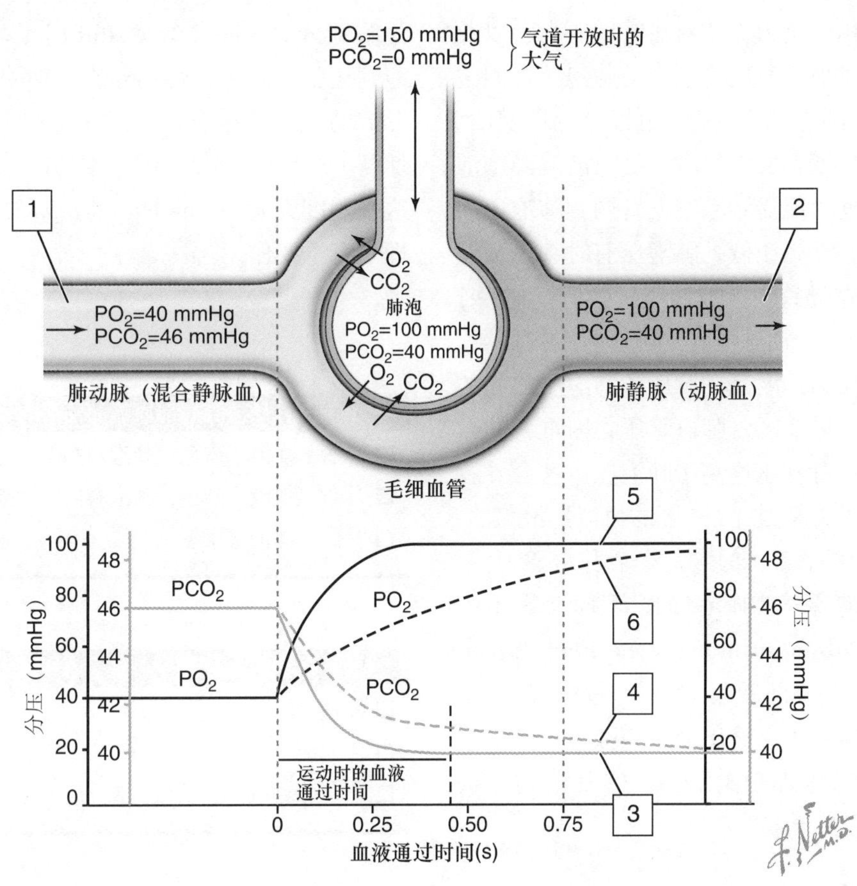

习题

A. 灌注限制性气体的典型例子是 ________________。

B. 扩散限制性气体的典型例子是 ________________。

C. 可导致气体在肺泡毛细血管膜上的扩散速率降低的疾病是 ________________。

D. 根据 Fick 定律，肺泡气和毛细血管血液之间的气体扩散与 ______________ 成反比。

第七节 通气和血流灌注梯度

为了在环境和血液之间进行最有效的气体交换，肺通气与肺血流必须相适应。然而，肺内不管是肺泡通气量还是肺毛细血管灌注量的分布都不均匀一致。站立体位时，肺受重力影响，肺泡向肺尖部伸展。因此，越靠近肺底部的肺泡越小、顺应性越大，因此，从肺顶部（少）到底部（多）的通气梯度不断增加（图 B）。

站立位时，由于重力作用对血管的压力，以及血液流经肺泡毛细血管时血管压力与肺泡压之间关系的影响，肺底部的血流量更高，因此肺血流（灌注）梯度比通气梯度的变化要大得多。当血液流经肺泡毛细血管时，流速可能受到毛细血管两侧肺泡压的影响。在肺顶部，动脉压低，肺泡压有时甚至可能超过血管压力，这导致该区域血流量较低，称为 1 区（图 A）。肺泡压处于动脉压和静脉压之间的区域，即 2 区，血流的压力梯度是动脉压和肺泡压之间的差值。在肺底部，即 3 区，肺血管压力因重力的作用而升高，动脉和静脉压均高于肺泡压，这会导致血管牵张而降低阻力。因此，3 区的血流量最大。

上述通气和灌注的梯度使整个肺部产生不同的 $\dot{V}_A/\dot{Q}_C$［**肺泡通气 / 肺毛细血管血流量比值（alveolar ventilation/pulmonary capillary blood flow ratio）**］，在肺底部最低，在顶部最高（图 B）。当安静时，肺血流量（心输出量）和肺泡通气量均约为 5 L/min 时，在肺纵向中点处 $\dot{V}_A/\dot{Q}_C$ 比值约为 1，底部小于 1，顶部大于 1。

无效腔（dead space）和**分流（shunt）**可造成 $\dot{V}_A/\dot{Q}_C$ 极端不平衡。有肺通气但无血流灌注的肺泡构成**生理无效腔（physiological dead space）**（肺非传导区解剖无效腔）。在无效腔中，$\dot{V}_A/\dot{Q}_C=\infty$。肺分流是指有血流灌注但无通气的区域，有可能是气道阻塞产生的**生理性分流（physiological shunt）**，在此种分流中，$\dot{V}_A/\dot{Q}_C=0$。分流也可以是**解剖分流（anatomic shunt）**，是指血流绕过肺泡到达肺传导区。解剖分流产生的含氧血和脱氧血形成的混合静脉血是构成小肺泡-体动脉血氧分压梯度（A-a Po_2 梯度）的主要原因。在健康人体内，这一梯度为 6～9 mmHg。$\dot{V}_A/\dot{Q}_C$ 失衡在肺部病理生理学有重要作用。

涂绘图 A，注意肺底部血流灌注量的增加：

☐ 1. 脱氧血液（蓝色，肺泡左侧）

☐ 2. 含氧血液（红色，肺泡右侧）

☐ 3. 肺（图的背景）

涂绘和标记图 B 中表示下述含义的实线：

☐ 4. 通气（蓝色）

☐ 5. 血流（红色）

☐ 6. $\dot{V}_A/\dot{Q}_C$（通气 / 血流比值）

习题答案

A. 3 区

B. 无限的

C. 1

D. 消失（零）

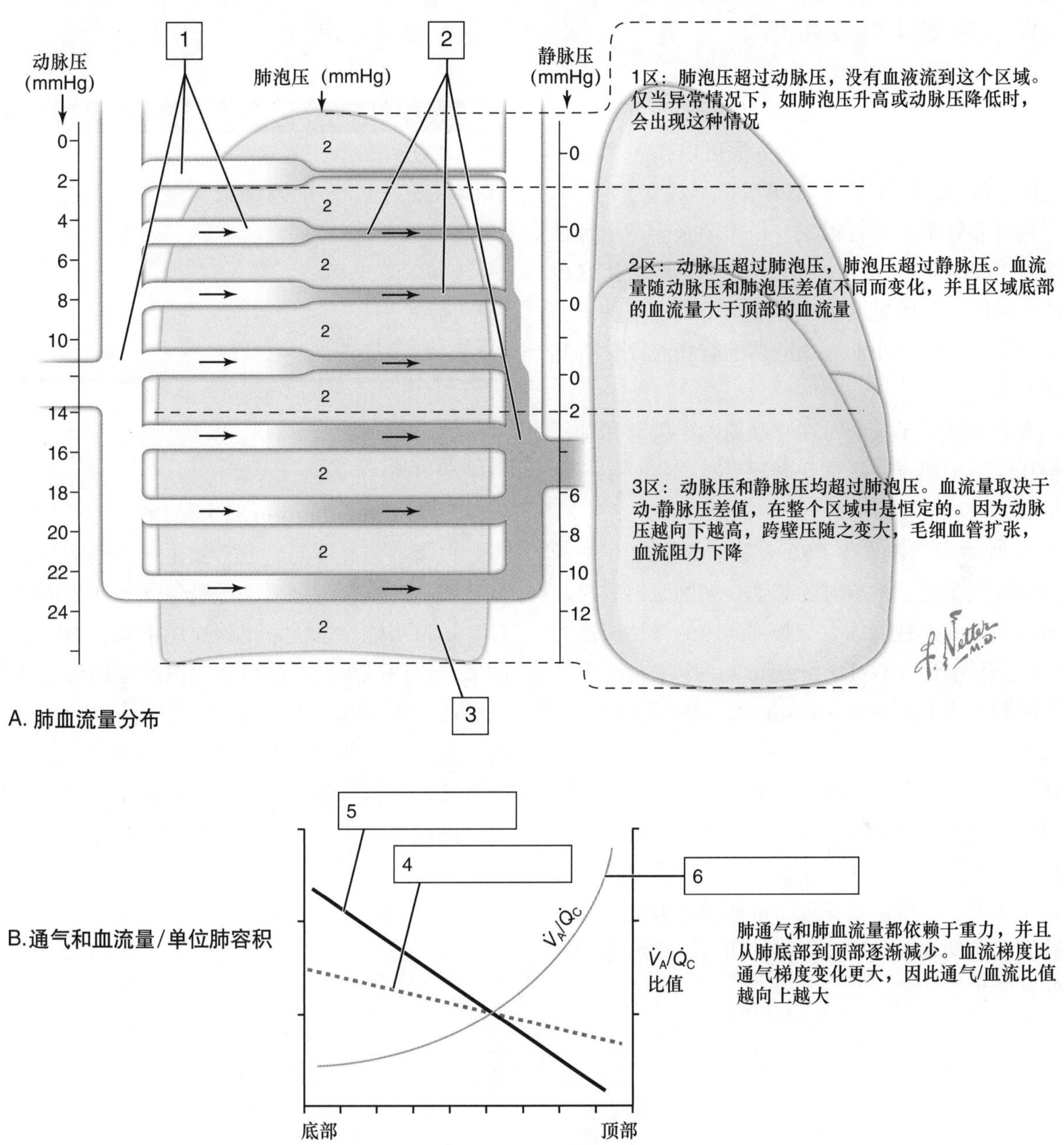

习题

A. 在肺部的哪个区 $\dot{V}_A/\dot{Q}_C$ 最低？

B. 在生理无效腔，$\dot{V}_A/\dot{Q}_C$ 是 ___________。

C. 为达到最有效的生理功能，$\dot{V}_A/\dot{Q}_C$ 应为 ___________。

D. 在绕地球轨道运行的宇航员体内，$\dot{V}_A/\dot{Q}_C$ 梯度 __________。

第八节 肺通气的基本力学原理

产生肺通气的力类似于心血管系统中产生血液流动的力。气流的压力差由胸廓和膈肌的运动产生，气流也受到呼吸道的阻力作用：

$$气流速率=(P_A-P_{ATM})/R_{aw}$$

其中，(P_A-P_{ATM})是肺泡与大气的压力差，R_{aw}是气道阻力。当然，气流方程可以扩展为泊肃叶定律（Poiseuille's law）（第三章第八节）。

胸廓和肺都是弹性组织，由于牵张会产生**弹性回缩力（elastic recoil pressure）**，所以肺被扩张后会产生回缩。肺的脏胸膜（外层）与胸廓壁胸膜相贴，两层胸膜之间小而充满液体的胸膜腔仅含有几毫升的液体。

本节图说明了安静时在呼吸周期中胸廓和肺部的相互作用（注意在正常安静呼吸时，胸膜腔压力总是负的）。

- 图A所示为机体处于FRC状态，也就是在平静被动呼气末处于安静时的状态。胸廓肌肉放松，胸廓向外的弹性回缩力与肺部向内的弹性回缩力相等。**肺泡压（alveolar pressure）**为零（大气压），**胸膜腔压力（pleural pressure）**（胸膜腔内压力）为负。
- 在正常安静呼吸时，肺下方的膈肌是吸气的主要肌肉。当膈肌收缩时，其圆顶部下降，胸腔空间扩大，肺泡产生负压，使空气通过气道向肺内流动（图B）。在主动呼吸（例如运动锻炼）时，肋间肌活动在吸气时变得更加明显，收缩时抬高肋骨并扩张胸部。
- 在正常安静呼吸时，呼气是由肺的弹性回缩所致的被动运动。在主动呼吸过程中，腹壁肌和肋间肌参与呼气过程。

涂绘

- □ 1. 气道内表示向内流动的箭头
- □ 2. 气道内表示向外流动的箭头
- □ 3. 食管
- □ 4. 肺
- □ 5. 胸廓
- □ 6. 肋骨的横截面

临床知识点

气胸（pneumothorax）是指空气进入胸膜腔内，可能导致肺塌陷，通常发生在一侧胸部。常见症状包括一侧胸部疼痛和呼吸急促。如果不给予治疗，病情可能会恶化，出现血压下降、血液和组织的氧合作用减少。气胸可能是由胸壁损伤或肺本身完整性受损引起，无论哪种情况都会导致空气进入胸膜腔。在某些情况下，如果不给予处理，气胸可导致死亡。但有些情况下气胸可能是自发的，没有明显的肺部疾病，并且不用处理就可能自行康复。

习题答案

A. 膈肌

B. 负的

C. 零（大气）

D. 正、负

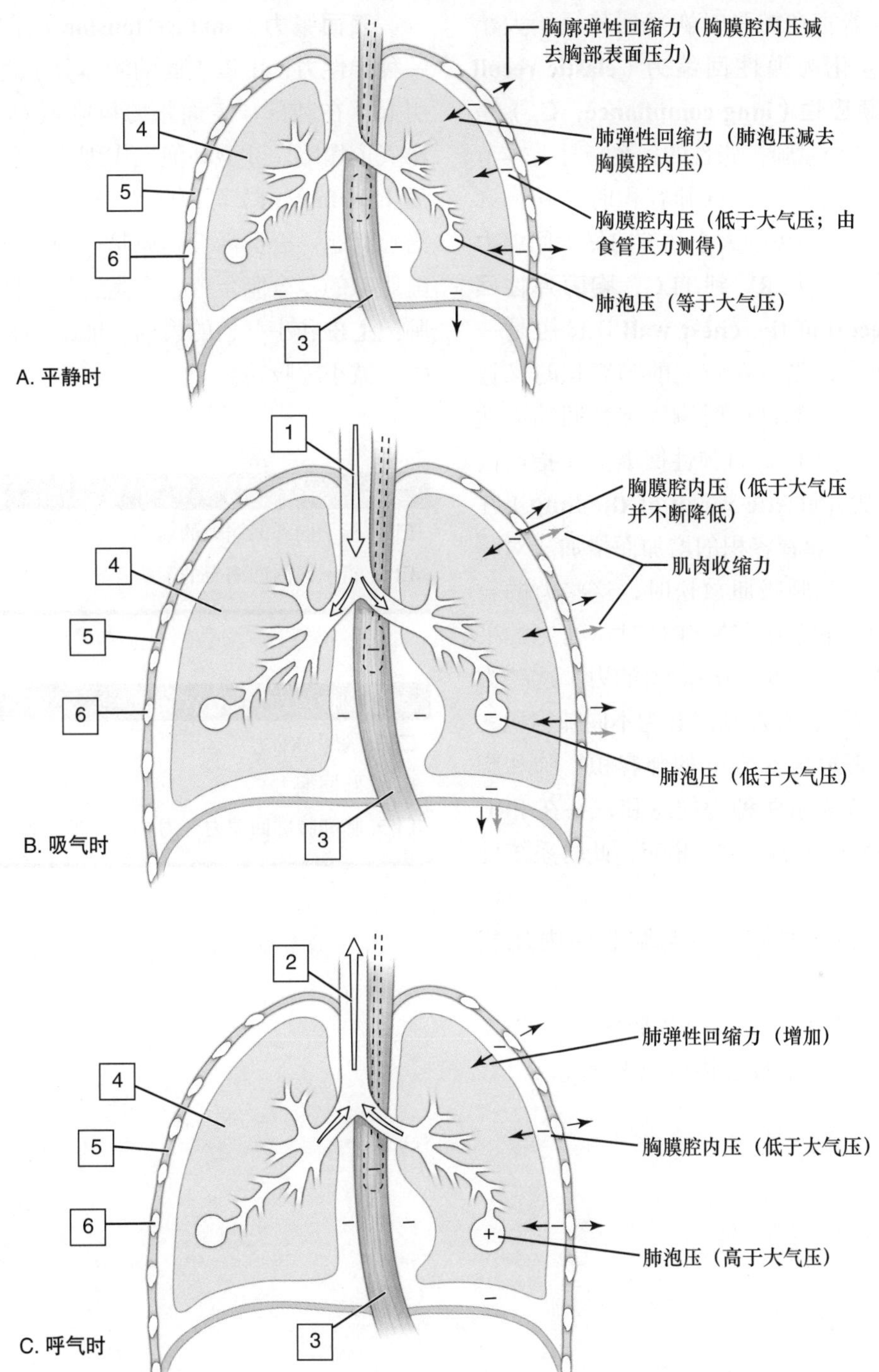

习题

A. 正常安静呼吸时，呼吸的过程是通过 ______ 的收缩来完成的。

B. 正常安静呼吸时，胸膜腔内的压力始终是 ______。

C. 平静时（FRC），肺泡压为 ______。

D. 呼气时，肺泡压为 ______，吸气时，肺泡压为 ______。

第九节　肺和胸廓的弹性特性

弹性是中空器官在扩张时恢复到其原始大小的趋势，可以量化为**弹性回缩力（elastic recoil pressure）**。**肺顺应性（lung compliance，C_L）**是肺弹性的倒数，是衡量肺扩张性的一个指标。本节图所示为肺从 RV 到 TLC 不同肺容积时肺和胸廓弹性回缩力的大小（箭头的大小和方向显示回缩力相对大小和方向）。从 RV 到 TLC，**胸廓弹性回缩力（elastic recoil of the chest wall）**起初是一个大的、向外的力；之后在较大的肺容积时又逐渐减小，相当于约 70%TLC 时胸廓弹性回缩力达到零，而肺容积等于 TLC 时弹性回缩力又指向内侧。**肺弹性回缩力（elastic recoil of the lung）**在 RV 时非常小，并且随着容积的增加而增加。对呼吸系统整体来说，当呼吸肌放松时，这些力的合力在 RV 时是净向外的力，在 FRC 时达到力的平衡，在肺容积高于 FRC 时是净向内的力。这些力在图中被量化和说明，图 A 到图 E 为不同肺容积，在图 F 中用箭头表示从 A 到 E 的肺容积。肺和胸廓的力的合力曲线表示两种力的总和，并在 FRC 处与原点（净弹性回缩力为 0）相交，此时系统处于平衡状态。

肺和胸廓的弹性回缩力可与胸膜腔内压相关联：

- 肺的弹性回缩力等于 P_A 减去胸膜腔内压。
- 胸廓弹性回缩力等于胸膜腔内压减去 P_{ATM}。

表面张力（surface tension）是气液界面上的一种弹性力，由该表面的液体分子之间相互吸引而引起。在肺部，表面张力可降低 C_L，并可能导致小气道塌陷。Ⅱ型肺泡上皮细胞产生的**表面活性物质（surfactant）**可以防止表面张力和低 C_L 引起的潜在问题。表面活性物质是一种含有二棕榈酰磷脂酰胆碱的复合脂蛋白，它是一种两性物质，排列在肺泡上皮和小气道的表面，能减小表面张力并增加 C_L，减小呼吸功。

涂绘

- □ 1. 指示向外回缩力的箭头
- □ 2. 指示向内回缩力的箭头

涂绘和标记表示下述含义的线：

- □ 3. 胸廓回缩力
- □ 4. 肺回缩力
- □ 5. 肺和胸廓回缩力合力

习题答案

A. 弹性，顺应性

B. TLC（或非常高的肺容积）

C. 负（向外）

D. 余气量

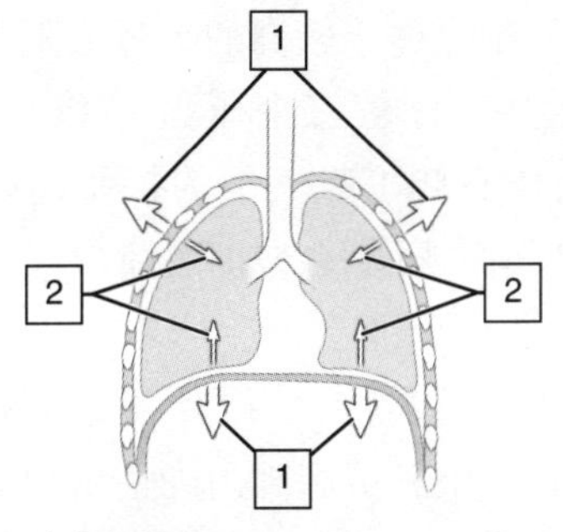

A. 余气量状态
胸廓向外弹性回缩力很大；肺向内弹性回缩力很小

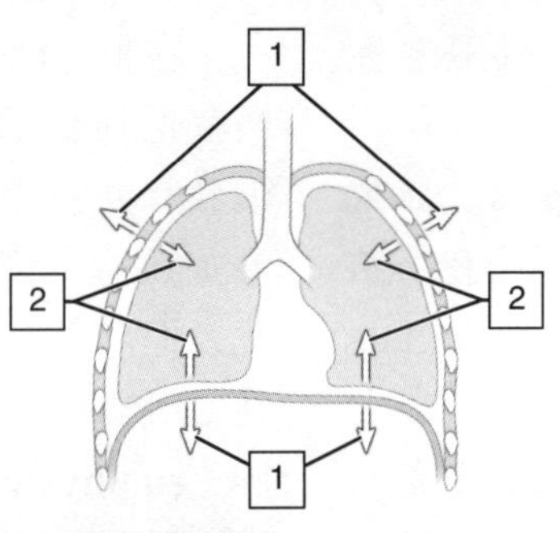

B. 功能余气量状态
肺和胸廓弹性回缩力相等，但方向相反

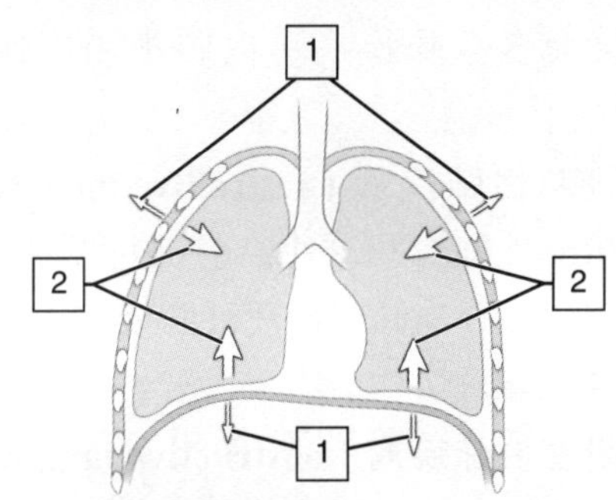

C. 较大的肺容积状态
胸廓弹性回缩力变小，肺弹性回缩力增加

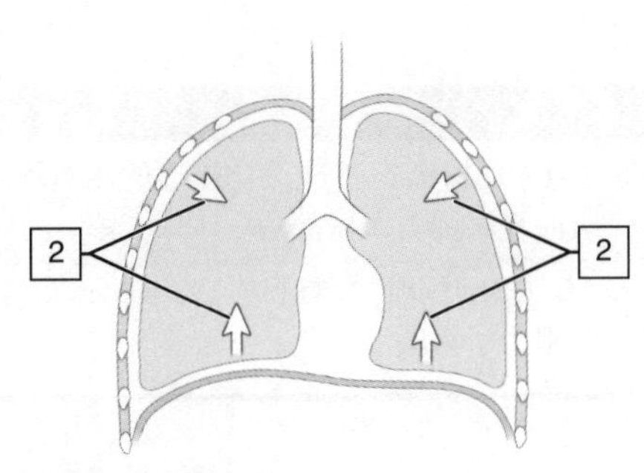

D. 约70%肺总量状态
胸廓处于平衡位置（弹性回缩力等于零）

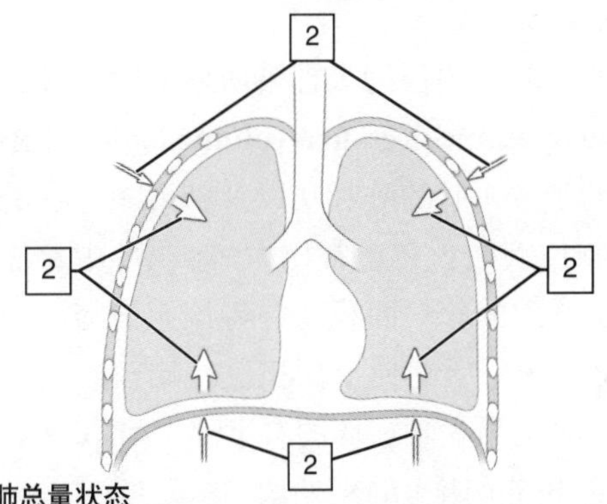

E. 肺总量状态
肺和胸廓弹性回缩力均向内，有利于肺容积减小

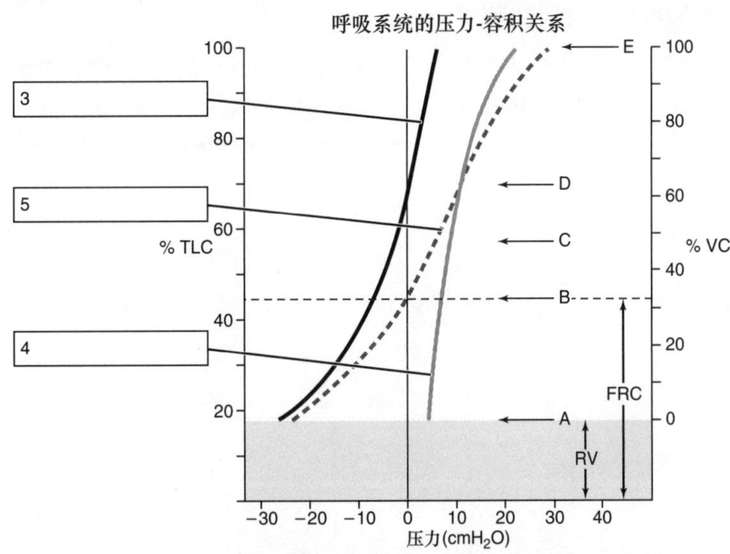

F. 呼吸系统的弹性回缩力是肺和胸廓弹性回缩力的代数和

习题

A. 中空器官在扩张后恢复到其原始大小的趋势是 ________，______ 可测量器官的扩张性。

B. 胸廓和肺弹性回缩力在 _________ 情况下是正向的（向内）。

C. 在 FRC 时，胸廓弹性回缩力为 ________。

D. 在正常呼吸系统中，肺弹性回缩力在 ________ 情况下最小。

第十节 健康和疾病时肺顺应性和呼吸功

大多数肺疾病可以归类为限制性或阻塞性疾病：

- **限制性肺疾病（restrictive lung diseases）**导致功能性肺容积减小，包括特发性肺纤维化、结节病和石棉肺等**间质性肺疾病（interstitial lung diseases）**。
- **阻塞性肺疾病（obstructive lung diseases）**是以气流减慢为特征的疾病，包括**慢性阻塞性肺病（chronic obstructive pulmonary disease，COPD）**和**哮喘（asthma）**。

以肺容积与胸膜内压为坐标轴所做的**动态压力-容积环（the dynamic pressure-volume loop）**（图A右侧）有助于分析肺的呼吸功以及肺可能存在的阻塞性或限制性疾病。在正常压力-容积环中，注意梯形EABCD中的相对面积，并将该面积与后面的两个压力-容积环中的梯形面积进行比较。这一面积表示克服弹力所做功，环的右半部（AB′CBA）表示吸气时克服气道阻力的额外功。

在限制性肺疾病中，呼吸系统的顺应性降低，导致TLC和FRC下降。注意在图C（限制性肺疾病）中，与正常肺相比，其呼吸功更大，压力-容积关系的斜率减小。吸气时需要更大的力和更大的压力差。

在阻塞性肺疾病中，由于较高的呼吸道阻力，吸气时所做的功增加。比较三个压力-容积环的形状，并注意中间环右侧（吸气）的扩张由阻力增加所致。阻塞性肺疾病不会立即引起C_L的变化，但随着时间的推移可能会产生影响。例如，在COPD中，病理生理学的一个重要部分是**肺气肿（emphysema）**，肺气肿引起肺内弹性组织的破坏，导致肺泡结构损伤，引起C_L降低。虽然TLC和FRC有所增加，但气体交换面积却更小。

描绘

- □ 1. EABCD梯形，通过三个梯形的相对面积，比较呼吸时克服弹力所做的功
- □ 2. AB′CBA环段，通过这三个面积，比较呼吸时克服阻力所做的功

涂绘

- □ 3. 气流阻塞处，突出此处与正常肺相比气流阻力增加
- □ 4. 肺泡周围较暗的区域，突出限制性肺疾病的顺应性下降

习题答案

A. 增加

B. 阻塞性

C. 增加，减小

D. 阻塞性，限制性

呼吸功

A. 正常

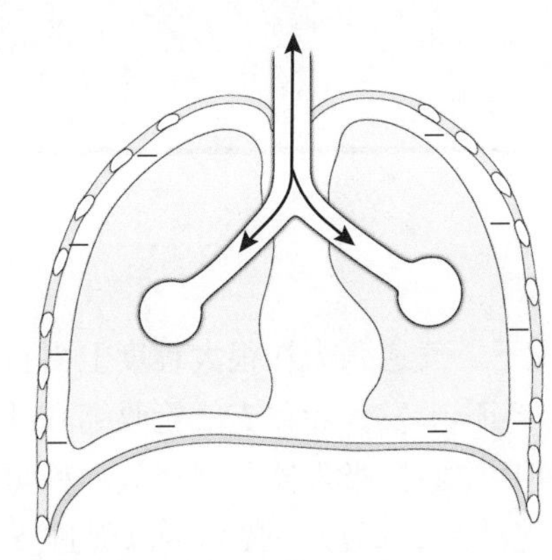

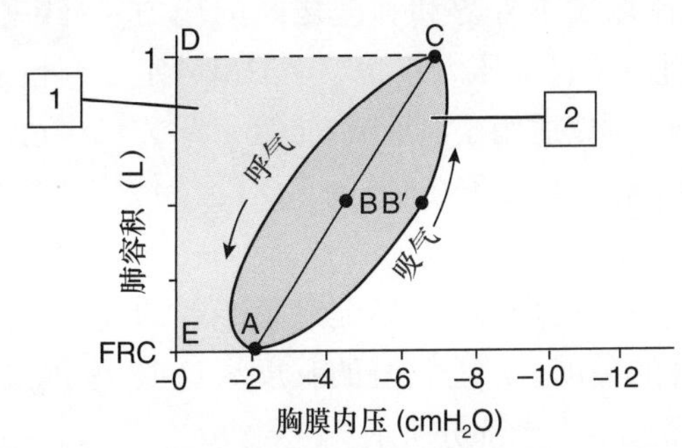

呼吸过程中对肺所做的功可以通过动态压力-容积环来测定。克服弹性力的功由梯形EABCD的面积表示。在吸气过程中克服气道阻力所需的额外功由右半环AB′ CBA面积表示

B. 阻塞性肺疾病

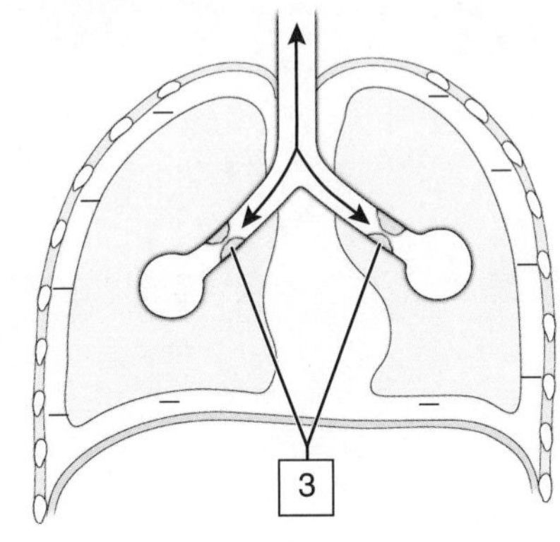

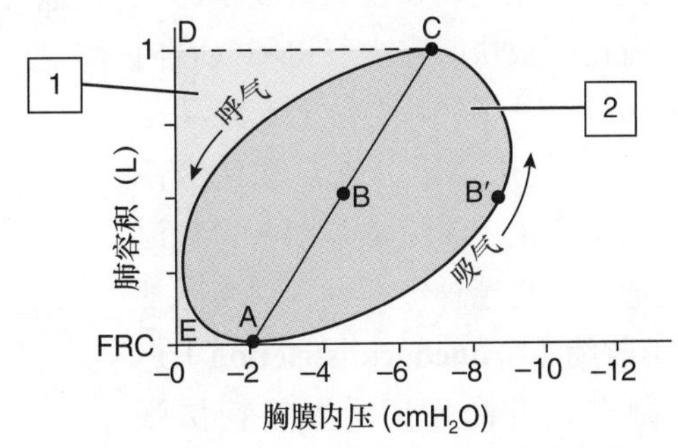

在以气道阻塞为特征的疾病中，克服气道阻力的功增加，而呼吸弹性功保持不变

C. 限制性肺疾病

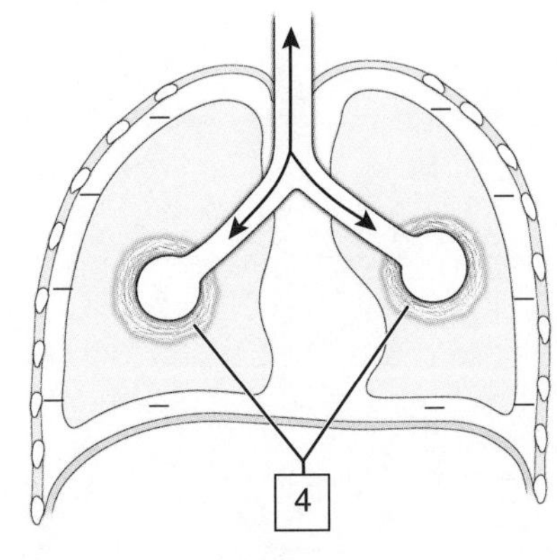

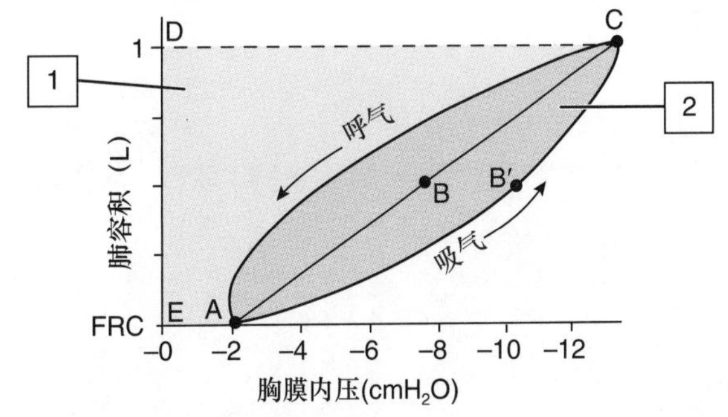

限制性肺疾病导致呼吸弹性功增加；克服气道阻力的功是正常的

习题

A. 在限制性肺疾病中，呼吸功 ______________。

B. 气道阻力增加是 ______________ 肺疾病的一个特征。

C. 肺气肿患者的肺顺应性 ____________，但气体交换面积 __________。

D. 哮喘是一种 ___________（阻塞性或限制性）肺疾病，而间质纤维化被归类为 ______________（阻塞性或限制性）肺疾病。

第十一节　气流与阻力

进出肺的气流取决于外界和肺泡之间的压力差。在吸气末和呼气末，此压力差为零。泊肃叶定律(Poiseuille's law)不仅适用于血液流动(第三章)，也适用于在呼吸系统气道中的气体流动（Q）：

$$Q = \Delta P \pi r^4 / \eta 8L$$

其中，ΔP 是气道的压力差，r^4 是气道半径的 4 次方，η 是空气的黏度，L 是气道的长度。这些参数的关系如本节图的下半部分所示。

在整个呼吸系统中，最大的气道阻力实际发生在中等大小的气道（第 4 级至第 8 级）中。回顾一下第三章，并联气道的总阻力小于单个气道阻力。如果考虑气道的半径和数量，总体上气道阻力在中等大小的支气管中最高，在较大或较小的气道中较低。尽管气流速度很快时在大气道和气管内变为**湍流（turbulent）**，一般情况下气体流动是**层流（laminar）**，在大气道靠近分支点和狭窄部位处，气体的流动发生变化（参见本节图）。气道的自主控制主要是通过副交感神经系统，副交感神经被激活时**支气管收缩（bronchoconstriction）**；交感神经的激活则有相反的作用［**支气管扩张（bronchodilation）**］。

影响气道阻力的另一个因素是肺容积。肺容积较大时，径向牵引往往会使气道更加扩张，从而减小对气流的阻力。

习题答案

A. 大气道直径

B. 中等大小气道

C. β_2 肾上腺素受体

D. 径向牵引

描绘和标记箭头表示：

☐ 1. 层流

☐ 2. 湍流

☐ 3. 过渡气流

临床知识点

正常情况下，气道张力在很大程度上由自主神经系统控制。当哮喘发作导致支气管收缩和呼吸困难时，通常使用“救援吸入器”来释放一种短效的 β 肾上腺素能药物，如沙丁胺醇，以促进支气管扩张，激活支气管平滑肌上的 β_2 肾上腺素受体，使气管松弛。

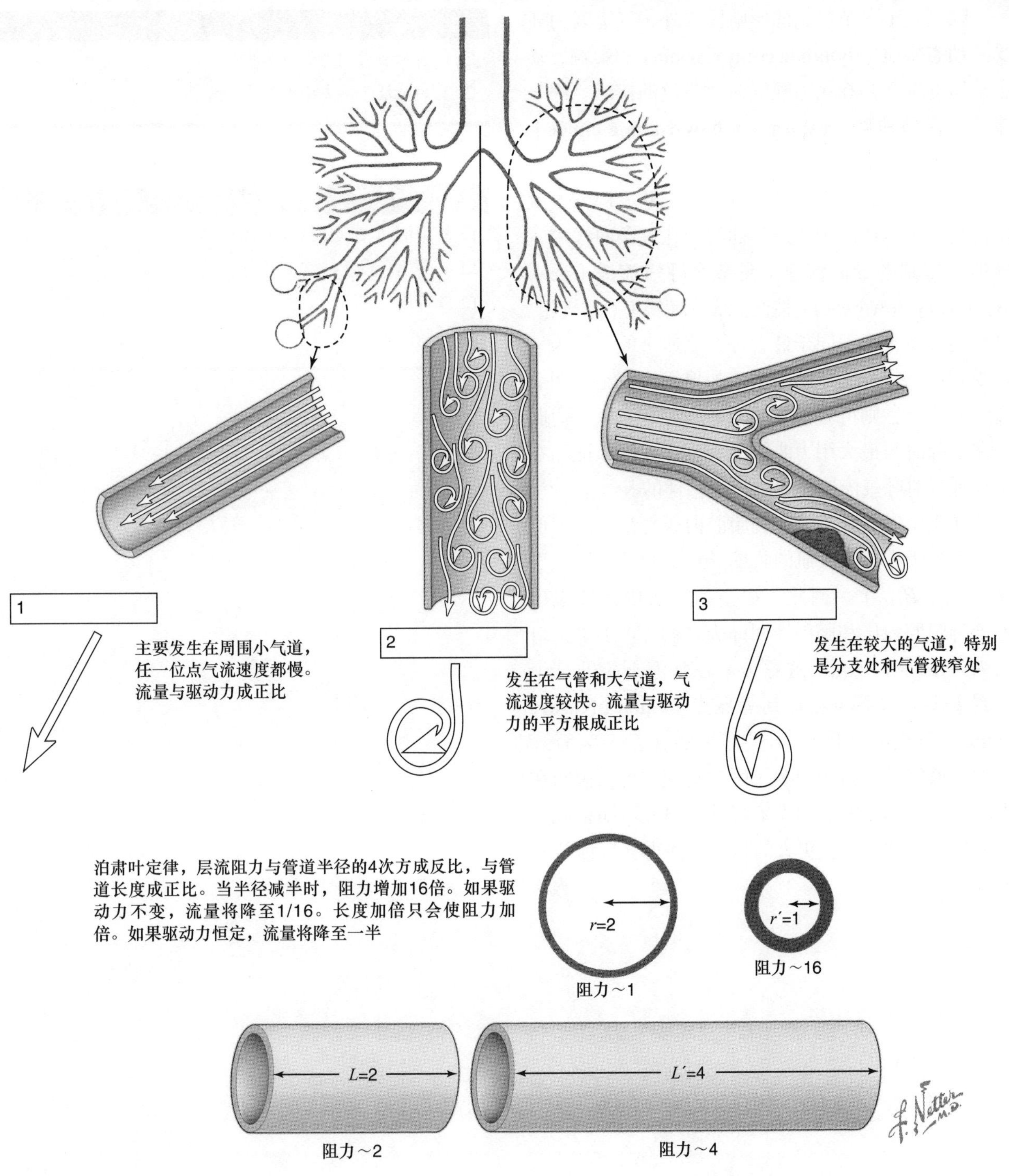

习题

A. 在大气道和气管中，当气流速度很快时会变成湍流，其原因可归结于速度过快，以及在这个部位的 ______________。

B. 呼吸系统中，在 ______________ 水平气流阻力最大。

C. 当激动剂与气道中哪种特定类型受体结合时，会导致支气管扩张？

D. 当肺容积较大时，作用于气道的 ______________ 使气道阻力下降。

第十二节 呼气时气道的动态挤压

除了在上一节讨论的影响因素外，气道阻力还受到**动态挤压（dynamic compression）**的影响，动态挤压的定义是在用力呼气时对气道的挤压。**呼气流量-容积曲线（expiratory flow-volume curve）**（图A）能显示动态挤压的影响。当受试者吸气至TLC，然后尽最大努力呼气至RV，测得FVC，就能得到一条类似图中实线的曲线。在这条曲线中，峰值（达到的最高流速）是**最大呼气流速（peak expiratory flow rate）**。请注意，下降斜率（呼气相）是与用力无关（不同于最大呼气流速）的，因为气流受到动态气道挤压的限制。如果用力较小（图A虚线曲线），则可获得较低的最大呼气流速，但曲线在下降时与最大用力曲线汇合。这一汇合证明在主动呼气时呼气流速是非用力依赖性的。

在正常安静呼吸时，胸膜腔内压总是负的，但在主动呼吸中，呼吸肌的收缩导致胸膜腔内压大于零（高于P_{ATM}）。因此，在主动呼吸中，肺泡压等于胸膜腔内压和肺弹性回缩力之和（图B）。口腔内气压等于P_{ATM}，这意味着在肺泡下游的某个位置（朝向口腔）会达到**等压点（equal pressure point）**，气道内压低于等压点压力的气道将被挤压。这种气道的动态挤压限制了呼气流速，可以说明在主动呼气时气流的非用力依赖性。因此，如果施加更大的力，就会产生更大的挤压，使得气流保持不变（图C）。

描绘

- ☐ 1. 表示最大用力气流的线
- ☐ 2. 表示低于最大用力气流的线

涂绘

- ☐ 3. 肺泡和气道升至等压点
- ☐ 4. 等压点以上的气道段变窄
- ☐ 5. 等压点
- ☐ 6. 胸膜腔

习题答案

A. 用力依赖性的，非用力依赖性的

B. 等压点

C. 肺弹性回缩力，胸膜腔内压

D. 动态气道挤压

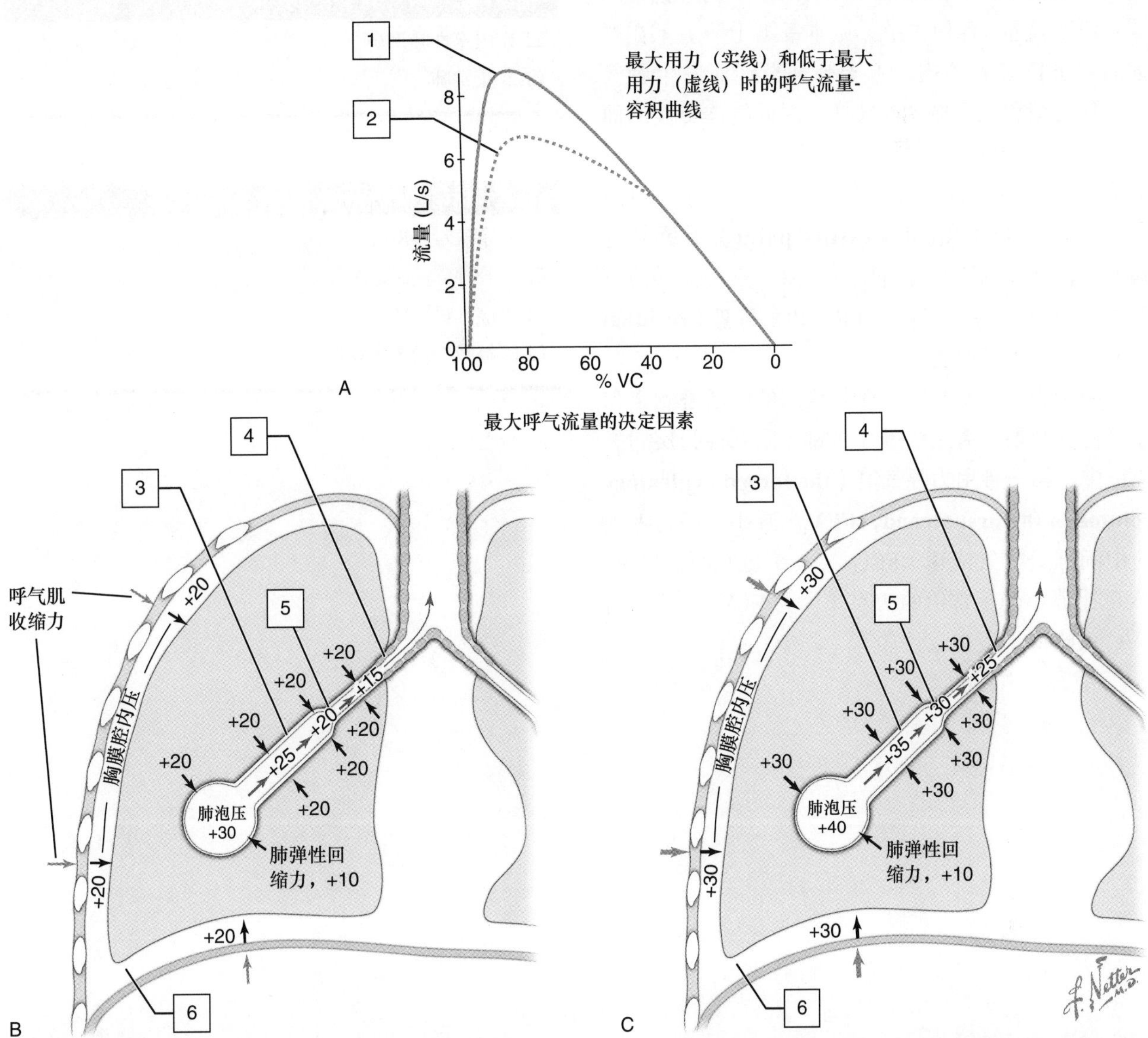

在最大气流开始时，呼气肌在给定的肺容积下收缩，使胸膜腔内压高于大气水平（+20 cmH_2O）。肺泡压（胸膜腔内压和肺回缩力之和）更高（+30 cmH_2O）。在克服阻力的过程中，气道压力从肺泡到气道开口逐渐下降。在气道等压点，气道内压力等于其周围压力（胸膜腔内压）。超过这一点，随着腔内压力进一步下降，低于胸膜腔内压时，气道将被挤压

随着呼气用力的进一步增加，在相同的肺容积下，胸膜腔内压更大，肺泡压相应更高。气道压力下降和等压点位置不变，但超过等压点后，胸腔内气道将由于更高的胸膜腔内压受到更大程度的挤压。一旦达到最大气流，胸膜腔内压的进一步增加会导致等压点下游气道阻力成比例增加，因此气流速度不会改变

习题

A. 在主动呼吸时，最大呼气流速为 ______________，呼气流量-容积曲线下降斜率为 ______________。

B. 在主动呼吸过程中，当空气从肺泡下游流向口腔时，可观察到超过 ____ 部位的气流受到限制。

C. 在主动呼气时，肺泡压为 ______________ 与 ______________ 之和。

D. ______________ 现象导致了主动呼气的非用力依赖性。

4 第十三节　阻塞性肺疾病的肺功能

评估阻塞性和限制性肺疾病的重要内容包括测量和说明流量–容积关系（见本章第十节）。在严重的 COPD 患者体内，由于肺部炎症而发生肺气肿，肺泡壁和毛细血管被破坏，因此气体交换的面积减小，呼吸急促。由于这种破坏会使 C_L 升高。肺泡和气道的弹性回缩力降低，也会在呼气时过早形成**等压点（equal pressure point）**（更靠近肺泡），并且由于动态挤压的结果，空气“滞留”发生在肺部。最终，TLC、FRC 和**余气量（residual volume，RV）**升高。

图示为正常肺和阻塞性肺疾病的肺活量测定和相关检查结果。请注意图 A 顶部（阻塞性肺疾病）描记中，**第一秒用力呼气量（the forced expiratory volume in the first second，FEV_1）**减小，用力呼气的中间部分呼气流速（$FEF_{25\%\sim75\%}$）也减小。FEV_1/FVC 比值小于正常值的 75%（因为 FEV_1 降低，而 FVC 仅略低于正常或正常）。

描绘和标记图 A 和图 B 中表示下述含义的实线：

□ 1. 阻塞性肺疾病

□ 2. 正常肺

涂绘和标记图 C 中表示下述含义的部分：

□ 3. 余气量（RV）

□ 4. 补呼气量（ERV）

□ 5. 潮气量（V_T）

□ 6. 补吸气量（IRV）

习题答案

A. 4（肺弹性回缩力）

B. 2（肺顺应性）

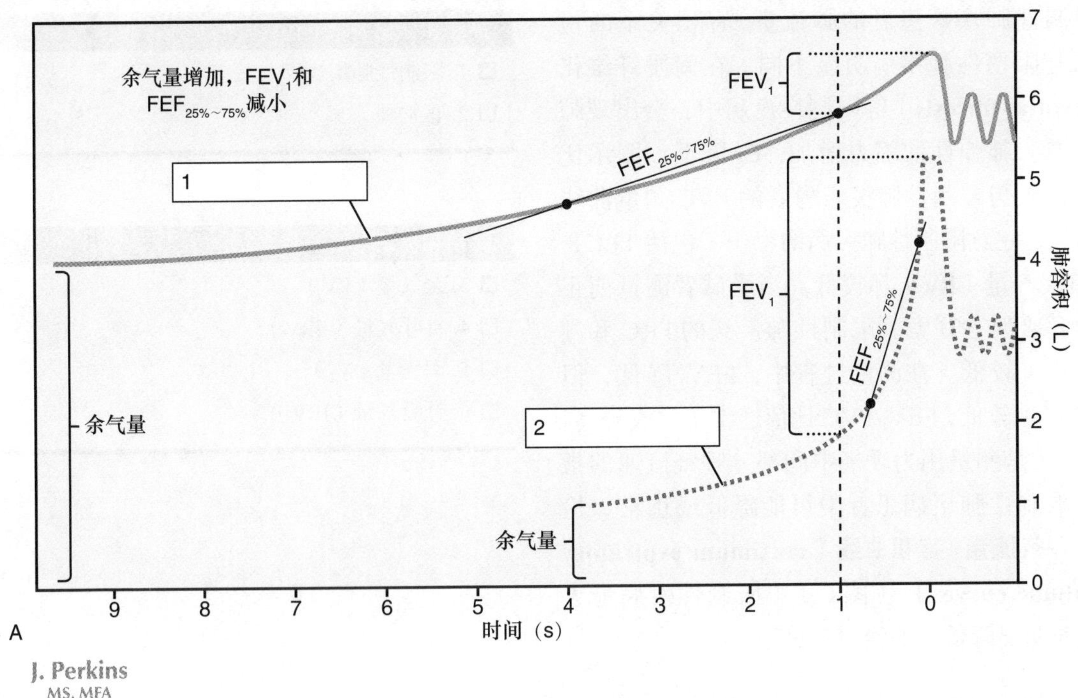

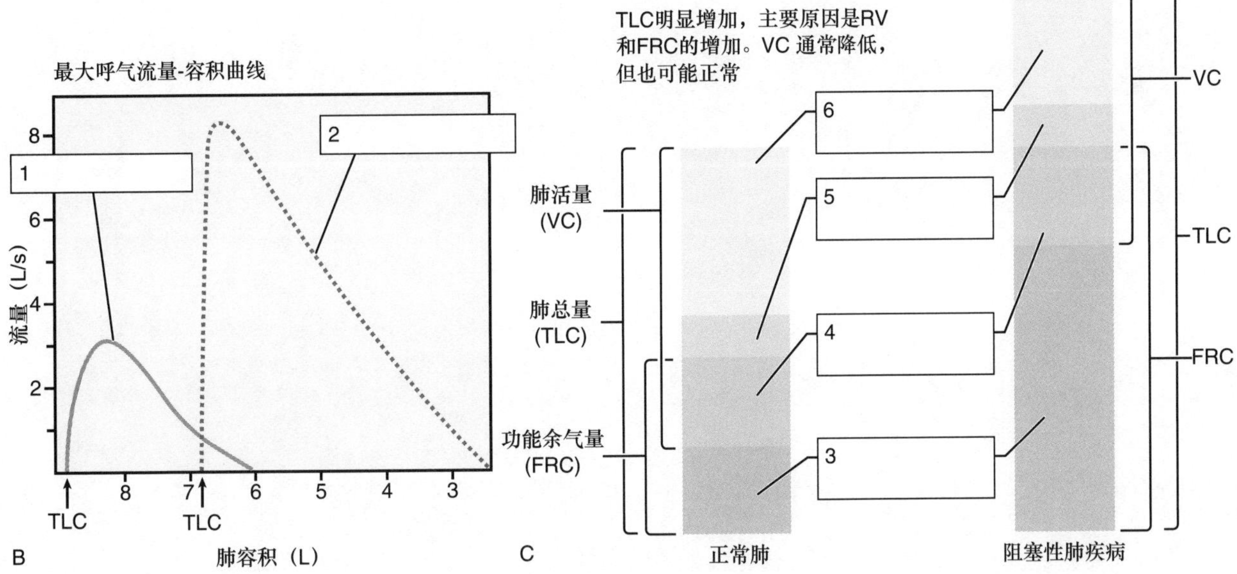

习题

A. 在阻塞性肺疾病中，与正常值相比，以下哪项参数降低？

1. 肺总量（TLC）
2. 余气量（RV）
3. 功能余气量（FRC）
4. 肺弹性回缩力
5. 潮气量（V_T）

B. 在阻塞性肺疾病中，与正常值相比，以下哪项参数升高？

1. $FEF_{25\%\sim75\%}$
2. C_L
3. 气体交换表面积
4. 最大呼气流量
5. FEV_1/FVC 比值

4 第十四节 限制性肺疾病的肺功能

限制性肺疾病患者的肺流量-容积关系的检测结果与阻塞性肺疾病明显不同。在**间质纤维化**（**interstitial fibrosis**）等限制性疾病中，会出现肺泡壁增厚，肺弹性回缩力增加，C_L 降低。图示比较了正常人与限制性肺疾病患者的 FVC 测量曲线（图 B），注意限制性肺疾病的容积，包括 TLC、FVC 和余气量（RV）都较低。当受试者测量前正常安静呼吸时，观察到限制性肺疾病的 FRC 和潮气量（V_T）较低。在测量过程中，FEV_1 降低，但由于 FVC 也较低，FEV_1/FVC 比值通常正常或升高。$FEF_{25\%\sim75\%}$ 是测量用力呼气中间部分呼气流速的指标，在限制性肺疾病患者中可能降低或正常。检查**最大呼气流量-容积曲线**（**maximum expiratory flow-volume curves**）（图 C），限制性疾病最大呼气流速明显降低，曲线向右偏移。

描绘和标记表示下述含义的实线：

- □ 1. 限制性肺疾病
- □ 2. 正常肺

涂绘和标记

- □ 3. 余气量（RV）
- □ 4. 补呼气量（ERV）
- □ 5. 潮气量（V_T）
- □ 6. 补吸气量（IRV）

习题答案

A. 4（肺弹性回缩力）

B. 5（FEV_1/FVC 比值）

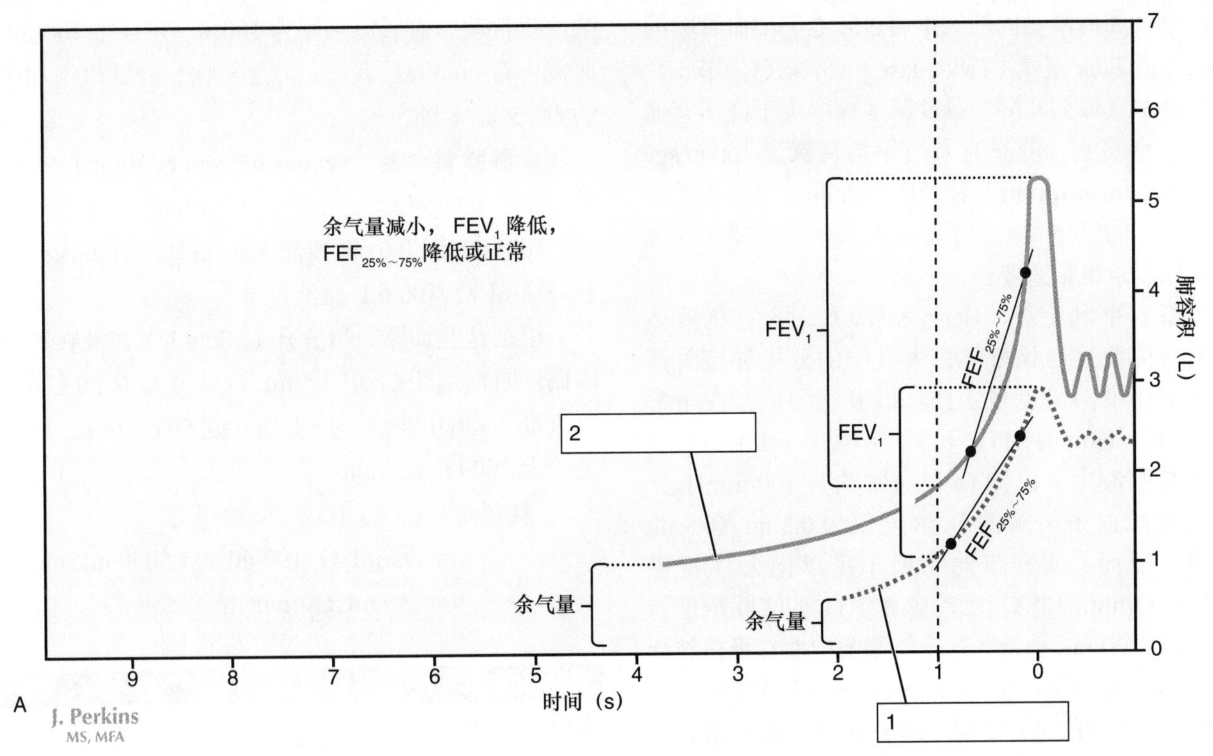

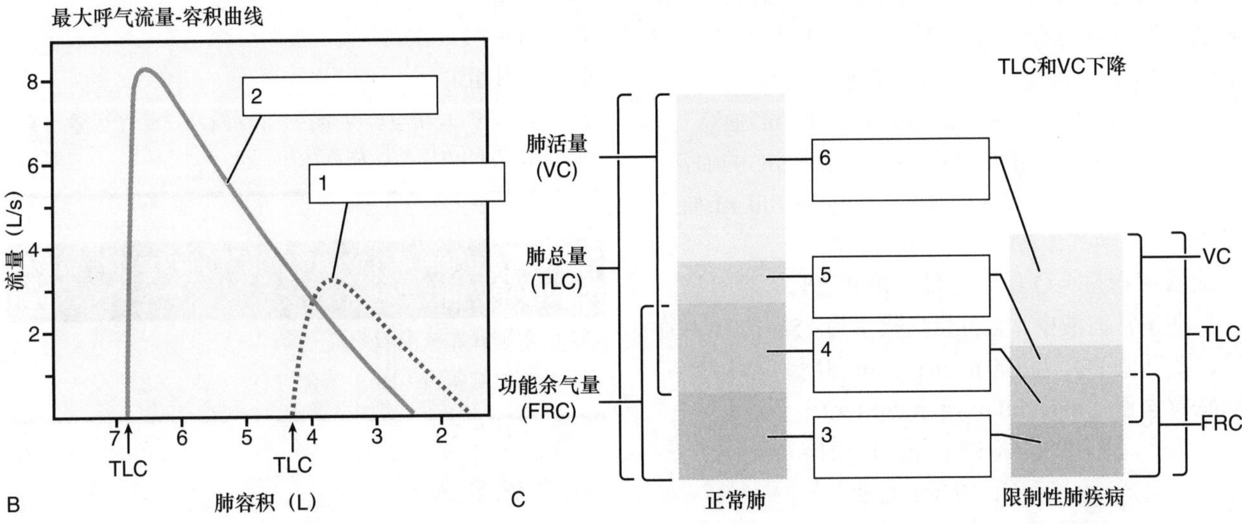

习题

A. 在限制性肺疾病中，与正常值相比，以下哪项参数升高？

1. 肺总量（TLC）
2. 余气量（RV）
3. 功能余气量（FRC）
4. 肺弹性回缩力
5. 肺活量（VC）

B. 在限制性肺疾病中，与正常值相比，以下哪项参数可能升高？

1. $FEF_{25\%\sim75\%}$
2. C_L
3. 气体交换表面积
4. 最大呼气流量
5. FEV_1/FVC 比值

第十五节 氧气运输

空气和血液之间的气体通过肺泡毛细血管膜的扩散遵循 Fick 定律（Fick's law）（本章第六节），但血液中气体的实际含量及其运输取决于许多其他因素。事实上，静息时人的**平均耗氧量（average oxygen consumption）**为 250 mL/min，仅仅靠扩散输送溶解的气体到组织不能满足人体的需要，这说明其他因素也很重要。

根据亨利定律（Henry's law），溶解在液体中的气体浓度与该气体在大气中的分压和该气体在溶剂中的溶解度成正比。以氧气为例，在正常体温下，1 mmHg PO_2 下只有 0.003 mL 的 O_2 会溶解在血液中。已知 PaO_2 通常约为 100 mmHg，那么动脉血中溶解的 O_2 浓度仅为 0.3 mL/100 mL 血液。显而易见，仅此一项不足以向人体提供 250 mL O_2/min。事实上，动脉血中 O_2 的实际浓度为 20.4 mL/100 mL 血液，这是红细胞中**血红蛋白结合氧（binding of oxygen to hemoglobin）**的结果。血液中血红蛋白的正常浓度约为 15 g/100 mL 血液，由于饱和度为 100% 时，1 g 血红蛋白可以与 1.34 mL 的氧气结合，因此血液可以携带 20.4 mLO_2/100 mL 血液（0.3 mL 溶解的 O_2 加上 20.1 mL 与血红蛋白结合的 O_2）。将这一点用方程表示，即为：

O_2结合容量＝1.34 mL O_2/g Hb /100 mL血液

对于正常血红蛋白浓度为 15 g/100 mL 的血液：

O_2结合容量＝1.34 mL O_2/g Hb×15 g Hb/100 mL血液
＝20.1 mL O_2/100 mL血液

血液氧含量＝O_2结合容量×饱和度%＋溶解氧

在正常血液中，血红蛋白含量为 15 g/100 mL 血液，动脉血 PO_2 为 100 mmHg，饱和度约为 100%：

动脉氧含量（arterial oxygen content）
＝100%×（1.34 mL O_2/g Hb）×
（15 g Hb/100mL血液）＋
（0.003 mL O_2/100 mL血液/mmHg）×
（100 mmHg）
＝20.4 mL O_2/100 mL 血液

习题答案

A. 1.5%（0.3/20.4）

B. 25%（5/20.4）

C. 气体在液体中的溶解度

D. 100，75

正常动脉血氧饱和度为 100%，并且每 100 mL 血液中有 20.4 mL 氧气，与之相比，静脉血饱和度约为 75%。因此：

正常**静脉氧含量（venous oxygen content）**
＝75%×（1.34 mLO_2/gHb）×（15 g Hb/100 mL 血液）＋
（0.003 mL O_2/100 mL 血液 /mmHg）×40 mmHg
＝15.2 mL O_2/100 mL 血液

根据这些计算，每分升（100 mL）血液在通过体循环时向组织输送约 5 mL O_2，已知安静时循环血流量（心输出量）为 5 L/min 或 50 dL/min，耗氧量约为 250 O_2 mL/min：

耗氧量＝[a－v]O_2× 心输出量
＝（5 mL O_2/100 mL）×5000 mL/min
＝250 mL O_2/min

涂绘和标记

- ☐ 1. 氧分子
- ☐ 2. 红细胞
- ☐ 3. 血浆
- ☐ 4. 肺泡
- ☐ 5. 机体组织

注意溶解的 O_2 和与血红蛋白结合的 O_2 对氧气运输到实际消耗 O_2 的组织中的促进作用。

描绘表示溶解的 O_2 和与血红蛋白结合的 O_2 对氧气运输到组织的促进作用的线：

- ☐ 6. 溶解在血液中的 O_2
- ☐ 7. 与血红蛋白（Hb）结合的 O_2

临床知识点

CO 是化石燃料和其他有机物燃烧过程中产生的无色无味气体。人体长期暴露于浓度仅为 0.04%CO 的环境中就可能导致死亡。由于 CO 与血红蛋白的亲和力非常高，因此它会取代氧气并降低血液的携氧能力。因此，“S”形的氧合血红蛋白解离曲线在较低的 O_2 含量下就进入平台期。一氧化碳中毒可以通过呼吸 100% 的 O_2 进行治疗，在某些情况下，还可以采用高压 O_2 来治疗。

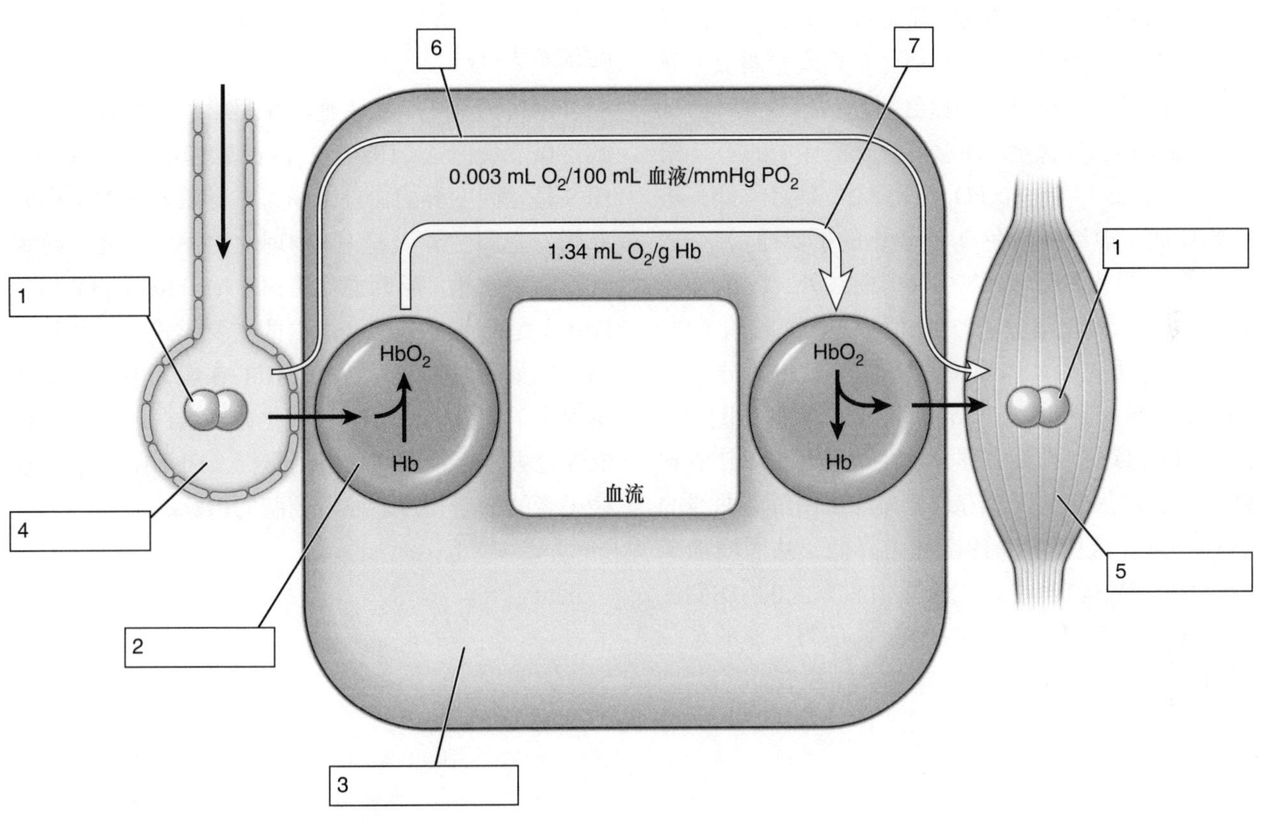

习题

A. 正常情况下动脉血液中溶解氧的百分比是多少?

B. 在正常安静状态下，动脉血液中有多少百分比的氧气可被实际运输到组织中?

C. 当气液达到平衡时，液体中气体的含量与其在大气中的分压和 ____________________ 有关。

D. 在正常安静条件下，动脉血的 O_2 饱和度为 _______________%，静脉血 O_2 饱和度为 _____________%。

第十六节　血红蛋白氧解离曲线

如本章第十五节所述，当肺泡内空气和动脉血的氧分压为 100 mmHg 时，几乎 100% 的血红蛋白被 O_2 饱和；而在混合静脉血中，其氧分压为 40 mmHg，约 75% 的血红蛋白被 O_2 饱和。在本节中，图 A 中的**血红蛋白氧解离曲线**（**oxyhemoglobin dissociation curve**）表示 PO_2 和 SO_2［即**血红蛋白氧饱和度**（**the percent saturation of hemoglobin with oxygen**）］之间的关系。根据"S"形曲线，当血液通过肺部时，血红蛋白氧饱和度较高；当血液通过全身毛细血管时，氧气与血红蛋白发生明显的解离。右图是假定血液中的血红蛋白浓度为 15 g/100 mL 血液时的 O_2 含量。注意溶解于液体中的 O_2（溶解 O_2，虚线）在整个 PO_2 值范围内都相当低，进一步说明了血红蛋白在 O_2 运输中的重要性。

除了图 A 所示基本"S"形曲线外，该曲线还可以根据二氧化碳分压、pH 值和温度的变化向右或向左移动。更具体地说，随着二氧化碳分压增加、pH 值降低和温度升高，例如在运动时（图 B、图 C 和图 D），曲线右移，这些情况与组织缺氧和新陈代谢增加有关。随着氧合血红蛋白解离曲线的右移，血红蛋白对 O_2 的亲和力降低，从而增加了对组织的 O_2 运输。2,3- 二磷酸甘油酸（2,3-DPG）也使氧合血红蛋白曲线向右移动。值得注意的是，2,3-DPG 是红细胞糖酵解的产物，在缺氧时升高。

习题答案

A. 左

B. 右

C. 左

D. 右

描绘

- ☐ 1. "S" 形氧合血红蛋白解离曲线
- ☐ 2. 氧溶解曲线
- ☐ 3. 基本血红蛋白氧解离曲线
- ☐ 4. 高 PCO_2、低 pH 值或高温时曲线右移
- ☐ 5. 低 PCO_2、高 pH 值或低温时曲线左移

临床知识点

到目前为止，成人血液中最常见的血红蛋白形式是血红蛋白 A（HbA），占正常 Hb 的 95% 以上。HbS 是基因变异的血红蛋白，是导致镰状细胞病的原因，基因变异引起 Hb 物理性质发生改变，导致红细胞呈镰状。**胎儿血红蛋白**（**fetal hemoglobin，HbF**）是胎儿中氧结合蛋白的主要形式，除某些疾病（例如镰状细胞病）外，HbF 在成人中几乎完全不存在。此外，HbA1c 是糖化血红蛋白，被认为是反映过去 3 个月血糖水平的指标。HbA1c 用于糖尿病患者的诊断和评估血糖控制的指标。

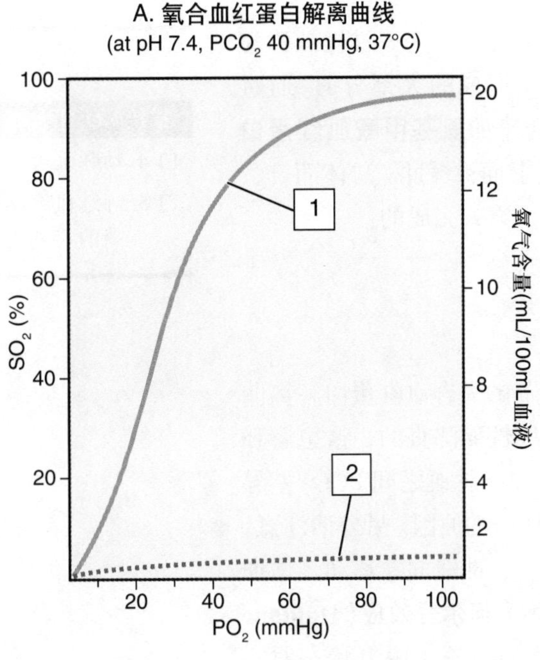

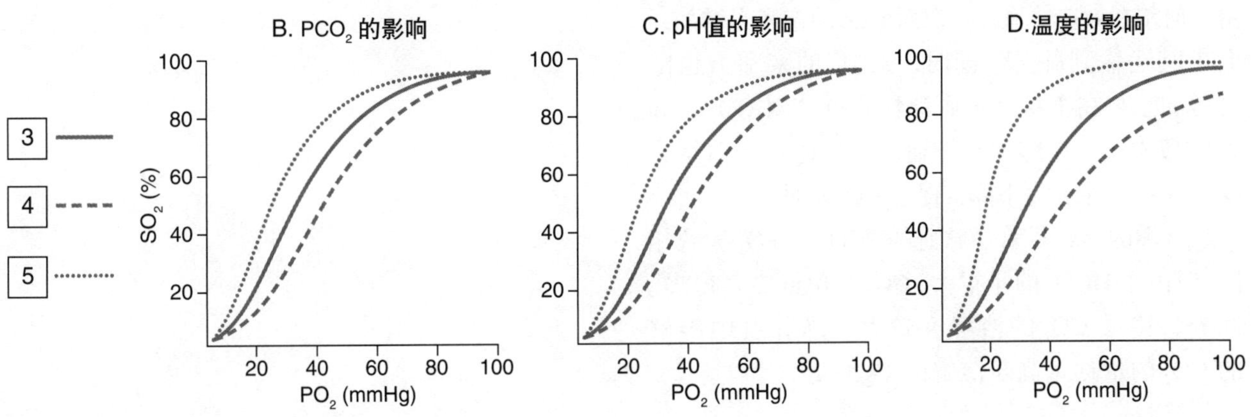

习题

对于下述情况，分析氧合血红蛋白解离曲线是向右还是向左移动

A. 2,3-DPG 水平降低

B. 酸血症（血 pH 值降低）

C. 体温降低

D. PCO_2 升高

4 第十七节 二氧化碳运输

二氧化碳在血液中的运输方式与氧气截然不同。溶解在血液中的二氧化碳与 H_2O 反应生成碳酸（H_2CO_3），后者解离形成 H^+ 和 HCO_3^-（见本节图）。这个反应是由红细胞内的碳酸酐酶催化的。当碳酸氢盐阴离子形成时，会扩散出红细胞，以换取 Cl^-（维持电化学平衡），这一过程被称为**氯转移（chloride shift）**。形成的大部分 H^+ 通过与红细胞内血红蛋白结合［如**氨基甲酰血红蛋白（carbaminohemoglobin）**］而被缓冲。总体而言，二氧化碳的运输是通过以下方式完成的：

- HCO_3^-，70%
- 氨基甲酰血红蛋白，23%
- 溶解的 CO_2，7%

注意本节中，与上一节的氧合血红蛋白解离曲线不同，CO_2 平衡曲线是线性而陡直的，这也解释了混合静脉血（左曲线）和动脉血之间 PCO_2 差异微小（45 mmHg 与 40 mmHg）的原因。另外请注意，当血红蛋白处于脱氧状态时，曲线向左移动，增加了对 CO_2 的亲和力，这被称为**何尔登效应（Haldane effect）**。当全身毛细血管内血液为脱氧状态时，由于何尔登效应，血红蛋白对 CO_2 的亲和力增加，促进其运输到肺部。同时，对 H^+ 的亲和力也随之增加。与在全身毛细血管释放 O_2、对 CO_2 亲和力较高相反，在肺泡毛细血管中，血红蛋白结合 O_2，对 CO_2 亲和力下降，促进 CO_2 释放。

有趣的是，尽管静脉血的 PCO_2 与 PO_2 大致相同，但由于 HCO_3^- 的量很大，CO_2 的含量要高得多。此外，由于 CO_2 的溶解度较大，静脉血中溶解的 CO_2 的量远远高于溶解的 O_2 的量。

描绘 CO_2 从组织到肺部的转运途径，注意每条途径的相对促进作用：

☐ 1. H_2CO_3/HCO_3^-

☐ 2. 氨基甲酰血红蛋白

☐ 3. 溶解的 CO_2

描绘 CO_2 平衡曲线，强化何尔登效应：

☐ 4. 动脉血

☐ 5. 静脉血，注意血红蛋白在脱氧状态下对 CO_2 有较高的亲和力

习题答案

A. 氧合血红蛋白，碳酸氢盐阴离子（HCO_3^-）

B. 脱氧血红蛋白

C. 碳酸酐，碳酸

D. 40 mmHg，肺泡 PCO_2

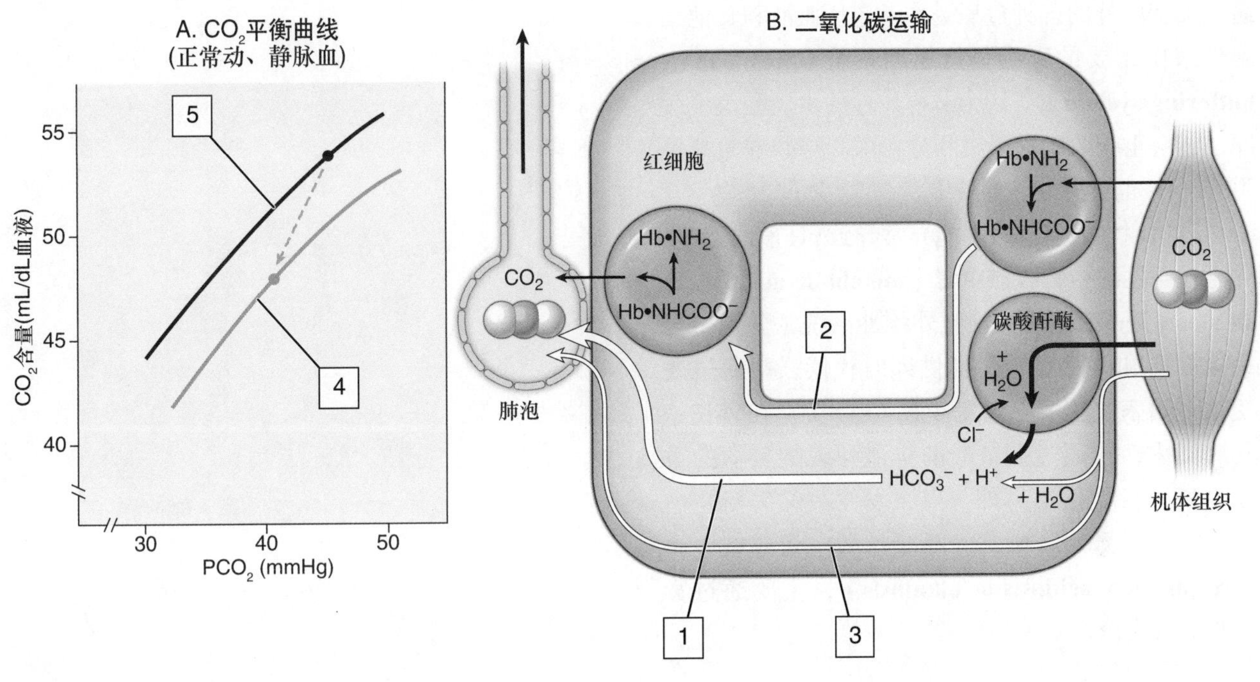

习题

A. 大多数氧气在血液中以 ______________ 形式运输，而大多数二氧化碳的运输方式是 ______________。

B. 当血红蛋白以 ______________ 形式存在时，血红蛋白与 CO_2 结合的亲和力提高。

C. 溶解在血液中的 CO_2 被 ______________ 酶转换为 ______________。

D. 动脉血的 PCO_2 通常为 ______________，反映了它与 ______________ 的平衡。

第十八节　二氧化碳的运输和酸碱平衡

正常时血液 pH 值受肺、肾和体液中缓冲物质的严格调节，范围维持在 7.35～7.45（见本节和第五章）。这种严格的调节是必需的，因为 pH 值的显著波动会影响酶的活性、蛋白质结构和几乎其他所有的机体生理过程。当 pH 值出现明显变化而不予纠正时，则会导致死亡。CO_2 运输对于维持**酸碱平衡（acid-base equilibrium）**至关重要。

体内的酸包括**挥发性酸（volatile acid）**，是各种形式的 CO_2。糖类和脂肪氧化代谢产生的 CO_2 可以很容易地通过肺呼吸来清除，以维持 pH 平衡。**非挥发性酸（nonvolatile acids）**，如乳酸和磷酸，通过细胞内外的各种过程缓冲，包括血液和其他细胞外液中重要的**碳酸氢盐缓冲系统（bicarbonate buffering system）**。因为非挥发性酸由碳酸氢根缓冲，肾会重吸收碳酸氢根和分泌酸。当碳酸氢盐再生时，H^+也会分泌入尿液中。

当代谢性疾病或肾功能异常导致 pH 值改变时，称为**代谢性酸中毒或碱中毒（metabolic acidosis or alkalosis）**。细胞内和细胞外缓冲系统（分别主要是蛋白质和碳酸氢盐）提供即时代偿，并通过改变呼吸频率快速清除挥发性酸（CO_2）。在较长一段时间内，肾通过调节酸的排泄和碳酸氢盐的重吸收来进行代偿。另外，当原发性酸碱失衡是由呼吸疾病所致时，则称为**呼吸性酸中毒或碱中毒（respiratory acidosis or alkalosis）**，主要通过肾机制进行代偿。

涂绘

- ☐ 1. 清除挥发性酸（CO_2）的途径
- ☐ 2. 清除缓冲非挥发性酸产生的 CO_2 的途径
- ☐ 3. 肾处理过量酸的途径
- ☐ 4. 肺
- ☐ 5. 肾
- ☐ 6. 血液

习题答案

A. 7.35，7.45
B. 非挥发性
C. 肾机制
D. 肾

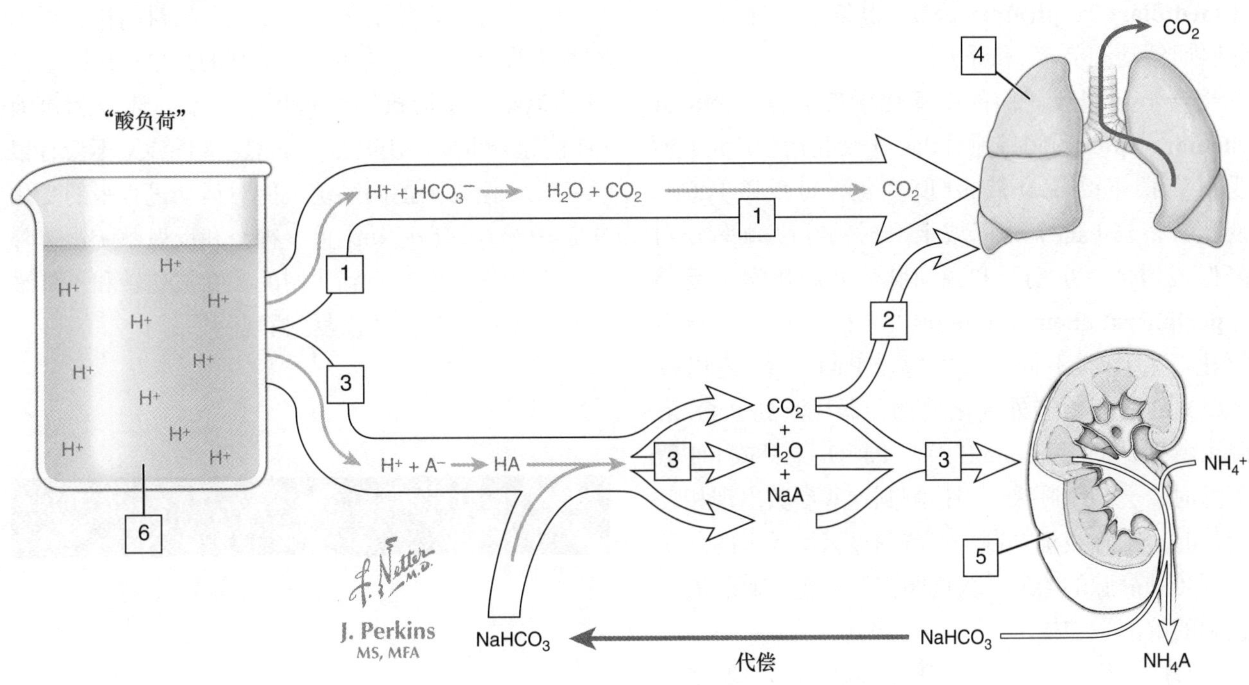

习题

A. 正常血液 pH 值范围在 ________________ 至 ______________。

B. 碳酸氢盐和蛋白质在 ________________ 酸缓冲中发挥重要作用。

C. 呼吸性酸碱失衡的主要代偿是通过 ________________。

D. 由于缓冲非挥发性酸而耗竭的碳酸氢盐由 ______________ 代偿。

第十九节 呼吸控制

虽然人们可以通过屏住呼吸或过度通气来自主控制呼吸，但根本上这是一个严密调节 PaO_2 和 $PaCO_2$（动脉 O_2 和 CO_2）的非自主过程。对呼吸的控制主要通过以下方式完成：

- 脑干呼吸中枢
- 外周和中枢化学感受器
- 肺和关节中的机械感受器

来自这些区域的信号被传入**延髓呼吸中枢（medullary respiratory center）**整合，通过影响呼吸肌活动调节 V_T 和呼吸模式。

位于延髓腹侧面的**中枢化学感受器（central chemoreceptors）**间接地对 $PaCO_2$ 变化产生反应（感受器直接感受脑脊液 pH 值变化，可反映 $PaCO_2$ 变化）。当 $PaCO_2$ 下降或上升时，呼吸频率分别降低或增加。主动脉和颈动脉体**外周化学感受器（peripheral chemoreceptors）**（见第三章）与中枢化学感受器不同，可以感受 PaO_2、pH 值以及 $PaCO_2$ 的变化。当外周化学感受器检测到 PaO_2 下降（特别是低于 60 mmHg）、$PaCO_2$ 上升或 pH 值下降时，会刺激呼吸。当检测到这些参数出现相反变化时，则呼吸被抑制。本节图显示了呼吸的化学控制（肺静脉的绘制是为说明控制效应，而非展示正确的解剖学结构）。

呼吸作用也受到许多其他机制的调节。**肺机械感受器（pulmonary mechanoreceptors）**在肺扩张时抑制吸气，防止过度充气。这种反应被称为**黑-伯反射（Hering-Breuer reflex，或称肺牵张反射）**。关节和肌肉机械感受器检测肌肉和关节的运动，并通过增加呼吸频率做出反应，这在呼吸运动调节中起到了一定作用（见下文）。大气道中刺激性感受器通过激活中枢神经系统对颗粒物和有毒气体做出反应，导致反射性支气管收缩和咳嗽。肺泡中的毛细血管旁感受器（J 感受器）受到肺过度充气和各种化学的刺激，产生反射性的快速浅呼吸。

在运动过程中会出现综合的呼吸反应。在最大限度的有氧运动中，耗氧量可以从正常的平均 250 mL/ min 上升到高达 4 L/ min，而 PaO_2 或 $PaCO_2$ 没有显著的变化。呼吸在开始时的快速增加在很大程度上是神经和反射机制的结果；但随着持续的运动，反馈机制变得更加重要。体温和血液 pH 值起着重要作用。虽然 PaO_2 和 $PaCO_2$ 不会有很大变化，但呼吸控制系统可能对运动过程中的变化更加敏感。一旦运动结束，神经和反射系统迅速降低呼吸频率，但是直到代谢的改变被逆转和不再激活反馈系统，呼吸才恢复到静息水平。

涂绘以下结构和记录化学感受器信号导致呼吸调节的途径：

- ☐ 1. 肺泡
- ☐ 2. 主动脉体
- ☐ 3. 颈动脉体
- ☐ 4. 延髓
- ☐ 5. 膈神经
- ☐ 6. 肋间神经
- ☐ 7. 肋间肌
- ☐ 8. 膈肌

习题答案

A. $PaCO_2$

B. 肺过度充气

C. 神经，反射，反馈

D. 肺刺激性感受器

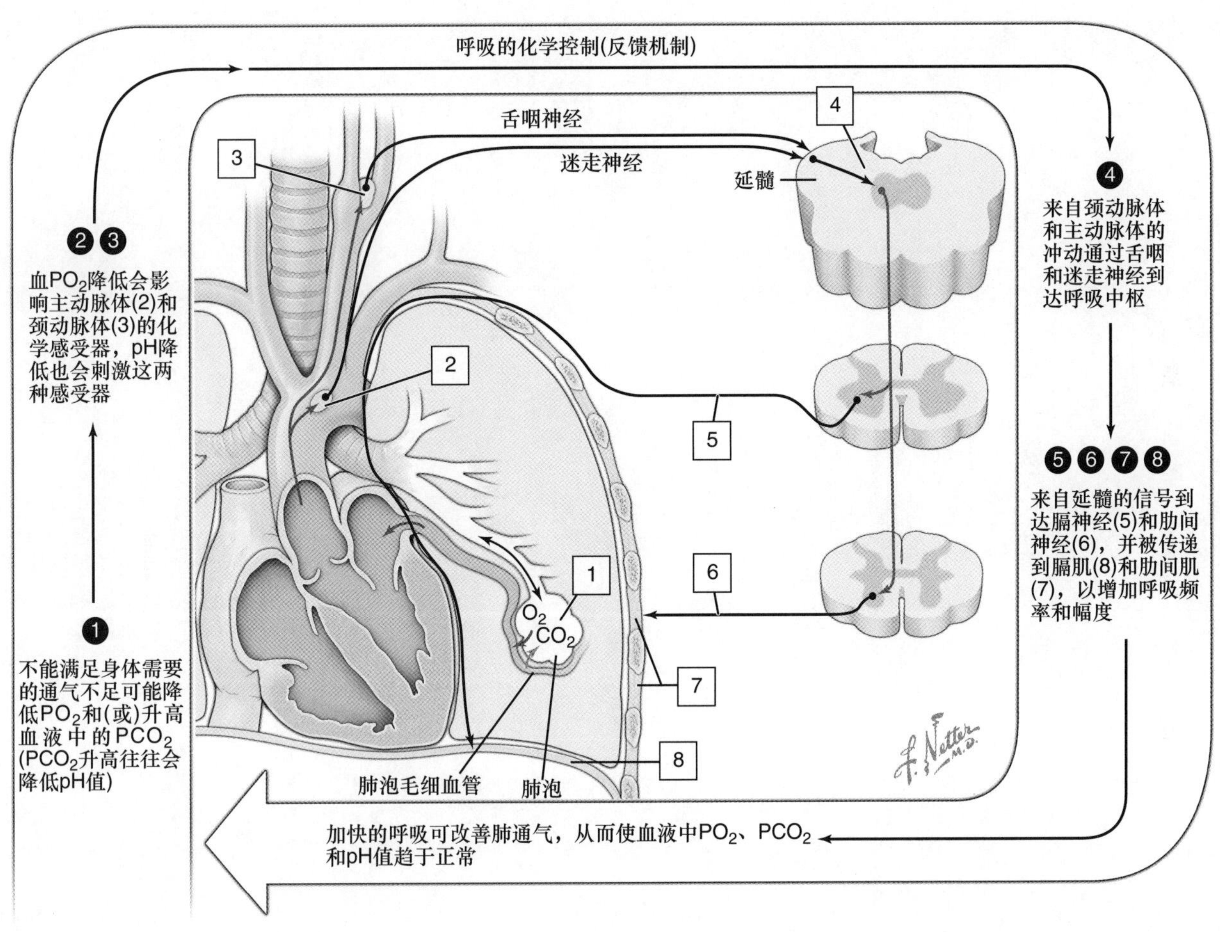

习题

A. 虽然外周化学感受器感受 PaO_2、$PaCO_2$ 和 pH 值的变化，但中枢化学感受器主要是感受 ________ 的变化。

B. 在黑-伯（肺牵张反射）反射中，呼吸终止是为了防止 ________。

C. 运动开始时通过 ________ 和 ________ 机制引起快速呼吸反应，而较长期的反应是通过 ________ 机制来实现的。

D. 反射性咳嗽和支气管收缩是由 ________ 刺激产生的。

第五章　肾脏生理学

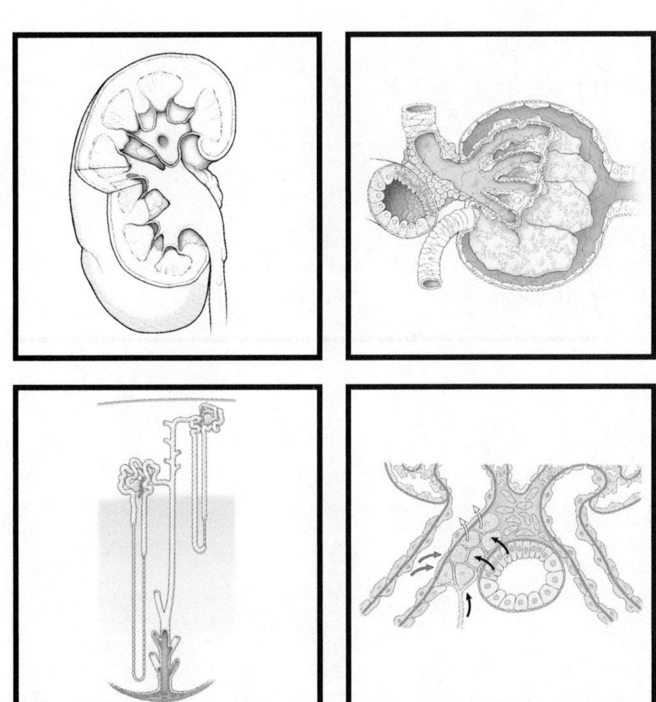

5 第一节　肾：概述和解剖结构

肾为成对器官，血液由肾动脉滤过后，经肾静脉出肾（图 B）。肾具有如下功能，有助于维持内环境的稳态，包括：

- 调节水和电解质平衡：肾通过影响氯化钠和水的重吸收以及排泄来调节细胞外液（ECF）的量。同时，肾也是调节血浆中其他重要物质含量（如 Na^+、K^+、Cl^-、HCO_3^-、H^+、Ca^{2+} 和磷酸盐）的场所。
- 调节血浆渗透压：通过开放或者关闭肾集合管（CDs）的特定水通道（水通道蛋白），分别形成浓缩尿或稀释尿，以此来调节血浆渗透压和血容量。
- 清除代谢产生的废物：通过尿液排出尿素（来自蛋白质代谢）、肌酐（来自肌肉代谢）、胆红素（来自血红蛋白分解）、尿酸（来自核酸分解）、代谢酸和来自药物的一些外源性物质等。
- 激素的产生和转化：肾可以产生促红细胞生成素（可刺激骨髓中的红细胞生成）和**肾素**（**renin**，一种蛋白水解酶，可将肝合成的血管紧张素原转化为血管紧张素 I，见本章第十五节）。肾小管也会将 5- 羟维生素 D 转化为具有活性的 1,25- 二羟维生素 D，它可以作用于肾、肠道和骨骼来调节钙稳态。
- 代谢功能：肾可以通过氨生成（ammoniagenesis）形成氨，在维持酸碱平衡中起重要作用（见本章第十七节）。肾和肝一样可通过糖异生产生葡萄糖。

成年人的肾约有自身拳头大小，被纤维组织囊包裹。肾实质分为皮质和髓质。肾皮质包含肾小体，肾小体由肾小囊包裹着肾毛细血管球构成。肾小体与肾小管相连共同形成肾单位，肾单位是肾的功能单位，以尿液形式排出废物（见本章第二节）。肾髓质分为内髓和外髓，包含髓袢和集合管，这些结构如图 A 所示形成肾锥体。

小管液流过肾单位后，剩余流经集合管的液体（尿液）流出髓质锥体的肾小盏。肾小盏结合在一起汇成肾大盏，并流入输尿管。输尿管通向膀胱，尿液储存于膀胱直至排出体外。

涂绘并标记以下结构

- □ 1. 皮质
- □ 2. 髓质
- □ 3. 肾乳头
- □ 4. 肾小盏
- □ 5. 肾大盏
- □ 6. 肾盂
- □ 7. 输尿管
- □ 8. 肾动脉
- □ 9. 肾静脉

习题答案

A. 在尿液生成过程中，调节集合管中水和电解质（尤其是钠离子）的重吸收

B. 肾素

C. 氨生成，糖异生

D. 髓袢，集合管

E. 尿液

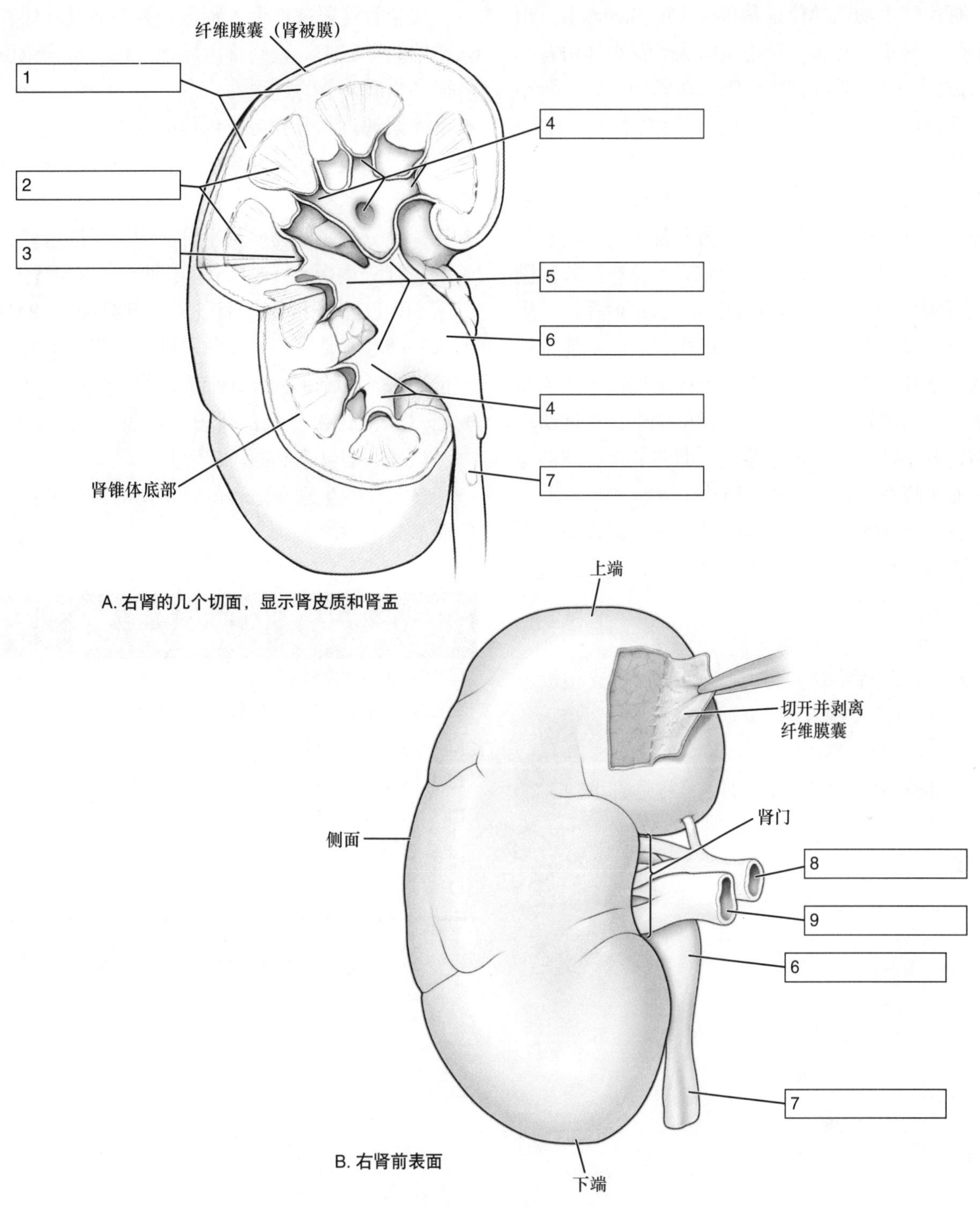

A. 右肾的几个切面，显示肾皮质和肾盂

B. 右肾前表面

习题

A. 肾是如何调节血浆渗透压和血容量的？

B. 肾产生蛋白水解酶 _____，将肝分泌的血管紧张素原转化为血管紧张素Ⅰ。

C. 肾的代谢功能包括 ________________ 和 ________________。

D. 肾髓质含有 ______________________ 和 ______________________。

E. 从集合管流入肾小盏的小管液称为 _____。

第二节 肾单位：结构和基本功能

肾的基本功能单位是**肾单位（nephrons）**，由肾小体、肾小管和集合管连接组成。肾小体由肾小囊和被肾小囊包裹的肾小球毛细血管网组成。肾小管可分为近端小管（PT）、髓袢和远端小管（DT）。每个肾含有超过100万个肾单位。肾单位有两种：皮质肾单位（也称为浅肾单位或短肾单位，占总数的80%）和近髓肾单位（也称为深肾单位，占总数的20%）。值得注意的是，近髓肾单位有很长的髓袢，可深入到髓质，允许尿液的浓缩和稀释；皮质肾单位的髓袢非常短，它们可以稀释、但不能浓缩尿液。本章第十三节将讨论近髓肾单位在尿液浓缩机制中的重要性。另外，每个肾单位中，在远曲小管靠近肾小球处形成球旁器，帮助调节肾小球的滤过功能（将在本章第三节中讨论）。

我们已经了解了肾单位的结构。一部分血浆经过肾小球毛细血管的滤过进入肾小囊，随后通过以下途径流出肾单位：

1. 近曲小管（S1段）。
2. 近直小管（S2和S3段，又称髓袢降支粗段）。
3. 髓袢降支细段。
4. 髓袢升支细段。
5. 髓袢升支粗段（TALH，又称远直小管）。
6. 远曲小管。
7. 集合管（CD）。

集合管将尿液汇聚入肾盏，最终通过输尿管流入膀胱储存起来，直到排出体外。以下是肾单位参与循环物质调节的过程：

- 从血浆滤过水分和溶质到肾单位。
- 肾小管重吸收水分和溶质到管周毛细血管和直小血管。
- 选择性分泌一些物质到小管液中，促进这些物质的排泄；内源性（K^+、H^+、肌酐、去甲肾上腺素和多巴胺等）和外源性［对氨基马尿酸（PAH）、水杨酸和青霉素等］物质均可从管周毛细血管扩散出来，随后分泌到小管液中，经尿液排出体外。
- 通过尿液排出多余的水分、电解质和其他物质［尿素、胆红素和酸（H^+）］。

参与这些生理学过程的肾单位的具体位置将在后面章节中讨论。

涂绘和标记肾单位结构，表明尿液通过肾单位的路径，并注意它们在皮质肾单位和近髓肾单位的位置：

- ☐ 1. 近曲小管（S1段）
- ☐ 2. 近直小管（S2和S3段）
- ☐ 3. 髓袢降支细段
- ☐ 4. 髓袢升支细段
- ☐ 5. 髓袢升支粗段（TALH）
- ☐ 6. 远曲小管
- ☐ 7. 集合管（CD）

习题答案

A. 肾小球毛细血管网和肾小囊

B. 皮质（浅）和近髓（深）肾单位，近髓肾单位

C. 肾皮质

D. 滤过、重吸收、分泌和排泄

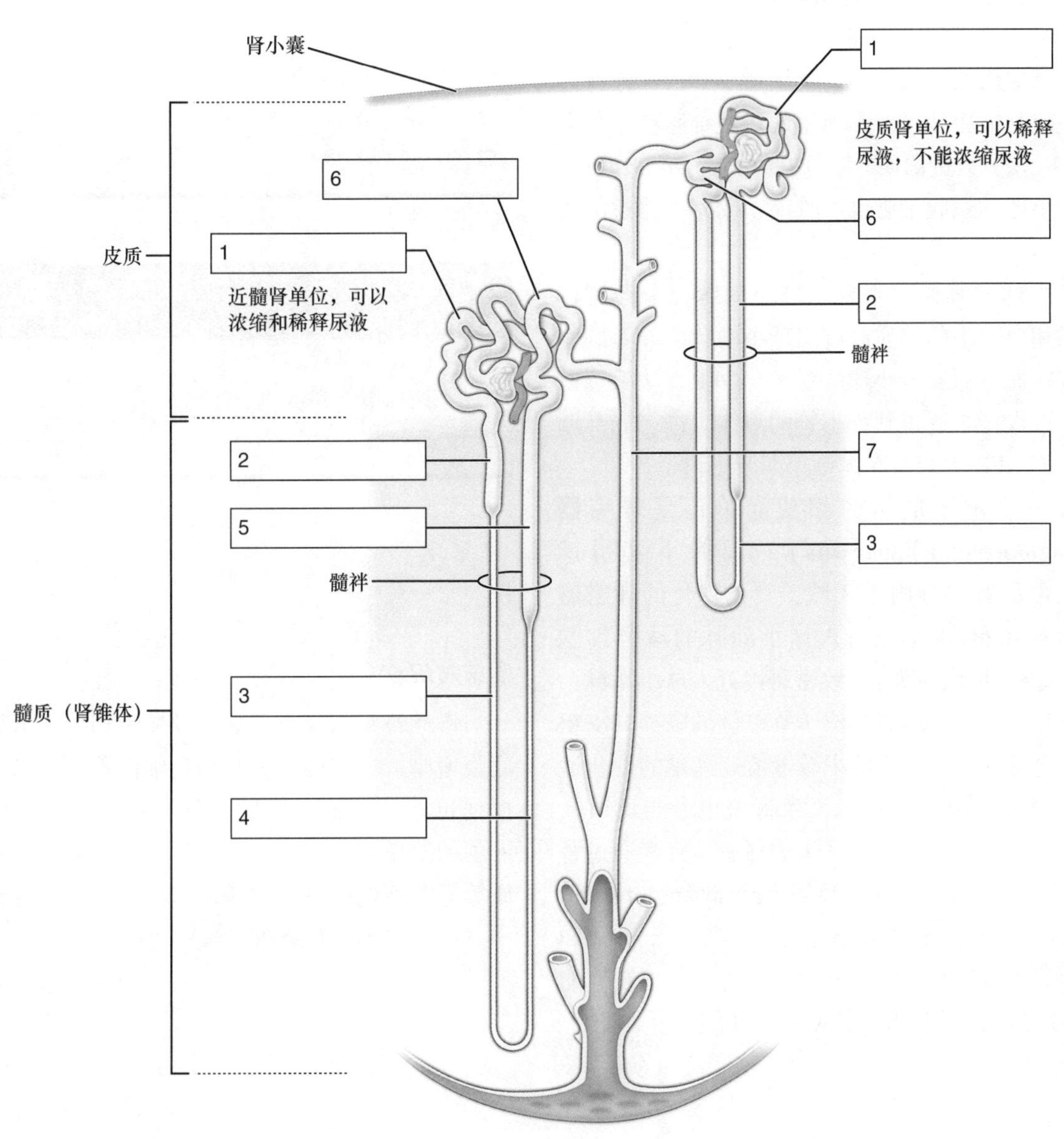

习题

A. 肾小体由哪些结构组成？

B. 两种肾单位的名称分别是什么？哪一种肾单位对尿液浓缩有影响？

C. 肾小体位于何处？

D. 肾单位的 4 种主要功能是什么？

5 第三节 肾小球和球旁器

肾小球是一种毛细血管系统，血浆从肾小球滤过，形成超滤液，流入肾小囊内。肾小球毛细血管内皮上有孔，允许除血细胞、蛋白质和大多数大分子外的物质滤出到肾小球超滤液中。肾小球毛细血管被一层上皮细胞（足细胞）所包围，这一层足细胞有助于形成滤过膜。根据物质大小和所带电荷性质来决定其能否滤过。因为基膜和足细胞都带负电荷，所以大多数蛋白质（带负电荷）都不能被滤过。支持肾小球的系膜细胞也可收缩，以减小滤过的表面积。

肾小球毛细血管来自入球小动脉，未经滤过的血浆和血液中的物质通过出球小动脉离开毛细血管。这些血管可对肾小球滤过率（GFR，从毛细血管滤出进入肾小囊再到肾小管的液体）进行局部调节。有关 GFR 内容将在本章第四节中讨论。

另一个重要的结构和功能单位是**球旁器（juxtaglomerular apparatus）**。远曲小管折返到其发出的肾小球附近区域，其上特化的**致密斑（macula densa）**细胞与入球小动脉的球旁细胞（JG）接触，形成球旁器。致密斑接近入球小动脉，其作用是感受向远端肾单位（肾单位的髓袢升支粗段和集合管部分）运输的小管液流速和钠的变化，并调节肾血浆流量和 GFR。致密斑也参与调节入球小动脉附近球旁细胞中肾素的释放。肾素通过**肾素-血管紧张素-醛固酮系统（renin-angiotensin-aldosterone system，RAAS）**（见本章第十五节和第十六节）帮助维持水、电解质稳态。肾上腺素能神经可通过 β_1 受体调节致密斑的功能。

涂绘和标记与肾小球相关的结构：

- □ 1. 入球小动脉（毗邻球旁细胞）
- □ 2. 球旁细胞（球旁器的一部分）
- □ 3. 致密斑（球旁器的一部分）
- □ 4. 远曲小管
- □ 5. 肾小球毛细血管网
- □ 6. 出球小动脉
- □ 7. 近端小管

涂绘和标记肾小球毛细血管膜的组成（从毛细血管腔到肾小囊间隙）：

- □ 8. 有孔内皮细胞
- □ 9. 毛细血管基底膜
- □ 10. 足细胞

临床知识点

慢性肾小球肾炎（如与糖尿病相关）可导致基底膜增厚、上皮细胞肿胀和毛细血管腔狭窄。这种损伤可永久性地破坏滤过膜，降低 GFR，增加血液中的溶质和水分；还可使红细胞（RBC）和蛋白质等通常不能滤过的物质通过滤过膜，出现在尿液中。慢性肾小球肾炎可导致肾衰竭。

习题答案

A. 肾小球

B. 大分子物质（如红细胞）和带负电荷的物质（如蛋白质，正常情况下）

C. 流速，钠离子浓度

D. 入球小动脉，出球小动脉

E. 参与构成滤过屏障的肾小球基底膜上皮细胞

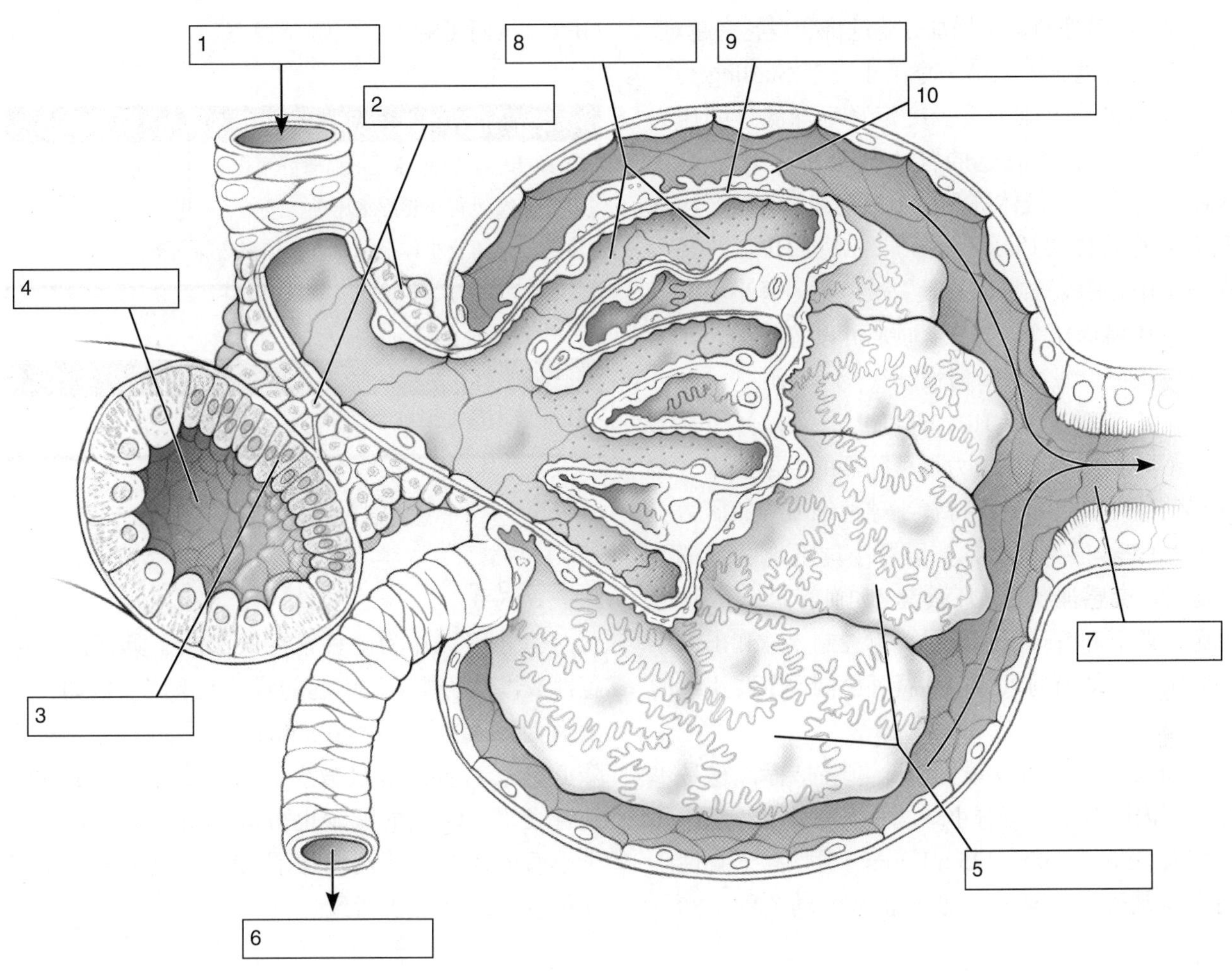

习题

A. 什么结构可以滤过血液？

B. 举例说出血浆中不被滤过的物质。

C. 远端小管上的致密斑可以感受小管液 __________ 和 ___________。

D. 血液从 __________ 进入肾小球，通过 ___________ 离开肾小球。

E. 什么是足细胞？

第四节　肾小球滤过Ⅰ：物理因素和有效滤过压

GFR是由有效滤过压和肾小球毛细血管膜对血浆中溶质的通透性决定的。如前所述，除了大多数蛋白质、蛋白质结合物和细胞外，血浆可以在肾小球毛细血管中自由滤过。因为分子从毛细血管腔滤过到肾小囊的过程中，必须通过几个屏障，所以这个过程受到分子大小的限制。因此，小分子如水、葡萄糖、肌酐和尿素都可以自由滤过。而随着分子增大，或其所带净负电荷增加，滤过将变得越来越难。

有效滤过压（见第一章第十三节 Starling 力）控制流体进出毛细血管。决定肾小球滤过的压力包括有利于液体滤过的肾小球毛细血管静水压（HP_{GC}），吸引液体进入肾小球毛细血管的肾小球毛细血管胶体渗透压（π_{GC}），对抗 HP_{GC} 的肾小囊静水压（HP_{BS}），以及吸引液体进入肾小囊的肾小囊胶体渗透压（π_{BS}）（通常可以忽略不计，因为蛋白质很少滤过）。假设 π_{BS} 为0，则：

$$有效滤过压=HP_{GC}-(HP_{BS}+\pi_{GC})$$

不同于那些远端压力显著降低的毛细血管，出球小动脉可以收缩并维持肾小球毛细血管的压力。因此，HP_{GC} 很少降低，整段肾小球毛细血管都可以滤过。交感神经、循环激素（如血管紧张素Ⅱ）、肌源性调节和管球反馈信号可以控制入球和出球小动脉阻力，从而通过肾内和肾外机制调节肾小球的滤过。

GFR是衡量肾功能的一个重要指标，它是单位时间内两肾中所有肾小球滤过血浆的量。健康的成年人GFR为100～125 mL/min，男性高于女性。在平均动脉压（MAP）处于正常波动范围（80～180 mmHg）时，许多因素有助于维持GFR的稳定。有效滤过压（见上式）和滤过系数 K_f（mL/min×mmHg）决定了GFR的大小（K_f 是肾小球毛细血管膜的水通透率及其滤过总表面积的函数，反映了肾单位的数量和大小）。该方程式为：

$$GFR=K_f[HP_{GC}-(HP_{BS}+\pi_{GC})]$$

上述方程中任何一个参数的显著改变都会影响GFR，从而影响水、电解质稳态。

标记参与肾小球滤过的力，并描绘显示力方向的箭头：

- ☐ 1. HP_{GC}（肾小球毛细血管静水压）
- ☐ 2. HP_{BS}（肾小囊静水压）
- ☐ 3. π_{GC}（肾小球毛细血管胶体渗透压）

标记与 K_f（滤过系数）相关的位置：

- ☐ 4. 肾小球毛细血管膜

临床知识点

GFR可以作为一种常见的诊断工具帮助确定急性或慢性功能障碍引起的肾功能下降。例如，大出血使MAP降低到80 mmHg以下，可能会显著降低 HP_{GC}，导致滤过减少甚至停止，从而引起急性肾衰竭。GFR的减少也可能是由于肾结石阻塞了小管液流动，从而增加了 HP_{BS}，或由于肾小球硬化导致的 K_f 减少所致。

习题答案

A. 有效滤过压，毛细血管对血浆中物质的通透性

B. 错误；肾内和肾外机制均可调节肾小球滤过

C. 肾小球滤过率（GFR）

D. 降低

E. 不会，在较大的平均动脉压范围内可以维持正常的GFR。

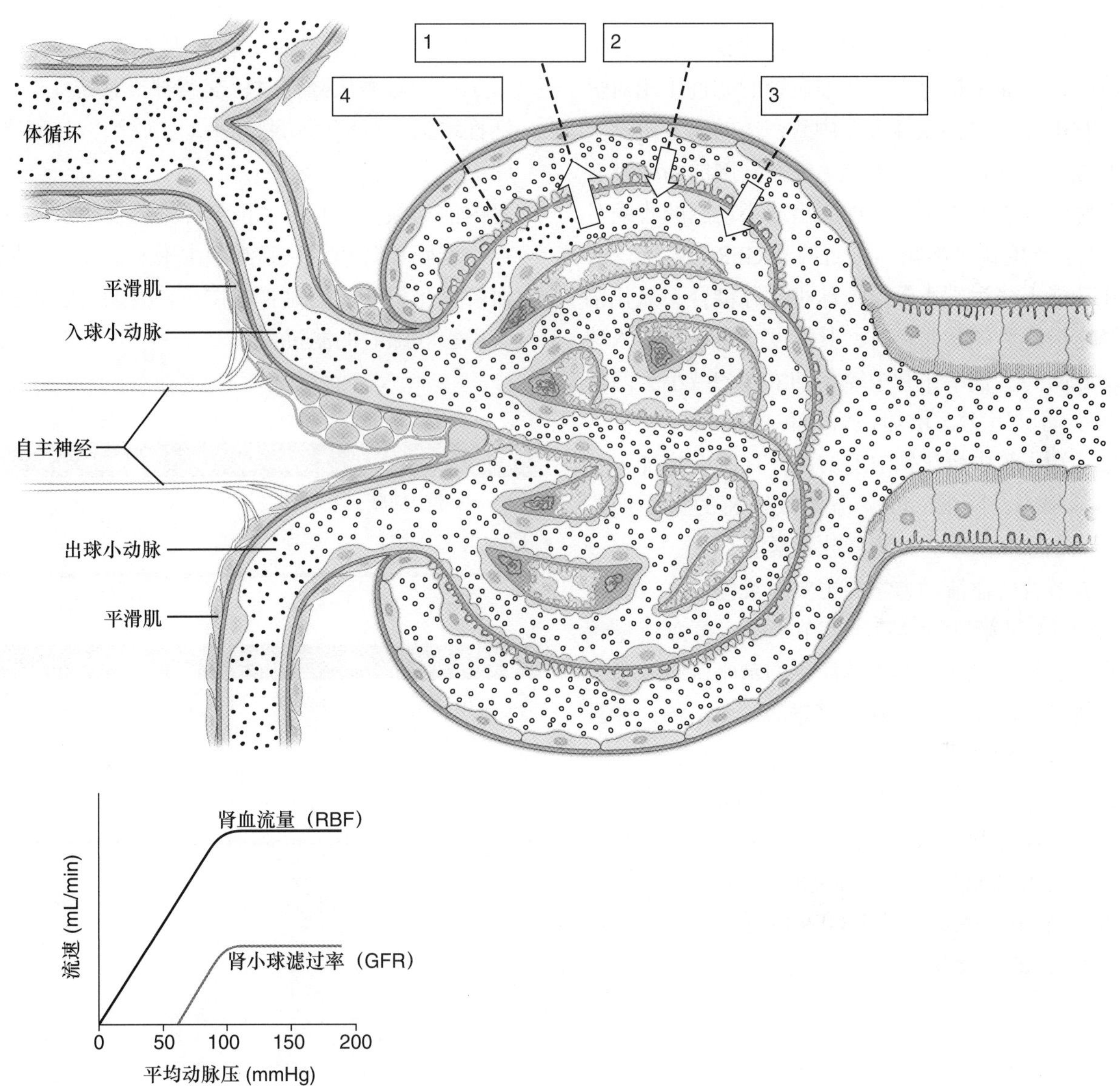

习题

A. 肾小球滤过率由 ______________ 和 ______________ 决定。

B. 判断：肾小球滤过只能通过肾外机制进行调节。

C. 单位时间内两肾中所有肾小球滤过的血浆量称为 ____________。

D. 只增加肾小球毛细血管胶体渗透压（π_{GC}）会 __________ 净滤过压。

E. 一般情况下，MAP 在 80～180mmHg 范围内发生变化会对 GFR 产生影响吗？

5 第五节　肾小球滤过 II：肾血流动力学的调节

自身调节机制、激素、血管活性物质和肾交感神经通过影响肾的血流动力学（血流、阻力和压力）来调节 GFR。自身调节包括**肌源性机制**（**myogenic mechanism**）和**管球反馈**（**tubuloglomerular feedback，TGF**）。局部静水压（反映全身血压的变化）增加时，肌源性机制可使肾动脉和小动脉直接收缩，从而维持肾小球毛细血管的滤过压相对恒定。TGF 是一种涉及球旁器中致密斑的调节机制。肾的独特之处在于，肾小球毛细血管网的两端都有小动脉（阻力血管）。入球或出球小动脉的收缩可对 HP_{GC} 产生直接影响，从而调节 GFR。由于球旁器在功能上将远端小管与入球小动脉耦合，氯化钠流经远端小管的致密斑时，其浓度变化可控制入球小动脉阻力。远端小管中氯化钠浓度的减小会降低入球小动脉阻力，增加该肾单位的 GFR；相反，如果远端小管中氯化钠浓度增加，TGF 会增加入球小动脉阻力，降低 GFR。流经致密斑的氯化钠浓度降低也会刺激球旁细胞释放肾素。

调节肾的血流动力学的主要因素包括：

1. RAAS（见第三章第二十三节）：在肾血流量较小时，肾血管压力感受器所受的牵张刺激减少，促进球旁细胞分泌肾素。肾素激活 RAAS，并最终导致血管紧张素 II 的产生。
2. 血管紧张素 II：对 GFR 有直接和间接的影响。它使肾动脉和小动脉（对出球小动脉的影响更大）收缩，并通过收缩系膜细胞降低 K_f。这些作用可维持 GFR 的稳定或使 GFR 降低，有助于实现对 GFR 的复杂调控。
3. 心房钠尿肽（ANP）：心房容积增加时受到的牵拉可刺激心房分泌 ANP。它可使入球小动脉舒张，出球小动脉收缩，使 HP_{GC} 升高，从而增加 GFR，实现利尿（尿排泄增加）和利钠（钠排泄增加）作用，最终减少体液量。
4. 交感神经和儿茶酚胺（肾上腺素和去甲肾上腺素）：全身血压降低时，交感神经系统（SNS）活性增强，可使肾动脉和小动脉收缩，从而降低 GFR。
5. 肾内前列腺素：PGE_2 和前列环素是血管扩张剂，在小动脉和肾小球系膜细胞水平发挥作用，抵消血管紧张素 II 收缩血管的作用，有助于防止肾血管极端收缩时的滤过损失。

涂绘和标记图 A：

- ☐ 1. 入球小动脉
- ☐ 2. 球旁细胞

涂绘图 B：

- ☐ 3. 左侧箭头：显示肾素-血管紧张素系统受到刺激（从肾素的增加开始），可致肾血管收缩
- ☐ 4. 右侧箭头：显示肾素-血管紧张素系统受到抑制，导致肾血管的收缩减弱

习题答案

A. 肌源性机制，管球反馈

B. 致密斑，管球

C. 心房容积增加时，ANP 从心房释放，使入球小动脉舒张，出球小动脉收缩。

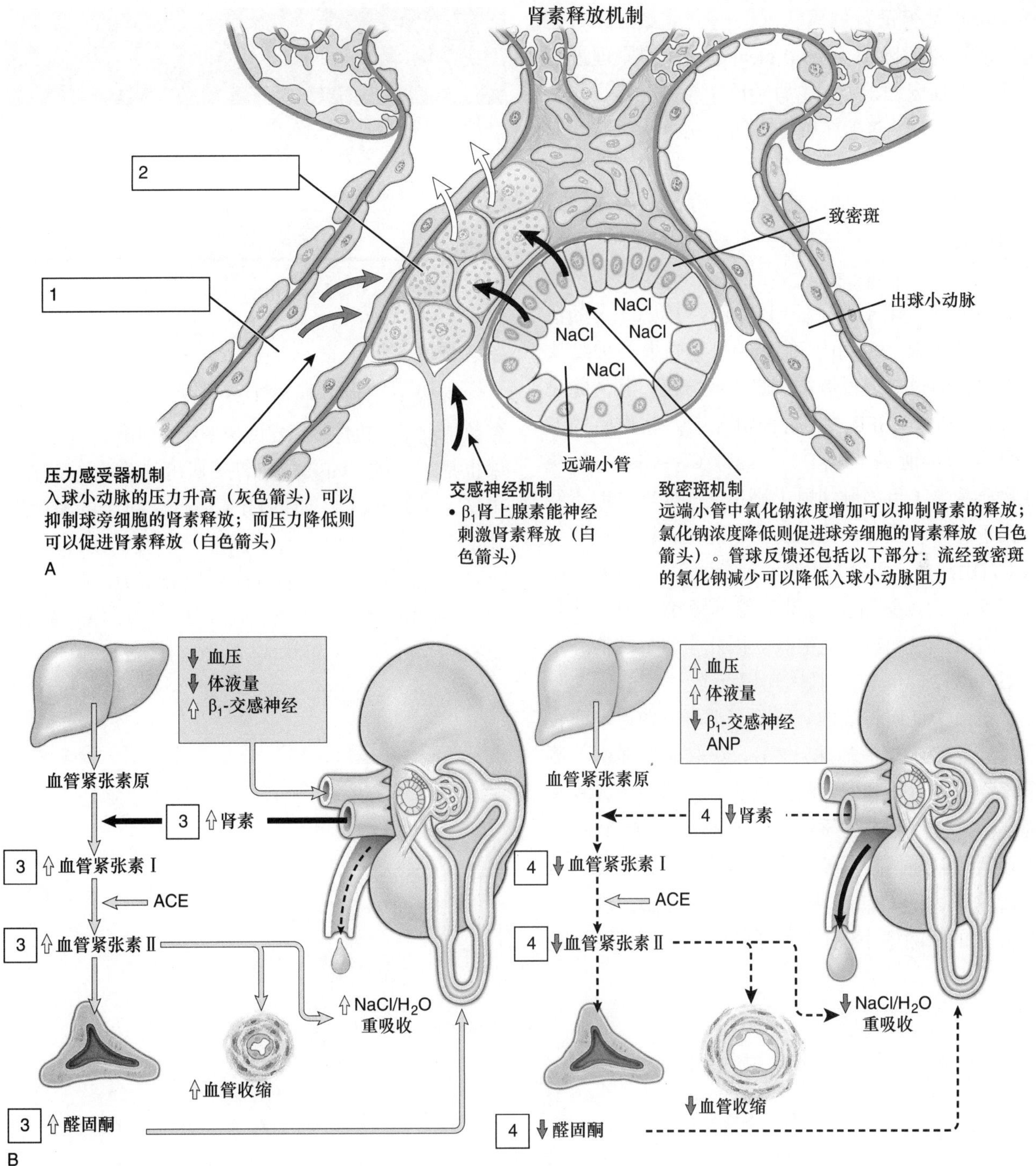

习题

A. 肾血流动力学的自身调节通过 __________ 和 __________ 发生。

B. __________ 细胞可以感知远端肾小管中氯化钠浓度的变化，并引起肾小球滤过的改变；这种机制被称为 __________ 反馈。

C. ANP 何时从心肌细胞中释放出来？该肽对肾入球小动脉和出球小动脉有什么作用？

GFR 是衡量肾健康状况的一个重要指标，它可以通过**肾清除率（renal clearance）**的原理进行评估（见临床知识点）。肾清除率（C_x）是指血浆中的某种物质（X）在单位时间内完全清除时所对应的血浆体积。清除公式包括某物质的尿液浓度和血浆浓度，以及尿的流速，通常用 mL/min 或 L/d 表示：

$$C_x = (U_x \times \dot{V}) / P_x$$

该方程可用于确定任何滤过的物质（X）的清除率，该原理也可用于确定 GFR。如果一种物质可以自由滤过，但没有被重吸收或分泌，其清除率就可以等同于 GFR。在这种情况下，该物质的滤过量等于排泄量（F=E），因此 C_x=GFR。外源性物质菊粉（可静脉注射）满足这些要求，但不经常用于患者。虽然内源性物质不能完全满足这些要求（自由滤过，而没有重吸收或分泌），但肌酐（肌肉代谢产物）只有 10% 被分泌到肾小管中，并且可以自由滤过而没有重吸收。因此，肌酐的清除率比 GFR 高约 10%（见临床知识点）。

血液中任何物质的肾清除率都可以通过定时收集尿液（确定尿液流速，$\dot{V}$）、获取血液样本、测量该物质在血浆和尿液的浓度，并用清除率方程来确定。将自由滤过物质（X）的清除率与 GFR 进行比较，可以评估肾对该物质的净处理方式：如果 X 的清除率大于 GFR，则存在 X 的净分泌；反之，如果 X 的清除率小于 GFR，则存在 X 的净重吸收。

习题答案

A. 血浆

B. 自由滤过，并且不被重吸收或分泌，所以 F=E

C. 肌酐

D. GFR 与 $1/P_{Cr}$ 成正比

涂绘和标记：在肾单位示意图上，箭头指示了肾处理溶质的 4 个主要过程，并表明了这些过程是否与菊粉和（或）肌酐有关：

- ☐ 1. 滤过 / 两者都有关
- ☐ 2. 重吸收 / 两者都无关
- ☐ 3. 分泌 / 肌酐
- ☐ 4. 排泄 / 两者都有关

临床知识点

临床上用血浆肌酐（P_{Cr}）来评估 GFR。在大多数情况下，机体以恒定的速率产生肌酐，因此排泄率也是恒定的。GFR 近似等于肌酐清除率［GFR=（$U_{Cr} \times \dot{V}$）/P_{Cr}］；如果 GFR 降低，肌酐的清除率降低，而血浆肌酐升高。因此，GFR 与 $1/P_{Cr}$ 成正比。临床工作中可以通过简单地分析 P_{Cr} 来快速得到 GFR 的近似值。正常情况下 P_{Cr} 约为 1mg%，对应 GFR 约为 1/1（正常值：100%）。如果 P_{Cr} 上升到 2，GFR 则为 1/2，或正常值的 50%，依此类推。

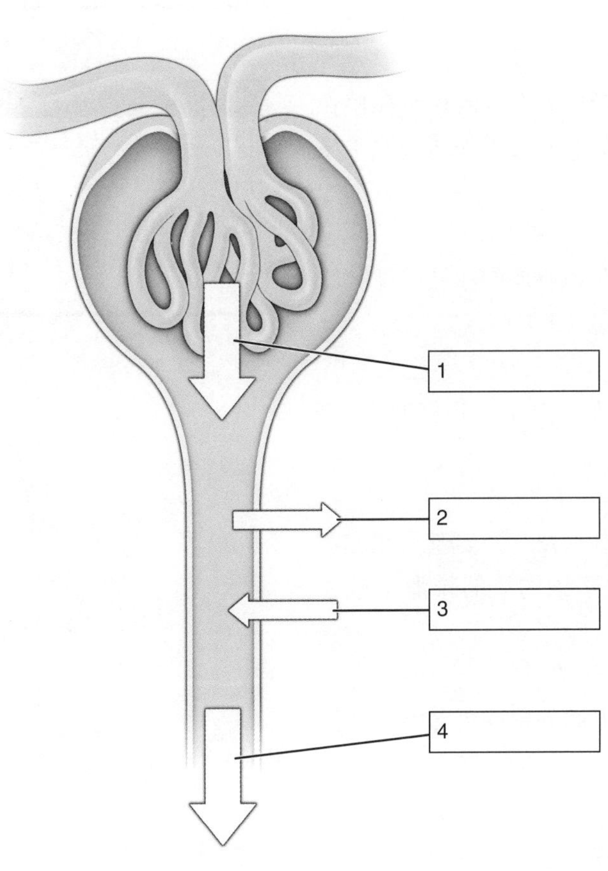

习题

A. 物质的肾清除率是单位时间内该物质被完全清除时所对应的 __________ 的量。

B. 外源性物质菊粉的清除率可以等同于 GFR，因为菊粉可 __________________。

C. 可用于计算 GFR 的内源性物质是 __________。

D. 血浆肌酐样本可以用来测定肾功能，因为 __________。

5

第七节 肾功能测定

肾单位与滤过、重吸收、分泌和排泄有关。以下定义和关系适用于自由滤过的物质，并将有助于理解肾是如何工作的：

- 对于所有滤过的物质，滤过速率（F_x）等于重吸收率（R_x）和排泄率（E_x）之和，再减去分泌率（S_x）：

$$F_x=(R_x+E_x)-S_x$$

- 某种物质的滤过负荷（FL_x）（即该物质在单位时间内滤过的量）是该物质的血浆浓度（P_x）乘以 GFR：

$$FL_x=P_x\times \text{GFR}$$

- 某种物质的排泄率(E_x)是该物质的尿液浓度(U_x)乘以单位时间产生的尿量（$\dot{V}$）：

$$E_x=U_x\times \dot{V}$$

- 某种物质的重吸收率（R_x）等于该物质的 *FL* 减去该物质的排泄率：

$$R_x=FL_x-E_x$$

- 某些分泌出来的物质（如肌酐、对氨基马尿酸、H^+），分泌率（S_x）等于该物质的排泄率减去 *FL*：

$$S_x=E_x-FL_x$$

肾单位示意图可以使上面的基本概念形象化。

涂绘箭头：

- □ 1. 滤过
- □ 2. 重吸收
- □ 3. 分泌
- □ 4. 排泄

填入方程：

- □ 5. 滤过负荷（$FL_x=P_x\times$GFR）
- □ 6. 重吸收率（$R_x=FL_x-E_x$）
- □ 7. 分泌率（$S_x=E_x-FL_x$）
- □ 8. 排泄率（$E_x=U_x\times \dot{V}$）

习题答案

A. S_x

B. E_x

C. 被重吸收

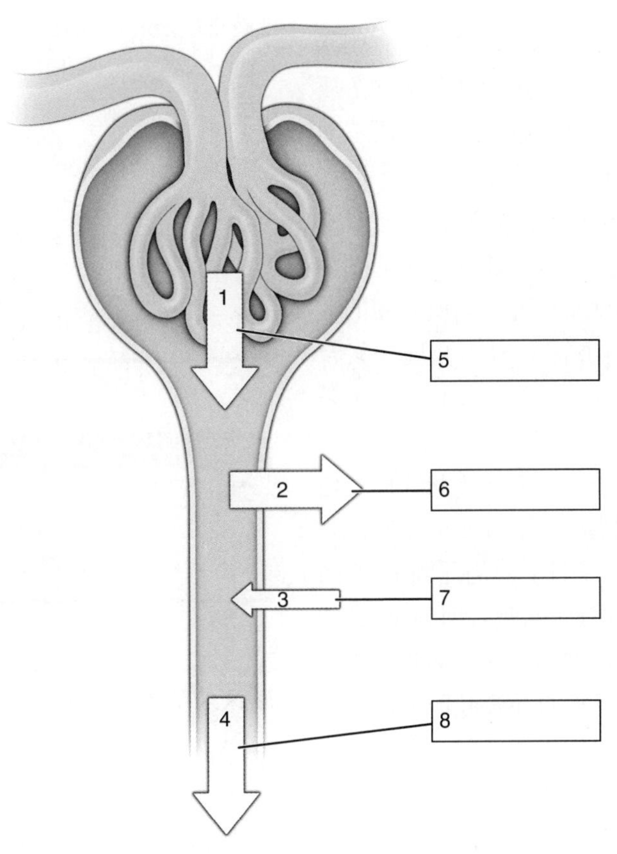

习题

A. $FL_x = (R_x + E_x) -$ ____ ?

B. $U_x \times \dot{V} =$ ____ ?

C. 物质 X 可以自由滤过，但其排泄率低于 FL_X。这意味着有部分 X__________。

第八节 肾单位的钠驱动转运

当血浆滤出到肾小囊进入近端小管（PT）时，重吸收的过程就开始了。一般来说，通过肾单位的大部分水和溶质都会被重吸收，近端小管具有最大的重吸收能力，而远端小管则进行微调过程。此外，某些物质（肌酐、对氨基马尿酸和青霉素）可分别被分泌到肾小管的各段中。

肾单位的各段都有重要功能。近端小管有刷状缘，增加了吸收的表面积，可促进大部分水和溶质的重吸收。髓袢降支细段对水通透，而对溶质不通透，允许小管液的浓缩（见本章第十三节）。髓袢升支粗段（TALH）对钠和其他溶质通透，但对水不通透，允许小管液稀释（髓袢是建立髓质浓度梯度的基础，而髓质浓度梯度是尿液浓缩所必需的；见本章第十三节）。远端小管（DT）和近端集合管是钠重吸收的最后一个部位，集合管（CD）是 H^+分泌、排泄以及尿液浓缩的部位。

钠离子浓度是肾重吸收水、电解质和各种其他溶质的主要驱动力。通过肾小球的 Na^+的 *FL* 很高［约 25000 毫当量（mEq）/ 日］，为了维持水的平衡，99% 以上的 FL_{Na} 必须被重新吸收回到血液中。这种重吸收首先是通过基底侧 Na^+/K^+-ATP 酶的活动建立钠离子浓度梯度，然后再在管腔侧（顶端）顺钠离子浓度梯度发生继发性主动转运来完成。当钠转运体重吸收钠（和其他溶质）时，就产生了重吸收水的驱动力。当水离开小管时，残留在小管液中的电解质和溶质的浓度增加，为它们扩散到细胞中提供了更高的浓度梯度。小管液中有 65%～70% 的水从 PT 重吸收到管周毛细血管中，这个过程主要是由钠的重吸收驱动的。图中的表格显示在肾单位各段中被重吸收的钠（以及水）的 *FL* 量。图中也显示了钠在肾单位中被重吸收的主要部位和转运体。

习题答案

A. 近端小管

B. 30～35

C. 近端小管和髓袢升支粗段

D. 髓袢升支粗段

E. 继发性

涂绘图中肾单位的不同部位以及相应的钠重吸收的转运体和通道：

近端小管（PT）：

- □ 1. 与 Na^+耦联的同向转运体（如葡萄糖、氨基酸、有机酸、磷酸盐）
- □ 2. Na^+/H^+逆向转运体（交换器）

髓袢升支粗段（TALH）：

- □ 3. Na^+-K^+-$2Cl^-$同向转运体（NKCC-2）
- □ 4. Na^+/H^+逆向转运体

远端小管（DT）：

- □ 5. Na^+-Cl^-同向转运体（对噻嗪类药物敏感）
- □ 6. 上皮钠通道（ENaC）

集合管（CD）：

- □ 7. 上皮钠通道（ENaC）

涂绘

- □ 8. 不同细胞基底侧的 Na^+/K^+-ATP 酶（钠泵）（绿色），钠泵被激活后可以降低细胞内的钠离子浓度，使得管腔内的钠可以沿其浓度梯度进入细胞

临床知识点

针对肾钠转运体的靶向药物可用于增加钠和水的排泄，以控制高血压或充血性心力衰竭患者的细胞外液量，髓袢利尿剂如呋塞米和布美他尼可以抑制髓袢升支粗段中的 NKCC-2 转运体，而噻嗪类利尿剂作用于远端小管中的 Na^+-Cl^-转运体。由于长期使用这些利尿剂会导致尿钾流失，所以在使用这些药物时必须监测血钾水平。阿米洛利是一种保钾利尿剂，作用于远端小管后端和集合管的 ENaC。

第八节 肾单位的钠驱动转运

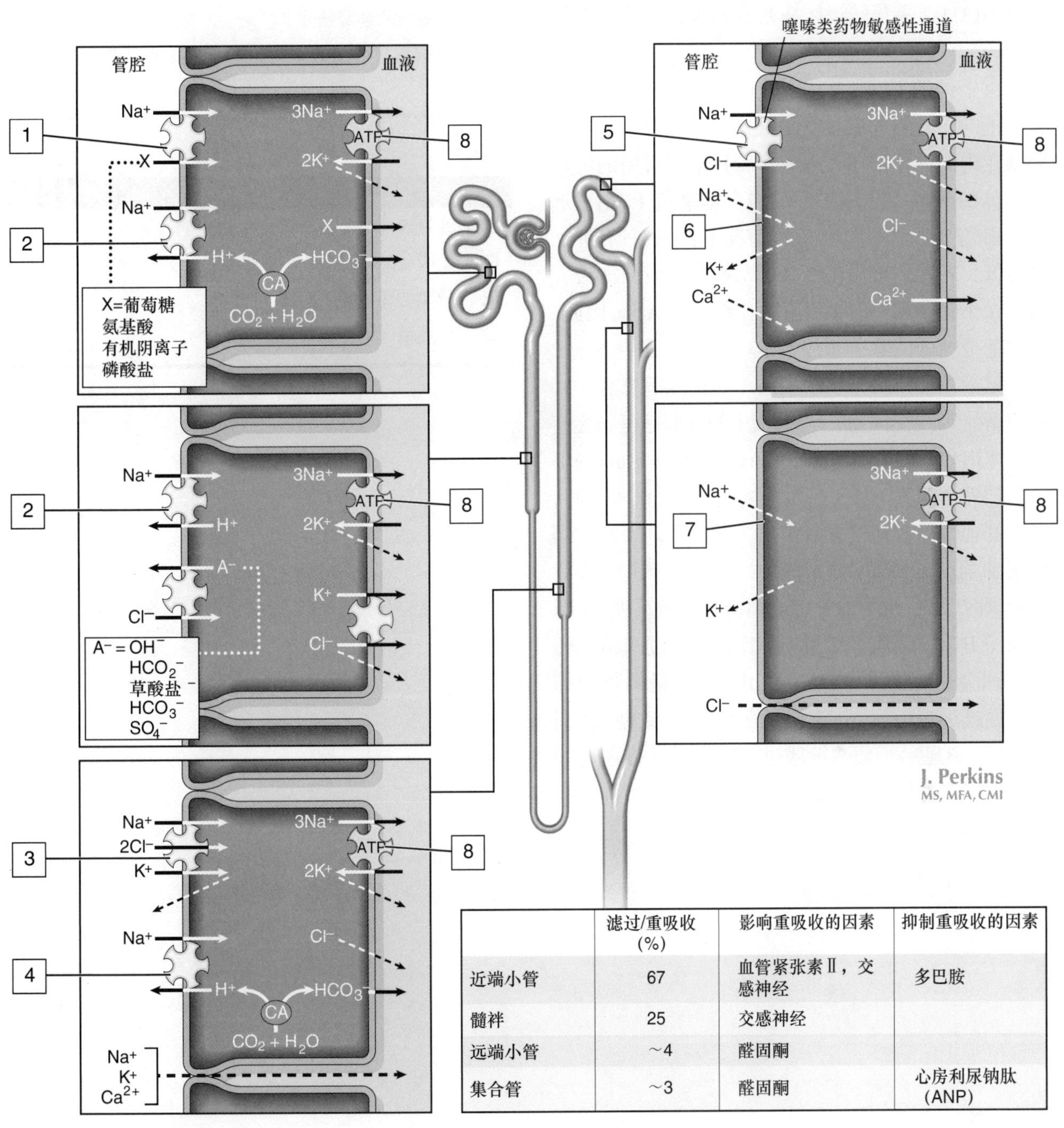

	滤过/重吸收(%)	影响重吸收的因素	抑制重吸收的因素
近端小管	67	血管紧张素Ⅱ，交感神经	多巴胺
髓袢	25	交感神经	
远端小管	~4	醛固酮	
集合管	~3	醛固酮	心房利尿钠肽(ANP)

习题

A. 钠在肾小管的哪一部分重吸收的量最多？

B. 进入髓袢降支细段的水量约为肾小球滤过量的 ________%。

C. 在肾小管的哪部分有 Na^+/H^+ 交换体？

D. 在肾小管的哪部分有 NKCC-2 转运体？

E. 管腔内钠转运体是原发性还是继发性主动转运体？

第九节 葡萄糖的重吸收和最大转运的机制

经肾小球自由滤过的葡萄糖，在近端小管通过胰岛素非依赖性钠–葡萄糖转运体（SGLTs）重吸收，并由 GLUT-2 易化转运体从基底侧膜进入管周毛细血管。

由于钠的 *FL* 较大，钠的重吸收并不是葡萄糖和其他同向转运物质吸收的限速步骤。对于包括葡萄糖在内的许多溶质，限速步骤是溶质可用的特定转运体的数量。肾 SGLTs 的最大运输值（TM）远高于所需要的水平。在正常情况下，葡萄糖的 *FL* 足够低，转运体可以将所有葡萄糖重吸收回血液，而不在小管液和尿液中留下葡萄糖（图 A）。因此，肾对葡萄糖的清除率通常为零。

然而，如果血糖水平较高（如糖尿病患者），葡萄糖的 *FL* 就会增加，小管液中的葡萄糖可能会使转运体饱和。**肾糖阈（renal threshold for glucose）**是葡萄糖达到其 TM 时的血浆浓度，超过该浓度时，多余的葡萄糖将通过尿液排出（糖尿）。因此，当血浆葡萄糖（从而使葡萄糖的 FL）低于重吸收的肾糖阈时，小管液中的所有葡萄糖都将被重吸收（图 A 和图 B）。然而，如果 FL 增加并超过阈值，转运体就会达到饱和（TM，图 B），过量的葡萄糖继续通过近端小管，并随着尿液排出，导致糖尿（图 C）。图中显示了葡萄糖滤过、重吸收和排泄之间的关系。葡萄糖出现重吸收平台期和排泄增加的拐点是 TM。

涂绘

- ☐ 1. 滤过的葡萄糖分子
- ☐ 2. 重吸收的葡萄糖分子
- ☐ 3. 未被重吸收的葡萄糖分子（注意葡萄糖最终进入尿液）

描绘并标记以下内容：

- ☐ 4. 滤过后的葡萄糖（长虚线）
- ☐ 5. 重吸收的葡萄糖（短虚线）
- ☐ 6. 排泄的葡萄糖（实线）
- ☐ 7. 转运最大值（TM，箭头）

习题答案

A. SGLT，近端小管（PT）

B. 非依赖的

C. 限速

D. 肾糖阈

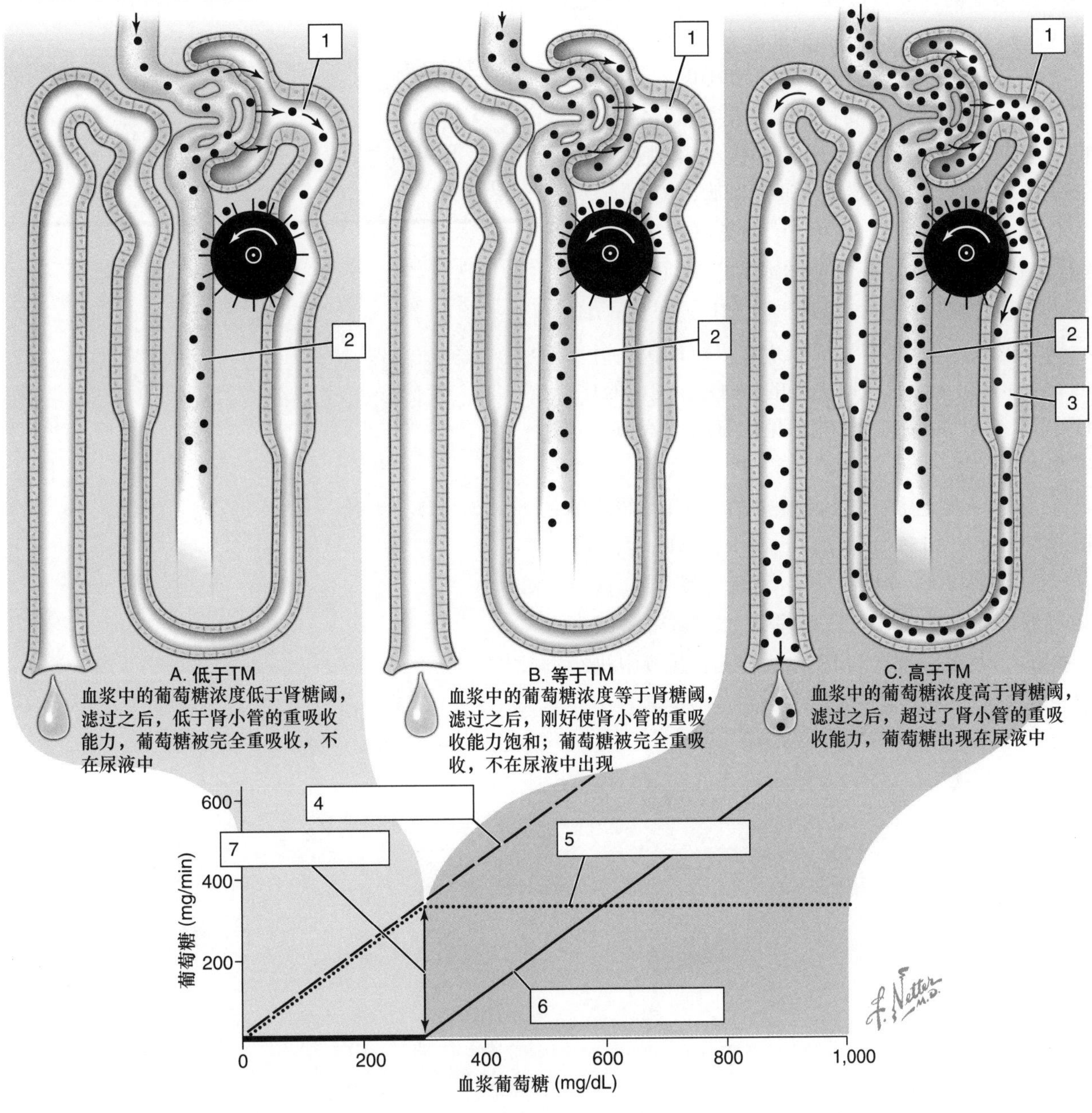

1
2
1
2
1
2
3
A. 低于TM
血浆中的葡萄糖浓度低于肾糖阈，滤过之后，低于肾小管的重吸收能力，葡萄糖被完全重吸收，不在尿液中
B. 等于TM
血浆中的葡萄糖浓度等于肾糖阈，滤过之后，刚好使肾小管的重吸收能力饱和；葡萄糖被完全重吸收，不在尿液中出现
C. 高于TM
血浆中的葡萄糖浓度高于肾糖阈，滤过之后，超过了肾小管的重吸收能力，葡萄糖出现在尿液中
4
7
5
6
葡萄糖 (mg/min)
600
400
200
0
200
400
600
800
1,000
血浆葡萄糖 (mg/dL)
F. Netter M.D.

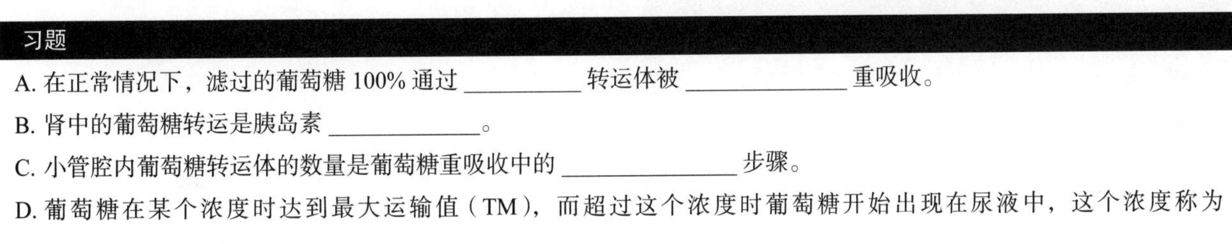

习题

A. 在正常情况下，滤过的葡萄糖 100% 通过 __________ 转运体被 ______________ 重吸收。

B. 肾中的葡萄糖转运是胰岛素 ______________。

C. 小管腔内葡萄糖转运体的数量是葡萄糖重吸收中的 ________________ 步骤。

D. 葡萄糖在某个浓度时达到最大运输值（TM），而超过这个浓度时葡萄糖开始出现在尿液中，这个浓度称为 ________________。

5 第十节 肾对碳酸氢盐的重吸收

足够的血浆碳酸氢盐对于酸碱平衡是必需的（见本章第十七节），为此，滤过后的碳酸氢盐（HCO_3^-）100% 被肾重吸收。然而，这种重吸收是间接发生的，并且涉及肾单位多个部位 H^+ 的分泌（通过 Na^+/H^+ 转运体和活跃的 H^+ 泵）。

在管腔内，滤过的 HCO_3^- 和分泌的 H^+ 形成二氧化碳和水［一种由刷状缘碳酸酐酶（CA）催化的反应］，并扩散到肾小管细胞中。在细胞内，二氧化碳和水被转化为碳酸（通过细胞内 CA），然后分解为 HCO_3^- 和 H^+；HCO_3^- 在肾单位不同部位通过基底侧 HCO_3^-/Cl^- 交换体或 Na^+-HCO_3^- 同向转运体转运出细胞。这一过程产生的 H^+ 通过 Na^+/H^+ 交换体或活跃的 H^+ 泵（取决于肾单位部位）分泌回管腔，并可用于重吸收更多的 HCO_3^-。在 CDs 中，H^+ 可以被中和并排出体外（见本章第十八节）。在肾单位中，这种机制存在于 PT、TALH 和 CD 三个部位，促进滤出的碳酸氢盐在 PT（80% 的 FL）、TALH（15%）和 CD（5%）被重吸收。

正常情况下，HCO_3^- 的肾清除率为零，这意味着尿液中没有 HCO_3^-。碳酸氢盐的调节是酸碱平衡的一个组成部分，将在本章第十九节中进行讨论。

涂绘 PT、TALH 和 CD 细胞中的以下转运体：

- □ 1. Na^+/H^+ 交换体
- □ 2. H^+ 泵

涂绘 HCO_3^- 重吸收部位：

- □ 3. PT
- □ 4. TALH
- □ 5. CD

习题答案

A. 错；HCO_3^- 被间接地重吸收

B. PT、TALH 和 CD

C. H^+

D. 碳酸氢盐在酸碱平衡中有重要作用，因其是细胞外主要的酸性缓冲液。

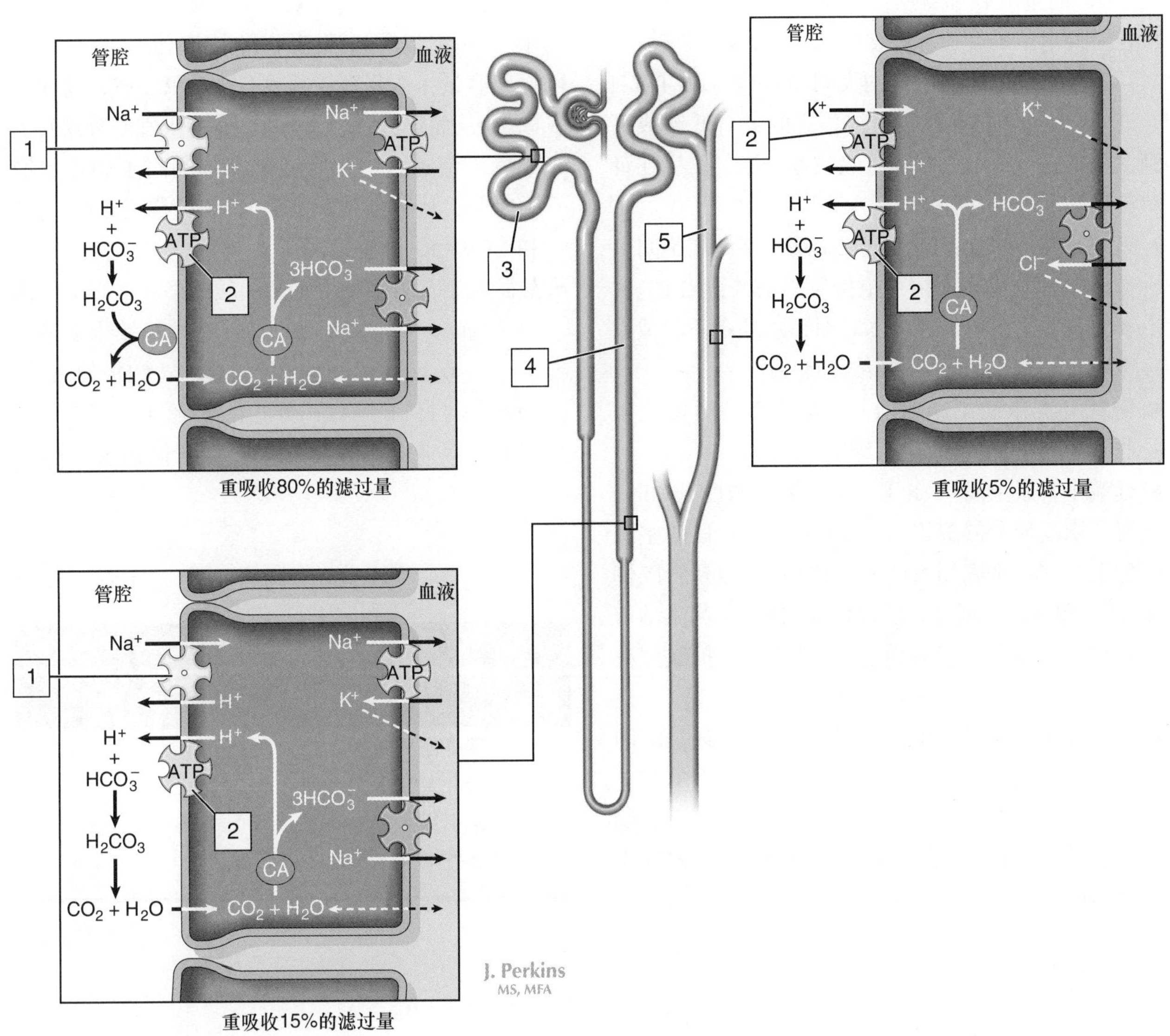

习题

A. 判断：HCO_3^-被直接重吸收进入小管细胞。

B. 肾单位哪些部位可以重吸收碳酸氢盐？

C. 当碳酸氢盐被运送出小管细胞进入血液时，______ 被分泌到管腔内。

D. 为什么碳酸氢盐的重吸收很重要？

第十一节　肾对钾的重吸收和分泌

钾是另一种对内环境稳态很重要的电解质。成年人钾的饮食摄入量必须与尿和粪便排泄量相匹配。如第一章第五节中所讨论，血浆 K^+浓度必须保持在相对较低的水平（3.5～5 mEq/L），通过肾调节 K^+的重吸收和分泌以维持稳态。本节讨论肾单位对钾离子的转运和膳食中 K^+摄入量的影响。

一般来说，钾在 PT（约为 FL 的 67%）和 TALH（FL 的 20%）的重吸收是很稳定的，对低钾或高钾饮食的调节（分别增加重吸收或分泌）发生在肾单位远端部分（DT 和 CD）。

- 近端小管（PT）：K^+通过细胞旁途径（细胞间）重吸收。这是由"溶剂拖拽"驱动的：当 PT 主动重吸收大部分滤过的 Na^+时，水随之一起被重吸收，为 K^+的扩散形成浓度梯度。
- 髓袢升支粗段（TALH）：NKCC-2 转运体重吸收 Na^+、K^+和 $2Cl^-$进入细胞。
- 远端小管后半段（DTs）：当血浆 K^+浓度升高时，肾上腺皮质分泌醛固酮，作用于 DT 后段的主细胞上，增加基底侧 Na^+/K^+-ATP 酶，以及管腔侧 K^+（和 Na^+）通道，从而使 K^+在基底侧主动运输到小管细胞，然后通过 K^+通道被动扩散到小管腔。
- 集合管（CDs）：与 DT 后段一样，K^+通过醛固酮敏感的 K^+通道从主细胞分泌到 CD 中（如上所述）。此外，在 CD 的 α 闰细胞中，管腔侧的 H^+/K^+-ATP 酶重吸收 K^+，并将 H^+分泌到小管液中。

肾对钾的处理受以下因素的影响：

- 膳食 K^+摄入：高 K^+摄入会刺激醛固酮分泌，增加 DT 后半段和 CD 主细胞中的 Na^+/K^+-ATP 酶，导致 K^+分泌到小管并在尿液中排泄。低 K^+摄入会减少 DT 远端和 CD 的钾离子分泌，而 CD 中 α 闰细胞的 K^+重吸收将占主导地位。
- 血浆容量：血浆容量减少会激活 RAAS，增加醛固酮，从而促进 DT 后段和 CDs 的主细胞分泌 K^+。
- 小管液流速：当小管液流速提高时（如容量增加时），从细胞到管腔的 K^+浓度梯度升高，DT 和 CD 中 K^+分泌增加。
- 酸碱状态：为了维持正常的酸碱平衡，必须缓冲多余的酸，并通过尿液排出（见本章第十七节和第十八节）。为了促进酸的排泄，CDs 的 α 闰细胞中的 H^+/K^+-ATP 酶将 H^+分泌到小管液中，同时重吸收 K^+（K^+通过 K^+-Cl^-同向转运体离开细胞）。

涂绘箭头，说明正常饮食、高钾饮食（图 A）和低钾饮食（图 B）中 K^+的重吸收或分泌，以及涉及的肾单位结构：

- ☐ 1. 近端小管（PT）
- ☐ 2. 髓袢升支粗段（TALH）
- ☐ 3. 远端小管后段（DTs）
- ☐ 4. 集合管（CD）

习题答案

A. 尿和粪便

B. DT 后段和 CD，由主细胞决定

C. 醛固酮，分泌（或排泄）

D. 膳食 K^+、血浆容量、小管液流速、RAAS 和酸碱状态

E. K^+通道、上皮钠通道（DT 上的 ENaC）和位于 DT 后段和 CD 的主细胞上的 Na^+/K^+-ATP 酶

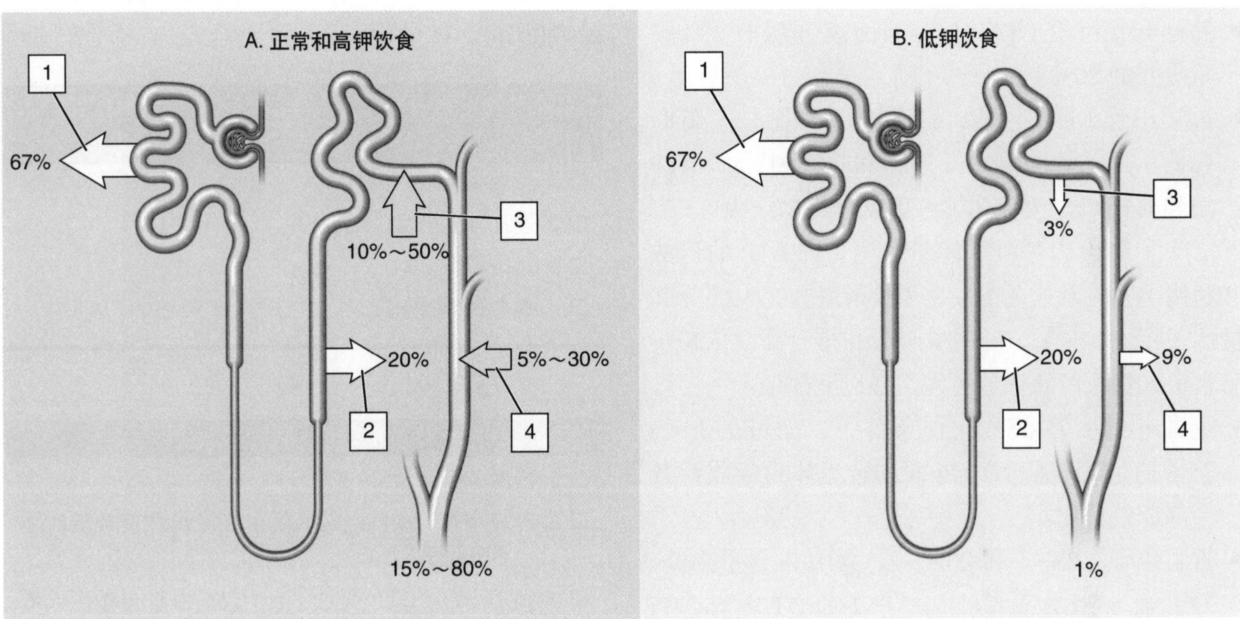

习题

A. 在正常条件下，膳食 K^+摄入量与 ________ 中的 K^+损失相匹配。

B. 肾单位哪些部分可以分泌 K^+？

C. 当膳食中 K^+增加时，肾上腺皮质分泌 ________ 激素，增加 K^+ ____________。

D. 影响肾 K^+转运的因素有哪些？

E. 醛固酮会影响哪些转运体或通道？

第十二节　肾对钙和磷酸盐的处理

血浆钙（Ca^{2+}）和无机磷酸盐（Pi）对骨骼的发育和健康至关重要。大多数 Ca^{2+} 和 Pi 存在于骨基质中，活化的维生素 D_3 和甲状旁腺激素（PTH）促进了骨的持续重塑。

约 40% 的血浆 Ca^{2+} 与蛋白质结合，其余 60% 经过肾小球自由滤过。滤过后的 Ca^{2+} 约 99% 在肾以下部位被重吸收（图 A）：

- 近端小管（PT）：当 PT 主动重吸收滤过的 Na^+ 时，约 70% 的 Ca^{2+} 通过"溶剂拖拽"重吸收（通过细胞旁途径）。
- 髓袢升支粗段（TALH）：细胞旁重吸收（约占重吸收的 20%）。
- 远端小管（DT）：甲状旁腺激素（血 Ca^{2+} 低时释放）增加管腔侧 Ca^{2+} 通道和基底侧 Ca^{2+}-ATP 酶和 Na^+/Ca^{2+} 交换体（占重吸收的 8%～9%）。

除了细胞内呼吸和能量代谢（即 ATP 的形成和利用），骨基质的形成也需要磷酸盐。大部分 Pi 被滤过（＞90%），Pi 的重吸收和排泄高度依赖于膳食摄入量。Pi 重吸收可发生在以下部位：

- 近曲小管：在正常饮食条件下，滤过的 Pi 约 75% 通过管腔侧 Na^+-Pi 同向转运体重吸收，其余随尿液排出。
- 近直小管（PST）和 DT：当饮食中 Pi 含量降低，导致血浆 Pi 含量减少时，PST 和 DT 中 Na^+-Pi 同向转运体增加，导致高达 90% 的 FL 被重吸收（图 B）。

肾对 Pi 的重吸收主要受血浆 Pi 浓度和甲状旁腺激素的调节，这两种因素都会影响管腔膜中 Na^+-Pi 同向转运体的数量。

- 高 Pi 饮食会提高血浆 Pi，减少 PT 中的 Na^+-Pi 同向转运体，增加 Pi 的排泄；相反，低 Pi 饮食会增加 PST 和 DT 中的 Na^+-Pi 同向转运体。
- 血浆低 Ca^{2+} 和高 Pi 都可以促进甲状旁腺激素分泌，减少管腔侧 Na^+-Pi 同向转运体，减少 Pi 的重吸收。

由于骨重塑持续存在，其中包括骨基质再吸收和沉积，血浆 Ca^{2+} 和 Pi 的调节总是耦联在一起。在血浆低 Ca^{2+} 时，维生素 D_3 可增加肠道 Ca^{2+} 和 Pi 的吸收，而甲状旁腺激素刺激骨再吸收；这两种作用都增加了 ECF 中的 Ca^{2+} 和 Pi。在肾中，甲状旁腺激素增加了 Ca^{2+} 的重吸收，并通过减少 Pi 的重吸收来调节 ECF 中多余的 Pi，从而增加了 Pi 的排泄，以维持 Ca^{2+}-Pi 的稳态。

涂绘图 A 中肾对 Ca^{2+} 的转运，Ca^{2+} 重吸收的位置，注意滤过后的 Ca^{2+} 约 99% 被重吸收：

- ☐ 1. 近端小管（PT）
- ☐ 2. 髓袢升支粗段（TALH）
- ☐ 3. 远端小管（DT）
- ☐ 4. 集合管（CDs）

涂绘图 B 中肾对 Pi 的转运，Pi 重吸收的位置：

- ☐ 5. 近曲小管
- ☐ 6. 近直小管（绿色，表示仅在血浆 Pi 浓度较低时才会重吸收）
- ☐ 7. 远端小管（DT，绿色，表示仅在血浆 Pi 浓度较低时才会重吸收）

临床知识点

肾或输尿管可形成矿物质的固体聚集物（肾结石或尿石症）。如果结石足够大（直径 2～3 mm），就会阻塞输尿管，引起强烈的疼痛和呕吐。最常见的结石是草酸钙结石。临床根据结石大小来决定治疗方案：尺寸较小无须干预，尺寸较大则需用激光或超声波进行碎石。

习题答案

A. 骨
B. Ca^{2+}，Pi
C. 远端小管（DT）
D. 近曲小管
E. 近直小管和远端小管（DTs）

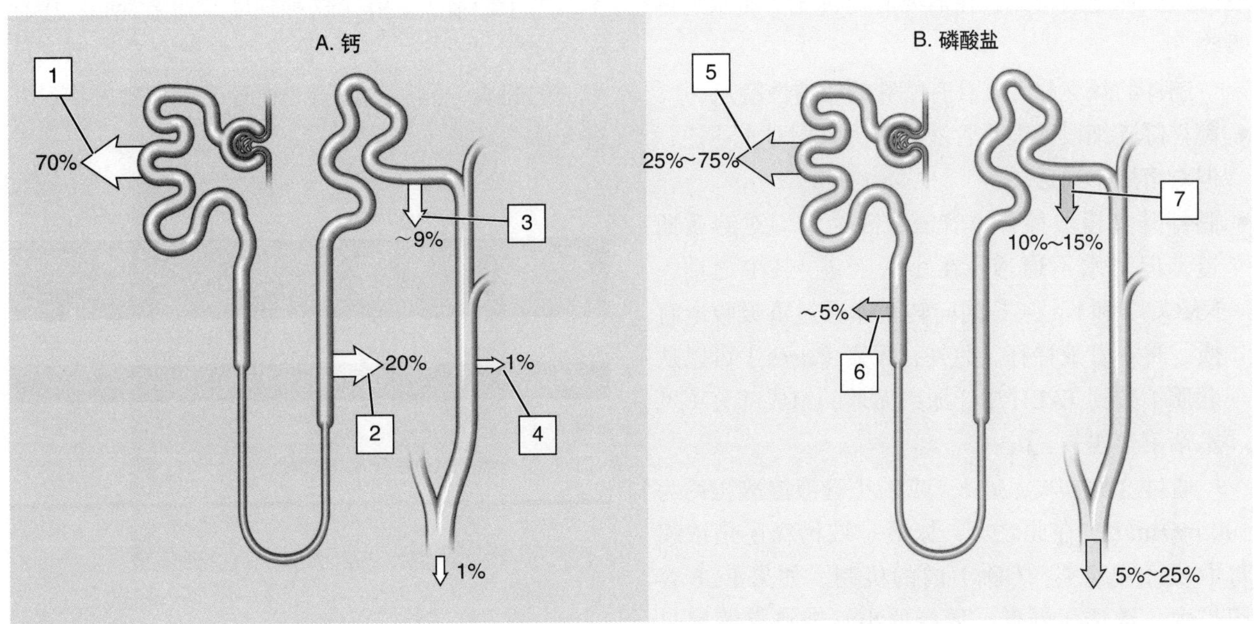

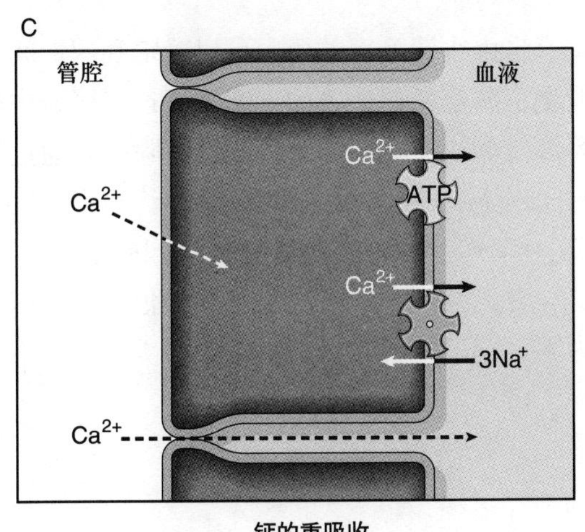

钙的重吸收

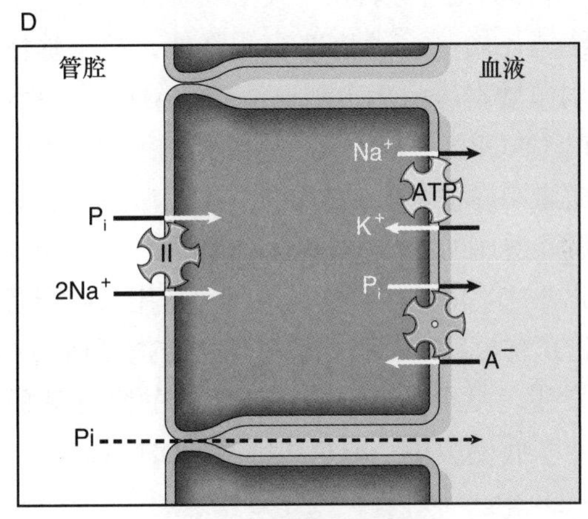

无机磷酸盐的重吸收

习题

A. 血浆钙和磷在 ____________ 的重吸收和重塑中起着重要作用。

B. 血浆中 _______ 水平下降或 ______ 水平升高时甲状旁腺激素会增加。

C. 甲状旁腺激素作用于 ____________，以增加 Ca^{2+} 的重吸收。

D. 甲状旁腺激素作用于 ____________，以降低 Pi 的重吸收。

E. 在低磷饮食中，肾单位哪些部位的 Na^{+}-Pi 同向转运体会增加？

第十三节　尿液的浓缩和稀释机制

肾通过调节尿液的浓缩和稀释来维持细胞外液渗透压和容积的稳定。这可能与近髓肾单位的髓袢和**直小血管（vasa recta）**有关，它们有利于肾髓质渗透压梯度的形成，在需要时促进无溶质水的重吸收。

髓袢的降支和升支具有特殊的通透性特点：

- 髓袢降支细段浓缩小管液，因为它们对水通透，但对溶质不通透。
- 髓袢升支粗段稀释小管液，因为它们对溶质通透，但对水不通透。在小管液进入 DT 之前，NKCC-2 和 Na^+-Cl^-同向转运体通过重吸收电解质，将小管液稀释。此外，**尿素（urea）**可以从髓质扩散到 TALH 中［尿素循环的组成部分（见本章第十四节）］。

通过这种方式，进入 DT 的小管液渗透压约为 100 mOsm/L。在此之后，尿液是被稀释还是浓缩将取决于集合管（CDs）内的机制。如果 ECF 容积扩大，渗透压降低，稀释的小管液将继续通过 CDs，并作为稀释尿排出，使 ECF 恢复平衡。如果 ECF 渗透压增高，或 ECF 容积降低，神经垂体分泌抗利尿激素（ADH）到血液中，ADH 促使水通道蛋白（AQP）-2 嵌入集合管管腔侧细胞膜上（抗利尿激素同样也刺激尿素在 CD 的重吸收，这有助于髓质渗透压的形成）。这种作用允许无溶质的水重吸收并产生浓缩尿。然而，这一作用只有当肾髓质渗透压梯度存在，且能将水从管腔拖曳到髓质时才会发生。AQP-1 总是存在于髓袢的降支细段和 CDs 的基底侧膜中；AQP-2 则当 ADH 升高时，被嵌入 CDs 中。

图示展示了肾髓质渗透压梯度。其中，皮髓边界的渗透压约为 300 mOsm/L，在髓质最深处的髓袢底部以及集合管底部增加到约 1200 mOsm/L（见本章第十四节）。有了这种梯度，如果管腔膜中存在 AQP-2 水通道，则小管液的水很容易扩散到高渗透的髓质，然后进入直小血管毛细血管网络，并进入体循环。

描绘从皮质到髓质的渗透压梯度（285～1200 mOsm/L），请注意髓质的高梯度情况。

涂绘

- ☐ 1. 直小血管
- ☐ 2. 集合管，ADH 作用的部位

临床知识点

自由水清除率的概念可以确定利尿期间水的排泄量，其定义是，水的排泄量超过了尿液中溶质的等渗排泄所需的水量。自由水清除率是通过用单位时间内生成的尿量减去渗透单位清除率来确定的：$C_{H_2O}=\dot{V}-[(U_{osm}/P_{osm})\times\dot{V}]$。因此，稀释尿的 C_{H_2O} 为正值，浓缩尿的 C_{H_2O} 为负值，等渗尿的 C_{H_2O} 为零。

习题答案

A. 水，浓缩

B. 溶质，稀释

C. 渗透压，容量

D. 髓袢底部和 CD 较低的部位

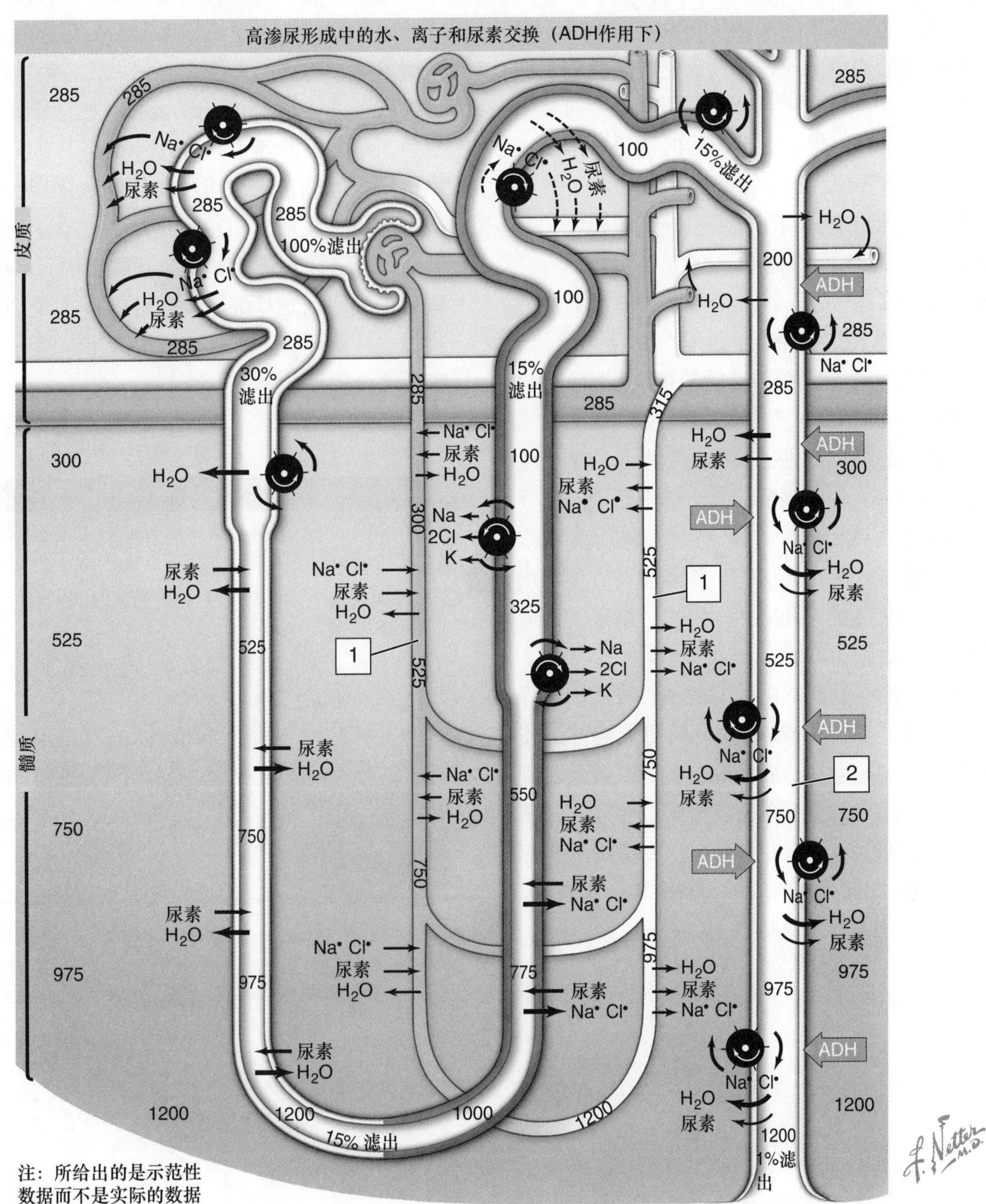

A. 髓袢降支细段对溶质不通透，但对 _____ 可通透。因此，它可以 _______ 小管液。

B. 髓袢升支粗段对水不通透，但对 _______ 可通透。因此，它可以 ________ 小管液。

C. 当血浆 __________ 升高或 ______________ 降低时，神经垂体分泌 ADH。

D. 髓质渗透压在什么结构附近最高？

第十四节　尿液的浓缩和稀释机制：髓质逆流倍增

逆流倍增（countercurrent multiplier）机制建立了一个从皮质到髓质的渗透压梯度。这取决于髓袢升支和降支的协调效应，以及它们对溶质和水的选择性通透（见本章第十三节）。图示为溶质排出TALH的重复循环，提高了组织液的渗透压浓度，从而为水从髓袢降支细段重吸收提供了渗透压梯度。该循环不断重复直到建立完整的髓质梯度（从皮质的300 mOsm/L到深髓的1200 mOsm/L）。

渗透压梯度通过以下过程形成（如图示）：

- TALH中的NKCC-2转运体转运溶质到髓质。该过程可在小管液和髓质间液之间产生200 mOsm/L的梯度（步骤2）。
- 髓质渗透压的增加促进了髓袢降支中水的重吸收（通过AQP-1），直到髓袢降支的小管液与髓质之间达到渗透压平衡（步骤3）。髓袢降支中水的重吸收使流入髓袢升支的小管液渗透压不断增加。溶质不断从髓袢升支转运出来，维持了髓质和髓袢升支之间200 mOsm/L的梯度。
- 当小管液向前移动时，更浓缩的小管液从髓袢降支流入髓袢升支（步骤4）。随着进入髓袢升支中的溶质浓度的增加，更多的溶质可以被运输到髓质，进一步增加髓质的渗透压（步骤5），从而吸引更多的水分从髓袢降支进入髓质（步骤6），使得进入髓袢升支粗段的小管液再一次浓缩。这个循环不断重复，直到髓质渗透压梯度完全建立（因此，称作"逆流倍增"）。最终的渗透压浓度取决于髓袢的长度，而在人体，髓袢底部的渗透压可以达到1200 mOsm/L。
- 最后，**尿素再循环（urea recycling）**有助于髓质渗透压梯度的建立和维持，因为ADH增加了髓质（而不是皮质）CD中的水和尿素的重吸收。因此，部分尿素被重新吸收到髓质中。其中一些尿素扩散回到髓袢细段，并可以再次被CD重吸收。这一循环持续有效地使尿素留在髓质，促进髓质浓度梯度的建立。

涂绘

- ☐ 1. 在步骤2中，髓袢升支中的NKCC-2转运体，注意小管液和髓质组织液之间有200mOsm/L的差异
- ☐ 2. 虚线箭头表示步骤3中无溶质水从髓袢降支进入髓质
- ☐ 3. 在步骤4中，400 mOsm/L浓度的小管液从髓袢降支移动到髓袢升支
- ☐ 4. 在步骤5中，髓袢升支中的NKCC-2转运体使溶质进一步进入髓质，同时保持小管液和髓质间液之间200 mOsm/L的渗透压差
- ☐ 5. 箭头表示步骤6中更多的无溶质水从髓袢降支进入髓质间液

习题答案

A. 降支，升支

B. NKCC-2

C. 200

D. 水

E. 在ADH存在的情况下，CD中尿素被重吸收到髓质中，增加了渗透浓度。

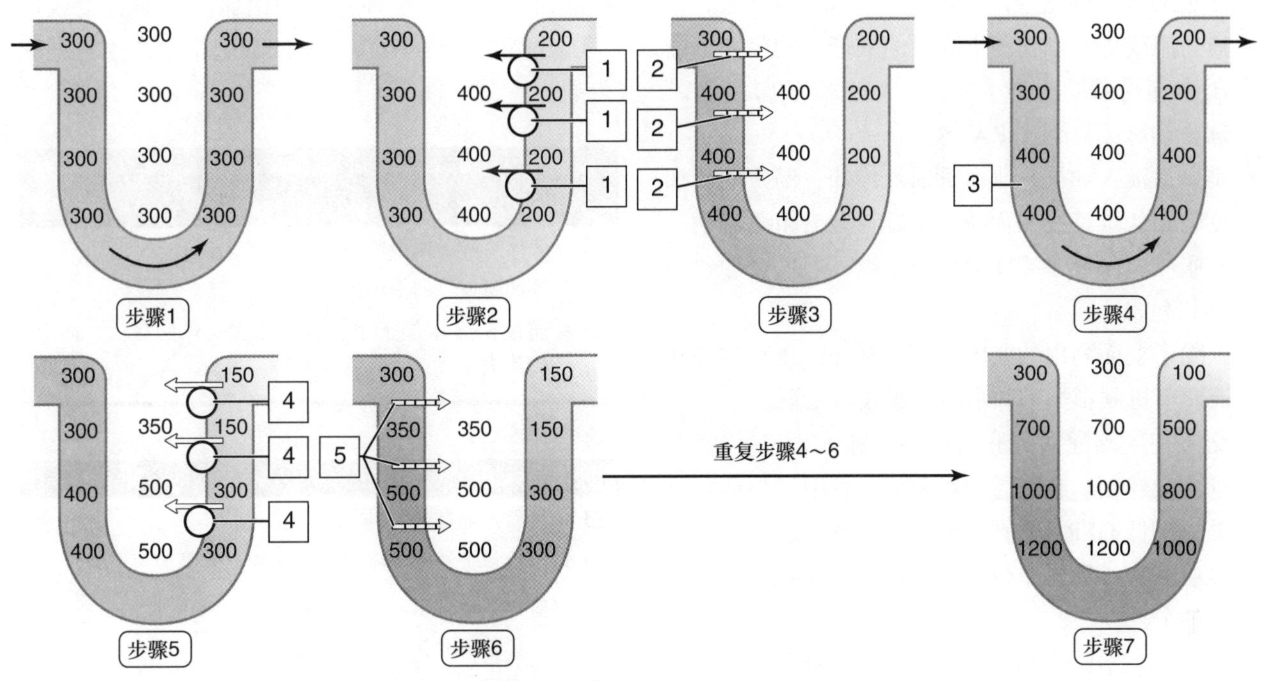

习题

A. 逆流倍增依赖于髓袢 ___________ 和 __________ 的选择性通透。

B. 髓袢升支中的 __________ 转运体将溶质转运到髓质中。

C. 溶质转运出髓袢升支，使小管液和髓质间液之间形成一个 _________mOsm/L 的梯度。

D. 髓质渗透压升高允许 ________ 从髓袢降支重吸收。

E. 尿素再循环如何促进髓质浓度梯度的建立？

5 第十五节 钠和水重吸收的局部调节和神经体液调节机制

由于钠离子在 ECF 稳态中的重要性，肾对钠的处理受到密切的调控。许多肾内因素可以改变钠（从而改变水）的重吸收，以适应 ECF 的变化。本章第五节已经讨论了其中一些与肾血流动力学相关的机制。

- GFR：Na^+的排泄可以反映 GFR 的变化。GFR 的升高增加了Na^+的 *FL*，而肾小管对Na^+的重吸收效率降低，最终增加了Na^+的排泄。相反，GFR 的降低减少了Na^+的 FL，而肾小管重吸收滤过的Na^+更完全，因此减少了Na^+的排泄。
- 压力感受器：当血压下降时，入球小动脉壁上的压力感受器刺激球旁（JG）细胞释放肾素到入球小动脉（见下文 RAAS）。
- 髓质血流：如果直小血管血流增加，髓质浓度梯度将无法维持，从而减少了髓袢升支粗段对钠的重吸收，限制了 CD 中水的重吸收。这将导致利钠和利尿。

除了上面列出的肾内调节机制外，还有神经和体液调节机制影响钠和水的重吸收（见图示）：

- 交感神经支配入球和出球小动脉（通过 α 肾上腺素受体）。在交感神经刺激过程中，小动脉收缩，降低 GFR。此外，SNS（交感神经系统）直接刺激Na^+在肾单位多个部位的重吸收，以及肾素的分泌。
- RAAS：当小管液钠浓度或流速降低时，JG 细胞产生蛋白水解酶，即肾素，并将其分泌到循环中（本章第五节）。肾素将血管紧张素原（肝产生的血浆蛋白）水解为血管紧张素（Ang）Ⅰ，在肺（和其他组织）中，血管紧张素转换酶（ACE）将血管紧张素Ⅰ转化为 AngⅡ；AngⅡ刺激肾上腺皮质释放盐皮质激素醛固酮。在肾中，AngⅡ直接刺激近端小管管腔侧的Na^+/H^+逆向转运体（增加钠和水的重吸收），并且使入球和出球小动脉收缩，降低 GFR，增加钠和水的潴留。
- 醛固酮通过影响Na^+/K^+ATP 酶和上皮细胞Na^+通道（ENaC），刺激 DTs 和 CDs 上主细胞对Na^+和水的重吸收（和K^+分泌）。
- 在第三章第二十二节和本章第五节中讨论了 ANP。ANP 通过增加 GFR（通过舒张入球小动脉和收缩出球小动脉）和抑制 DT 中Na^+-Cl^-同向转运体来对抗 AngⅡ的作用，从而引起利钠和利尿。
- 肾利尿钠肽是一种肾内利钠肽，当血容量或血压升高时，髓质 DT 和 CD 细胞中会产生肾利尿钠肽。

涂绘图 A 显示保钠保水的刺激机制，箭头表示刺激 RAAS 的因素：

☐ 1. 血压下降，向下的箭头

☐ 2. 体液减少，向下的箭头

☐ 3. 通过 SNS 增加了 $β_1$- 肾上腺素受体的激活，向上的箭头

涂绘和标记图 A 中箭头表示 RAAS 的激活途径：

☐ 4. 肾素（来自肾），向上的箭头

☐ 5. 血管紧张素原（涂绘来自肝的箭头）

☐ 6. 血管紧张素Ⅰ，向上的箭头

☐ 7. 血管紧张素Ⅱ，向上的箭头

☐ 8. 醛固酮，向上的箭头

涂绘图 B 显示抑制保钠保水的机制，箭头表示抑制 RAAS 的因素：

☐ 9. 血压升高，向上的箭头

☐ 10. 体液增加，向上的箭头

☐ 11. 通过 SNS 降低 $β_1$ 肾上腺素受体的激活，向下的箭头

习题答案

A. 增加

B. 刺激

C. 醛固酮

D. ANP 和肾利尿钠肽，肾利尿钠肽由肾产生

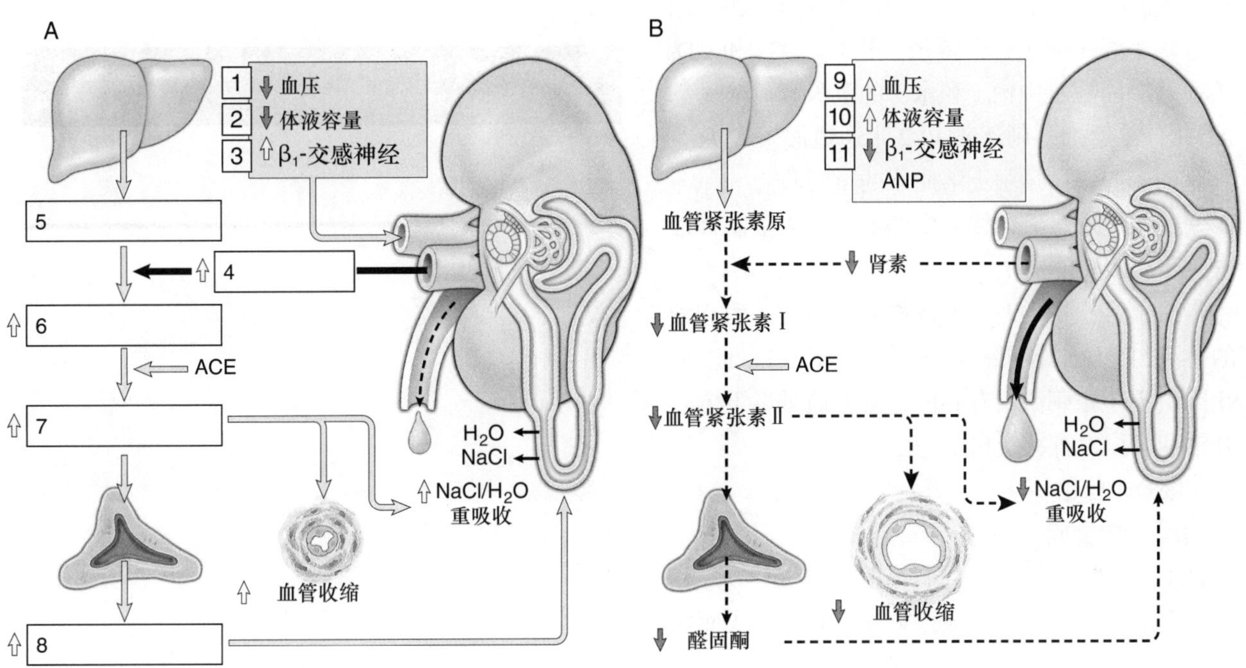

习题

A. 小管液的增加将 ____________ 尿液中钠和水的排泄。

B. 当血压降低时，入球小动脉中压力感受器兴奋，__________ 肾素释放。

C. ____________ 增加了 DT 和 CD 主细胞中基底侧 Na^+/K^+-ATP 酶和腔内 ENaC（上皮 Na^+通道）的活性。

D. 哪两种肽会导致利钠和利尿？哪种肽由肾中的 DT 和 CD 分泌？

5 第十六节 肾对细胞外液减少和增加的反应

ECF 的控制是一个持续的过程，随着血浆渗透压和容积的变化，信号传递到多个神经和体液系统，以调节肾内尿液的浓缩和稀释。本节阐述了这些系统在 ECF 容积减小和增加时的整体情况。

当血浆容积减小时，水和钠守恒系统被激活。肾会通过以下几种机制进行调节：

- 交感神经系统活动增加：①增加肾血管阻力，降低 GFR；②直接刺激肾小管几个部位的钠重吸收；③刺激肾素分泌。
- RAAS 被激活，增加血管紧张素Ⅱ和醛固酮，增加近端小管（通过血管紧张素Ⅱ）、DTs 和 CDs（通过醛固酮）中钠（和水）的重吸收。
- ADH 分泌增加，刺激 AQP-2 水通道嵌入 CDs 主细胞的管腔膜，增强无溶质水的重吸收。

这些系统通过减少尿液中的水和钠来限制体液的进一步减少（图 A）。

当血浆容积增加时，上述机制被逆转，引起液体的排泄，使血浆容积和 ECF 减少（图 B）。此外，ANP（由于牵张刺激由右心房分泌）通过以下方式对利钠和利尿发挥关键作用：

- 减少 ADH 分泌
- 抑制醛固酮合成
- 增加 GFR
- 减少醛固酮敏感的 Na^+通道（ENaC），从而减少 CDs 中钠（和水）的重吸收

涂绘和标记，图 A 所示为机体对细胞外液减少的反应、器官以及箭头表示每个因素在促进保钠保水机制 / 途径中的作用：

- ☐ 1. 交感神经活动
- ☐ 2. 肾素
- ☐ 3. 血管紧张素Ⅰ
- ☐ 4. 血管紧张素Ⅱ
- ☐ 5. 醛固酮
- ☐ 6. ADH

涂绘，图 B 阐述了机体对细胞外液增加的反应、器官以及箭头表示利钠 / 利尿肽的升高：

- ☐ 7. ANP
- ☐ 8. 肾利尿钠肽

习题答案

A. 激活

B. 由心房肌细胞释放

C. 细胞外液减少，AQP-2（或水通道）

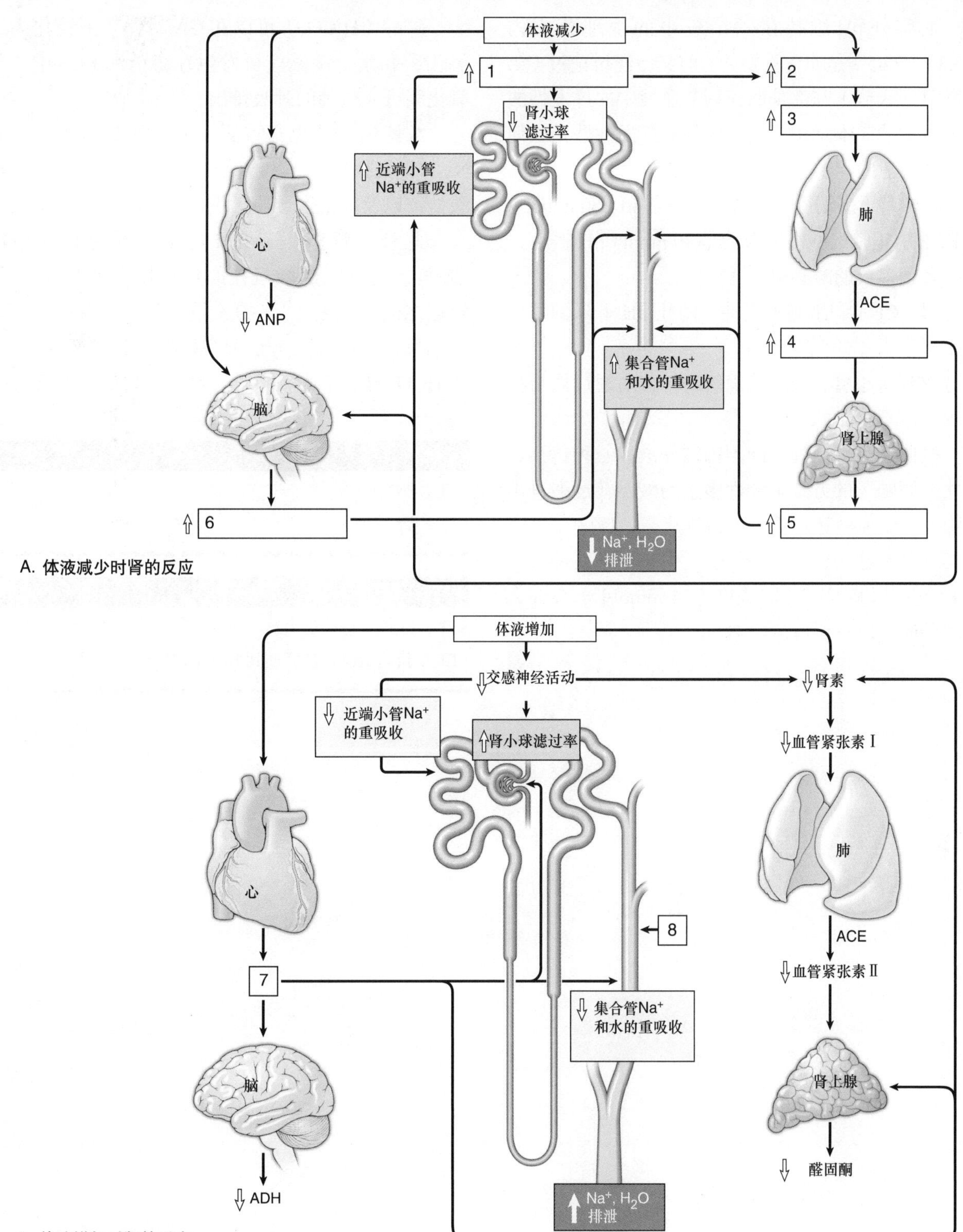

A. 体液减少时肾的反应

B. 体液增加时肾的反应

习题

A. 当血浆容积减小时，RAAS__________。

B. 当血浆容积增加时，ANP__________。

C. ADH 在 ______________ 期间升高，并将 ___________ 嵌入 CDs 的管腔膜中。

5 第十七节　肾对酸碱平衡的调节：概述

细胞外 pH 维持在一个较小的生理范围内（7.35～7.45）是非常重要的，前文已经讨论过（第四章第十八节）肺部是如何调节血液中的挥发性酸（碳酸）的。本章将阐述过量的非挥发性酸是如何通过肾排泄的。

机体每天平均摄入并产生的酸为 40～80 mmol。而 ECF 中正常的酸浓度大约是 40 nmol（pH 7.4），因此大量多余的酸必须：

- 通过 ECF（和细胞）缓冲，防止 pH 下降到生理水平以下（即低于 7.35）。
- 分泌到肾小管，被小管液缓冲，然后通过尿液排出（本章第十八节）。

机体通过细胞外和细胞内缓冲液以一种持续调节性“舞蹈”的方式来处理多余的酸，转运酸进出细胞，再由血液运输到肾进行排泄。

碳酸氢盐（HCO_3^-）是 ECF 中主要的缓冲液，在 ECF 中以相对较高的浓度（24 mmol/L）存在，因此可通过以下反应消耗 H^+：

$$HCO_3^- + H^+ \rightleftarrows H_2CO_3 \overset{CA}{\Leftrightarrow} CO_2 + H_2O$$

碳酸（H_2CO_3）可以在 CA 的存在下转化为二氧化碳和水，该反应可发生在组织和 ECF 中。二氧化碳可通过肺的呼吸排出。

细胞内缓冲也很重要。H^+分别通过 H^+/K^+和 Na^+/H^+交换体进入和离开细胞，并被细胞内的磷酸盐（以及少量蛋白质）缓冲。

此外，肾产生新的 HCO_3^-来补充 ECF 中的 HCO_3^-。记住，碳酸氢盐的重吸收或排泄与 H^+的转运之间存在着 1∶1 的关系，并且二者运输的方向相反，因此当一分子 H^+被排泄时，同时有一分子 HCO_3^-被保留。

涂绘

- □ 1. 肺
- □ 2. 肾

描绘以下途径：

- □ 3. 非挥发性酸进入肾的途径
- □ 4. 新的 HCO_3^-从肾回到 ECF 的途径

习题答案

A. 肾和肺

B. 碳酸氢盐

C. 磷酸盐

D. 被排泄

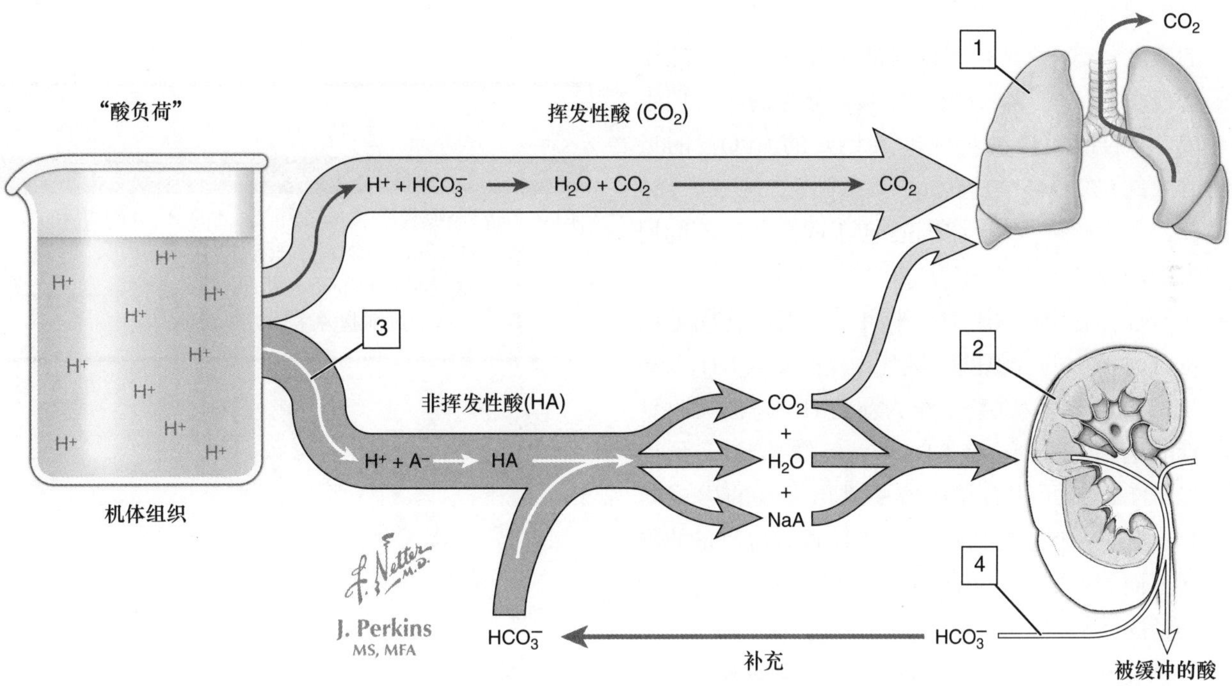

习题

A. 体内酸的清除由哪两个器官处理？

B. ECF 主要的缓冲液是什么？

C. ICF 主要的缓冲液是什么？

D. 当一分子碳酸氢根离子被保留时，一分子 H^+________。

第十八节　促进净酸排泄的肾机制

如本章第十节所述，碳酸氢盐的重吸收发生在PT、TALH和CD中，并依赖于H^+的分泌进入管腔。在CD中，H^+分泌超出了滤过的碳酸氢盐，其中大多数由CD的α闰细胞（图B和图C）分泌。这些细胞的顶端膜存在H^+-ATP酶和H^+/K^+-ATP酶，它们主动分泌H^+到小管液中。然后通过以下机制缓冲小管液中的H^+：

- 可滴定酸（TAs）的产生：碱性磷酸盐（HPO_4^{2-}）是一种强缓冲液，进入CD的磷酸盐可以中和分泌的H^+，产生磷酸（$H_2PO_4^-$），这是尿液中TA的主要形式。TA是酸排泄的主要形式，虽然小管液中生成的TA可以缓冲额外分泌的酸，但生成TA的最大速率受到进入CDs的HPO_4^{2-}的量的限制（参见磷酸盐转运，本章第十二节）。（记住，因为碳酸氢盐会被完全重吸收，所以不能用来缓冲分泌出来的H^+）。
- 氨生成：在PT细胞中，来自小管液和管周毛细血管血液中的谷氨酰胺经代谢产生氨（NH_3）和HCO_3^-。碳酸氢根离子作为新的HCO_3^-被吸收到管周毛细血管中。在CDs中，氨缓冲H^+，形成铵（NH_4^+），然后在尿液中排出。氨的生成与TAs不同，TAs受到CDs中碱性磷酸盐数量的限制，而氨生成可以迅速增加，以NH_4^+形式排泄大量的酸。

净酸排泄量（NAE）指尿液中排出的酸量（见下式）：

$$NAE = TA + NH_4^+ - HCO_3^-$$

在大多数情况下，因为所有的HCO_3^-都被重吸收，所以尿HCO_3^-为零。然而，当HCO_3^-出现在尿液中时，意味着碱的损失，并需要从排出的酸中减去以计算NAE。HCO_3^-的排泄反映了肾小管酸中毒或肾对碱中毒的反应，在这两种情况下，HCO_3^-的排泄都伴随有等摩尔的H^+增加。

涂绘在图A中：

☐ 1. 近端小管管腔膜中的Na^+/H^+和Na^+/NH_4^+交换体，加强H^+和NH_4^+转运进入小管液，以及HCO_3^-的重吸收

涂绘在图B和图C中：

☐ 2. 在集合管管腔膜α闰细胞上的H^+-ATP酶和H^+/K^+-ATP酶，加强肾小管后段H^+的分泌，并通过磷酸盐（图C）和氨（图B）缓冲。请注意，在图B中，氨经过细胞旁途径扩散到小管液中

习题答案

A. $NAE = TA + NH_4^+ - HCO_3^-$

B. Na^+/H^+交换体

C. α闰细胞

D. 近端小管细胞

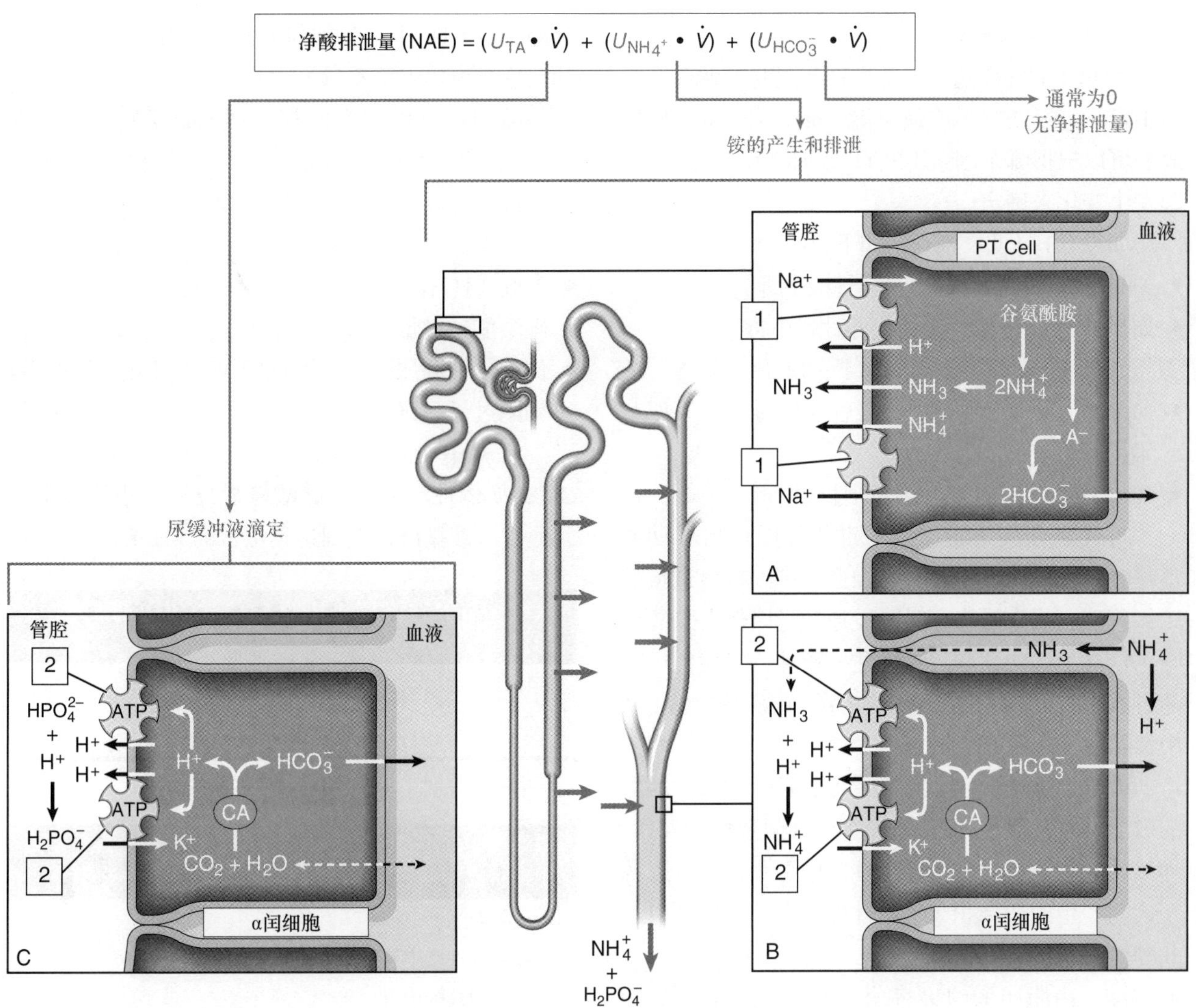

习题

A. 净酸排泄量＝____________________。

B. H^+是通过近端小管的哪个转运体分泌到小管液中的？

C. 集合管中的哪些细胞将H^+分泌到小管液中？

D. 氨生成发生在肾单位的哪个部位？

第十九节　肾对酸中毒和碱中毒的反应

机体酸碱状态通过检测血浆中 pH、PCO_2 和 HCO_3^- 的值来评估。正常情况下，动脉血中这些值大约为：

- pH＝7.4
- PCO_2＝40 mmHg
- ［HCO_3^-］＝24 mM

当 ECF 的 pH 超出正常生理范围时，就会引起酸中毒（pH<7.35）或碱中毒（pH>7.45）。原发改变可以根据哪个因素（PCO_2 或 HCO_3^-）与 pH 一起发生变化来确定。

如果 pH 降低，则判断如下：

- 如果 PCO_2 升高，则为呼吸性酸中毒。
- 如果 HCO_3^-降低，则为代谢性酸中毒。

如果 pH 升高，则判断如下：

- 如果 PCO_2 降低，则为呼吸性碱中毒（见第四章第十八节）。
- 如果 HCO_3^-升高，则为代谢性碱中毒。

对代谢性酸中毒或碱中毒的补偿包括早期调整呼吸频率（在酸中毒时增加通气量以排出过量的二氧化碳，或在碱中毒时减少通气量以保留二氧化碳）。对于代谢性和呼吸性酸碱紊乱，肾代偿可以超过数小时，通过排泄酸（酸中毒）或碳酸氢盐（碱中毒）使 pH 恢复正常。

酸的增加或 HCO_3^-的损失可引起酸中毒。净酸的增加可以来源于呼吸减弱（如慢性阻塞性肺疾病）导致的二氧化碳增加（呼吸性酸中毒）；或者来源于代谢产生的酸堆积（代谢性酸中毒），包括以下几种情况：

- 酮酸：由脂肪酸的 β 氧化（饥饿或控制不良的糖尿病）产生。
- 磷酸：在肾衰竭期间堆积。
- 乳酸：缺氧或者心力衰竭时从受损组织释放。
- 摄入物：如乙二醇（防冻剂）和甲醇。

腹泻、PT 中 HCO_3^-重吸收不足或近端小管性（2 型）酸中毒可引起碳酸氢盐损失。

无论是由于酸负荷还是 HCO_3^-的损失，多余的酸都必须经系统地缓冲，然后由肾排出。多余的酸分泌到肾 CDs 中，分别与 HPO_4^{2-}或氨结合形成 TA 和铵排泄出体外（本章第十八节）。

碱中毒是由于酸的损失或 HCO_3^-的增加造成的。慢性过度换气会导致酸的流失，并导致呼吸性碱中毒；可以通过在袋子里呼吸来缓解（增加二氧化碳吸入）。代谢性碱中毒可由以下原因引起：

- 呕吐（H^+作为盐酸丢失）和体液减少
- 碳酸氢钠过量
- 使用慢性利尿剂，导致低钾血症、体液减少、醛固酮过量和氯离子消耗

在碱中毒时，肾 CDs β 闰细胞上的 HCO_3^-/Cl^-交换体被激活，将碳酸氢盐分泌到小管液中，并通过尿液排出，直到达到正常的 pH 值。

涂绘图中的二氧化碳和 HCO_3^-，注意它们在酸碱失衡中的相对大小：

- ☐ 1. CO_2
- ☐ 2. HCO_3^-

描绘图中的平衡线，强化主要的失衡是酸中毒还是碱中毒：

- ☐ 3. 酸碱平衡
- ☐ 4. 呼吸性酸中毒
- ☐ 5. 代谢性酸中毒
- ☐ 6. 呼吸性碱中毒
- ☐ 7. 代谢性碱中毒

习题答案

A. 如果低 pH 伴动脉 PCO_2 升高，则为呼吸性酸中毒；如果低 pH 伴血浆 HCO_3^-减少，则为代谢性酸中毒。

B. 血浆 pH、PCO_2 和 HCO_3^-

C. 酸的负荷或碱的损失

D. 呕吐或碳酸氢盐过量

E. β 闰细胞和 HCO_3^-/Cl^-交换体

临床知识点

图的左侧列出了引起呼吸性和代谢性酸碱失衡的例子。在每种情况下，当引起失衡的主要原因被解决时，pH 会恢复到正常值。

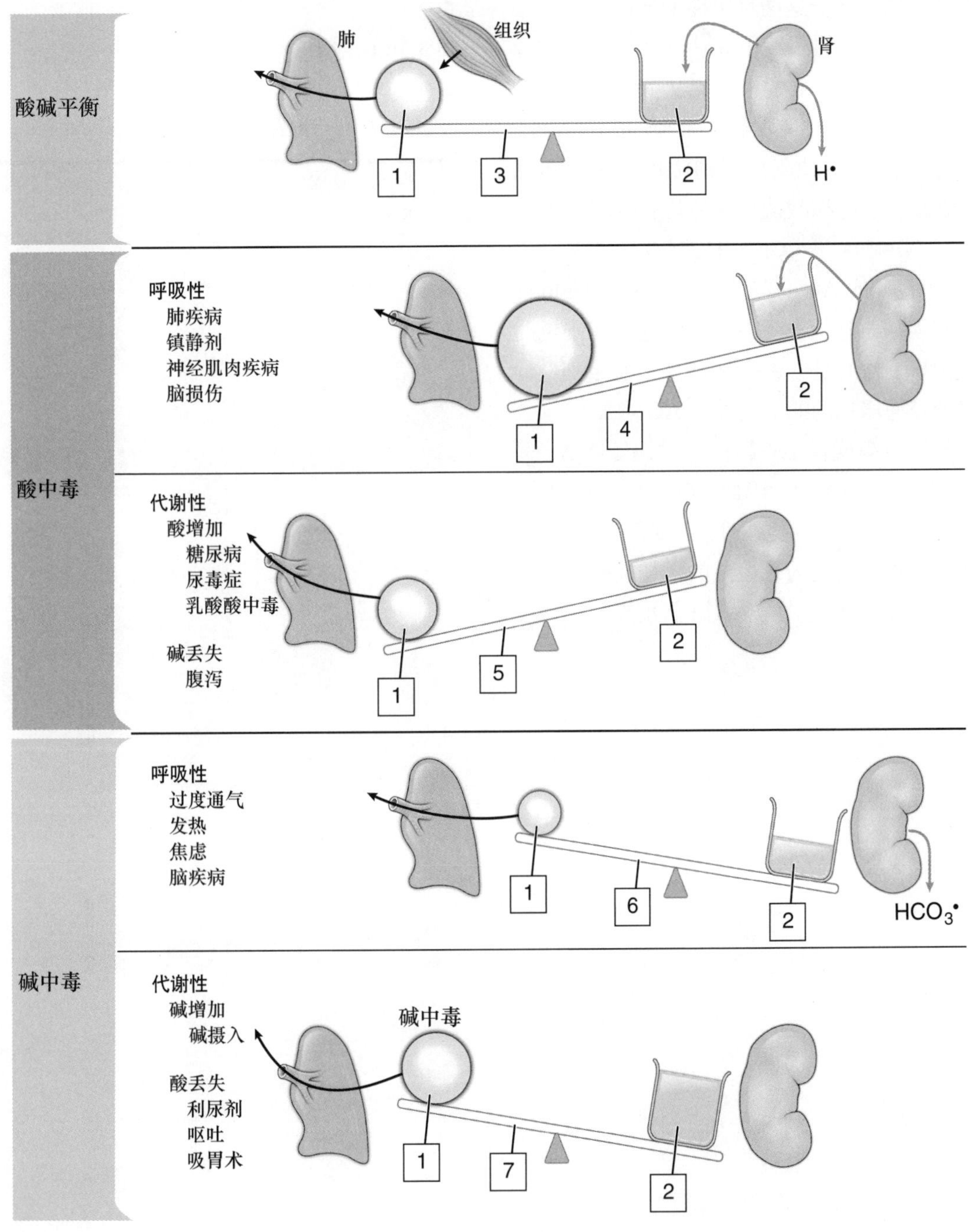

习题

A. 如何确定 pH 7.32 时是呼吸性还是代谢性酸中毒?

B. 血浆中哪 3 个数值被用来评估酸碱状态?

C. 酸碱状态的哪两种变化可引起代谢性酸中毒?

D. 说出引起代谢性碱中毒的一些原因。

E. 代谢性碱中毒时，CD 中的哪些细胞类型和转运体参与了肾的反应?

第二十节　阴离子隙

代谢性酸中毒是由酸增加或碱损失引起的（本章第十九节）。**阴离子隙（anion gap，AG）**是一种诊断工具，用于区分这两种可能的原因。具体来说，AG 是血浆主要的阳离子 Na^+以及主要的阴离子 Cl^-和 HCO_3^-之间的浓度差。当从 Na^+浓度中减去 Cl^-和 HCO_3^-浓度时，AG 通常为 8～12 mEq/L。AG 表示血浆中约 10 种阴离子的浓度之和，包括蛋白质、乳酸盐、柠檬酸盐、磷酸盐和硫酸盐等：

$$AG = Na^+ - (Cl^- + HCO_3^-)$$

图示为正常的 AG（左图），以及由酸负荷（中图）或碳酸氢盐损失（右图）引起的酸中毒时的 AG。值得注意的是，由于酸增加，血浆 HCO_3^-减少（用于缓冲增加的酸），导致 AG 增加。

相反，当腹泻或肾小管酸中毒时，虽然 HCO_3^-丢失，但 Cl^-代偿性增加，因此 AG 正常（右图）。所以，AG 可以帮助确定代谢性酸中毒是由于酸的增加还是碱的损失引起的，但酸的增加或碱的损失的具体原因仍有待确定（见本章第十九节）。

涂绘和标记代表以下离子的区域：

- □ 1. Na^+
- □ 2. Cl^-
- □ 3. HCO_3^-
- □ 4. AG

注意，AG 唯一发生变化的时间是在酸增加期间。

习题答案

A. 酸中毒

B. 用于缓冲额外的酸，减少

C. 碱损失，Cl^-浓度随着 HCO_3^-的损失（在尿液或粪便中）而增加

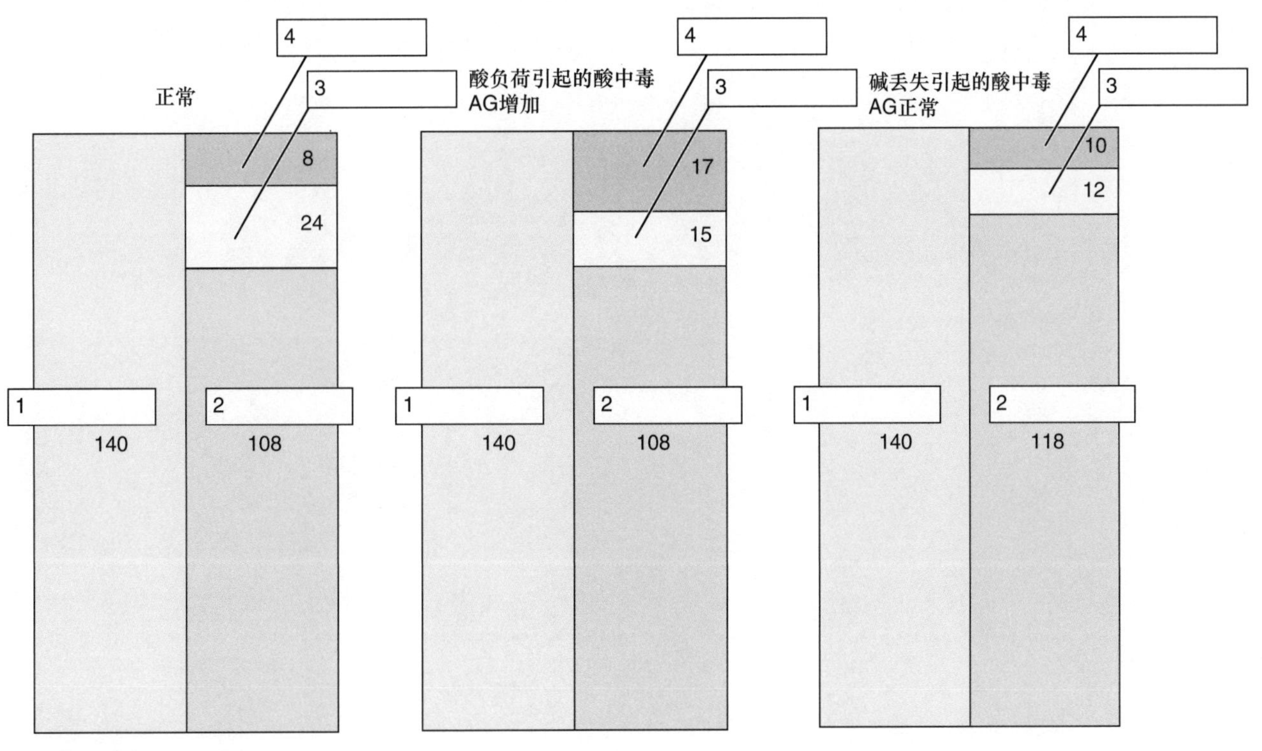

习题

A. 阴离子隙用于确定代谢性 ___________ 的可能原因。

B. 当阴离子隙因酸过量而增加时，血浆 HCO_3^- 因 ______________ 而 _______________。

C. 在由 ___________ 引起的酸中毒时，阴离子隙是正常的，因为 ___________________。

第六章　消化生理学

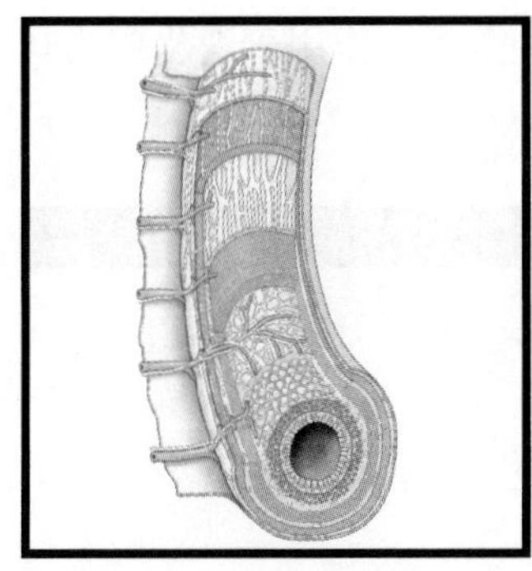
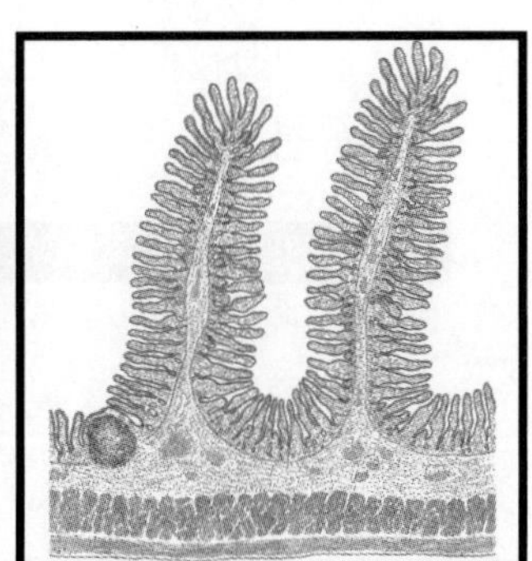
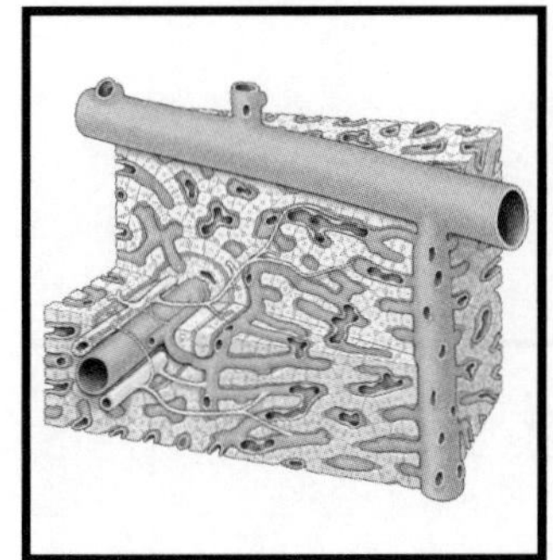
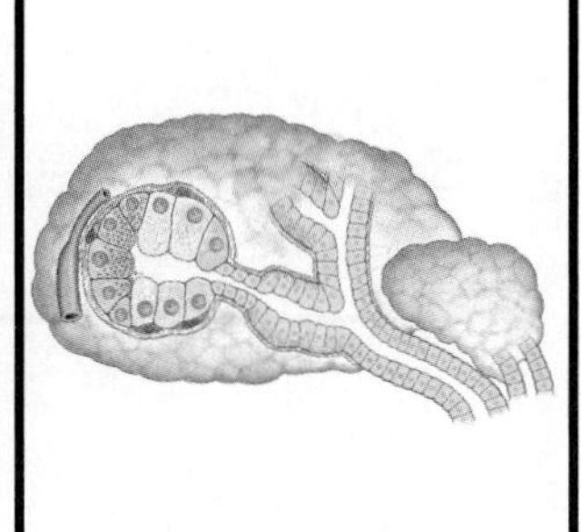

第一节　消化道的结构和功能

消化道（gastrointestinal tract，GI）可视为从口腔到肛门的连续管道（如图示），接受肝、胆囊和胰腺等大消化腺分泌的消化液，并能吸收营养物质。其结构和一般功能如下：

1. 口腔：食物经咀嚼被机械磨碎并与唾液混合。
2. 唾液腺：分泌含消化酶的唾液对淀粉和脂类进行初步消化，且有润滑作用。
3. 食管：将食物从口腔运输到胃。
4. 胃：通过胃酸和酶对食物进行化学性消化，产生食糜。
5. 小肠由三部分构成：
   - 十二指肠：约 0.3 m 长，来自肝、胆囊和胰腺外分泌部的消化液进入胃附近的十二指肠腔。
   - 空肠：约 3 m 长，是营养物质化学消化和吸收的主要部位。
   - 回肠：约 3.6 m 长；持续吸收包括维生素 B_{12} 在内的营养物质，是胆汁肠肝循环的部位。
6. 肝：分泌胆汁进入十二指肠，营养物质的代谢部位。
7. 胆囊：储存胆汁并将其排入十二指肠。
8. 胰腺：分泌胰液和**消化酶（digestive enzymes）**进入十二指肠，分泌激素入血。
9. 大肠（结肠）：吸收钠和水，使未消化的食糜脱水形成粪便。

在整个消化道肌肉组织中，口腔、食管上段和肛门外括约肌由骨骼肌构成，可以自主控制对食物的摄入（咀嚼、吞咽）和排泄（排便），其余部分均为平滑肌。这些平滑肌包含纵行肌和环形肌，通过舒缩活动，完成食糜的混合和推进。

消化道拥有庞大的血管网，为其提供氧气、营养物质和激素，支持消化道内食物的消化、吸收、推进和新陈代谢。此外，为确保肠道细胞可以有效地吸收营养物质，也需要丰富的血供以形成营养物质吸收入血所需的浓度梯度。

消化道的主要功能如下：

- 通过消化酶的作用消化食物。
- 将营养物质吸收进入肠道细胞［**肠上皮细胞（enterocytes）**］。
- 推进食糜通过消化道。
- 分泌黏液、缓冲液、胃酸和消化酶等进入消化道腔内。
- 在胃（将食物与消化液混合）和结肠（脱水形成粪便）储存食糜。
- 排泄粪便等废弃物。
- 合成内分泌激素，这些激素可作用于消化道或其他组织。

涂绘消化道的以下结构：

- ☐ 1. 口腔
- ☐ 2. 唾液腺
- ☐ 3. 食管
- ☐ 4. 胃
- ☐ 5. 小肠
- ☐ 6. 肝
- ☐ 7. 胆囊
- ☐ 8. 胰腺
- ☐ 9. 大肠（结肠）

习题答案

A. 十二指肠、空肠和回肠

B. 十二指肠

C. 空肠

D. 骨骼，平滑

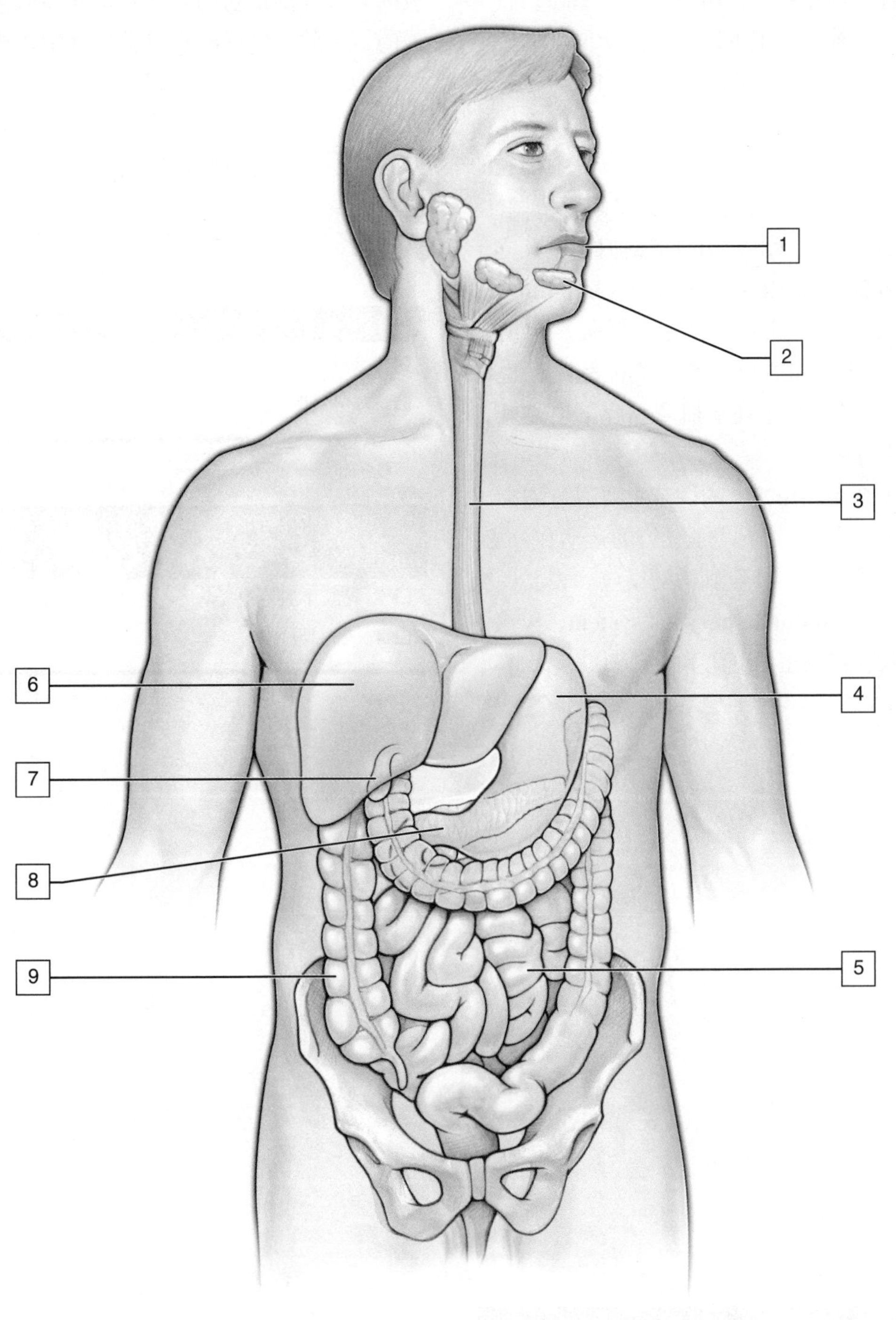

习题

A. 小肠由哪三个部分组成?

B. 来自肝、胆囊和胰腺的消化液在何处排入消化道?

C. 营养吸收主要发生在小肠的哪一部分?

D. 在消化道肌肉组织中，除口腔、食管上段和肛门外括约肌是 ________ 肌外，其余部分都是 ________ 肌。

第二节　消化道的神经支配：肠神经、自主神经和中枢神经系统

肠神经系统（enteric nervous system，ENS）是消化道固有的神经系统，由肌间神经丛和黏膜下神经丛组成。肠神经系统可以独立接受位于消化道上皮组织的机械感受器、化学感受器和渗透压感受器的信号输入。肠神经系统也受到中枢神经系统、自主神经系统和激素的调节。如果没有自主神经的调节，肠神经系统仍能发挥作用，但是缺乏协调性。

肌间神经丛（也称 Auerbach's 神经丛）位于**环形肌（circular muscle）**和**纵行肌（longitudinal muscle）**之间，调节肌肉的收缩和舒张，使消化道腔的内容物推进和混合。黏膜下神经丛（也称 Meissner's 神经丛）位于环形肌和黏膜下层之间，调节局部液体分泌。

自主神经系统（ACS）的调节主要通过副交感神经系统（PNS）实现，以促进消化道的运动和分泌，其大部分效应是对迷走神经刺激的反应。相反，**交感神经系统（sympathetic nervous system，SNS）**的刺激则可减缓胃肠道的分泌和运动。

中枢神经系统（CNS）的感觉输入为唾液和胃酸的分泌提供最初的刺激，是许多消化道反射所必需的。因此，仅仅闻到或看到食物就能引发中枢反应。中枢神经系统通过副交感神经系统和交感神经系统发挥作用。如前所述，自主神经系统和中枢神经系统参与消化道的神经支配，可使消化道的功能协调统一。

涂绘并标记下列肌层：

- ☐ 1. 纵行肌
- ☐ 2. 环形肌

涂绘并标记下列肠神经系统的神经丛，注意它们和肌层的位置关系：

- ☐ 3. 黏膜下神经丛
- ☐ 4. 肌间神经丛

习题答案

A. 肠神经系统

B. 正确

C. 肌间神经丛和黏膜下神经丛

D. 推进（和混合）

E. 中枢神经系统的感觉输入（以及随后的副交感神经和交感神经系统的活动）

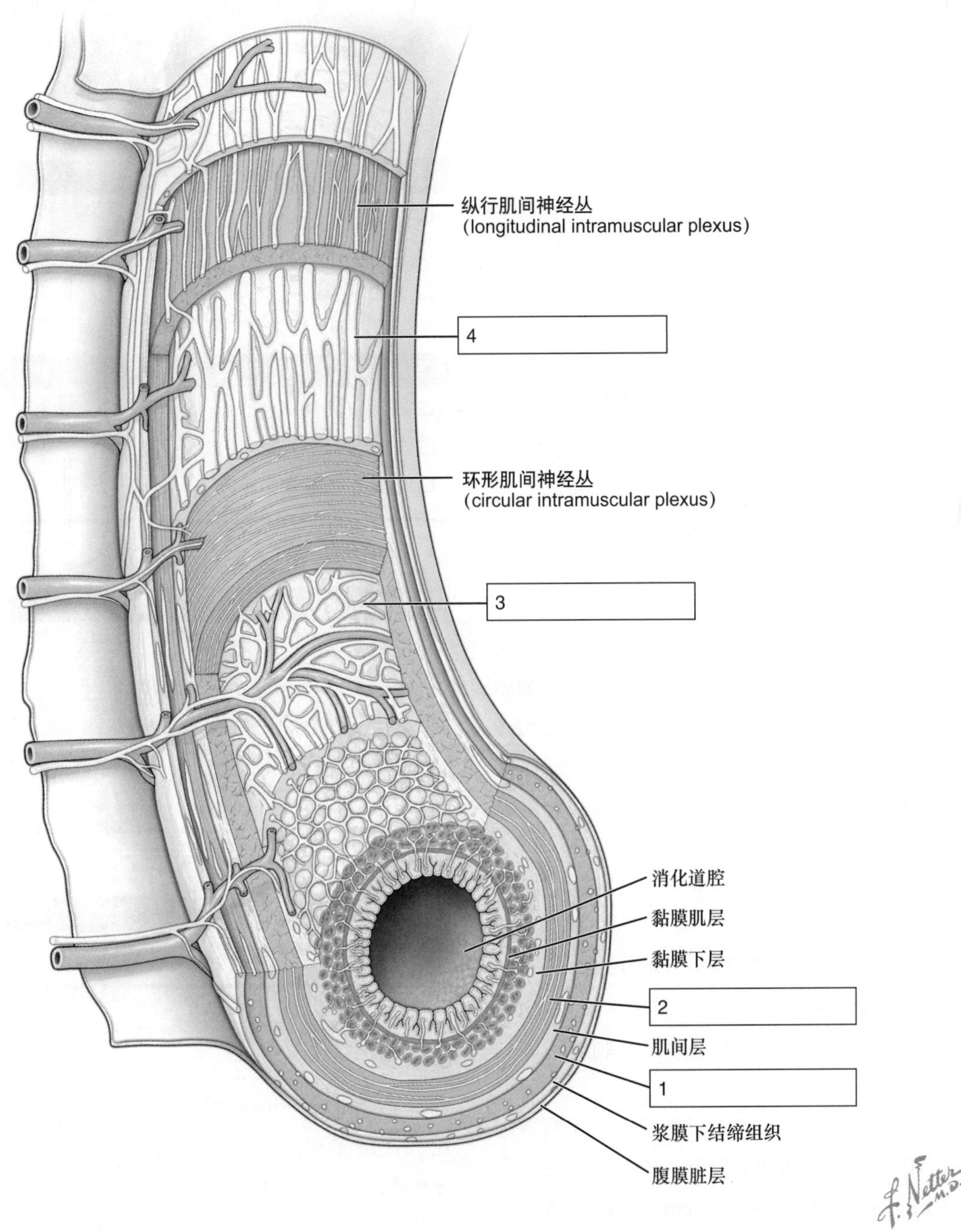

习题

A. 消化道的固有神经系统是 ________________。

B. 判断：肠神经系统可以不受中枢神经系统和自主神经系统的调节而发挥作用。

C. 肠神经系统由哪两种神经丛组成？

D. 肌间神经丛主要调节消化道腔的内容物 ______________。

E. 最早刺激唾液和胃液分泌的是 ____。

第三节 消化道的内分泌激素

胃和肠上皮中的内分泌细胞可合成多种激素并将其释放到血液中。除胃和肠外，这些激素还作用于身体的其他部位，如大脑、肝和胰腺等。这些激素可调节消化道功能，以及饥饿感、饱腹感和胰岛素分泌。下面列出了消化道分泌的主要激素，它们在消化道功能中的作用将在本章第九节至第十一节中进一步讨论。

由胃合成的激素包括：

1. **促胃液素（gastrin）**：受食糜中的糖类、蛋白质和脂肪的刺激而分泌，可刺激胃酸分泌以及下消化道（回肠和结肠）的运动。
2. **组胺（histamine）**：在进食期间受促胃液素和迷走神经的刺激而分泌，作用于相邻的壁细胞以刺激胃酸分泌。
3. **胃生长激素释放素（ghrelin）**：在消化间期（两餐之间）分泌，作用于大脑以刺激饥饿感（促食欲作用）。

在小肠中合成的激素包括：

1. **促胃液素（gastrin）**（来自十二指肠）：受食糜中的糖类、蛋白质和脂肪的刺激而分泌，可刺激胃酸分泌以及下消化道（回肠和结肠）的运动。
2. **促胰液素（secretin）**（来自十二指肠）：在酸性食糜刺激下分泌，刺激小肠液和胰液的分泌。
3. **缩胆囊素（cholecystokinin）**（来自十二指肠）：在脂肪、糖类和蛋白质的刺激下分泌，刺激胰酶和胆汁的分泌。
4. **葡萄糖依赖性胰岛素释放肽（glucose-dependent insulinotropic peptide，GIP）**（来自十二指肠）：在食糜中糖类和脂肪的刺激下分泌，刺激胰腺释放胰岛素。
5. **胃动素（motilin）**（来自十二指肠）：在两餐之间的禁食时段（消化间期）分泌，刺激**移行性复合运动（migrating myoelectric complex，MMC）**（MMC）第3阶段的收缩（请见本章第五节）。
6. **胰高血糖素样肽-1（glucagon-like peptide-1，GLP-1）**（主要来自空肠）：在该区域食糜的刺激下分泌，作用于大脑，抑制饥饿感（一种厌食行为，与胃生长激素释放素的效应相反）

习题答案

A. 胃动素

B. 胃生长激素释放素

C. 葡萄糖依赖性胰岛素释放肽

D. 促胃液素

E. 促胰液素，刺激小肠液和胰液的分泌

涂绘并标记

- ☐ 1. 胃
- ☐ 2. 十二指肠
- ☐ 3. 近端空肠

写出胃分泌的激素：

- ☐ 4. 促胃液素
- ☐ 5. 组胺
- ☐ 6. 胃生长激素释放素

写出十二指肠分泌的激素：

- ☐ 7. 促胃液素
- ☐ 8. 促胰液素
- ☐ 9. 缩胆囊素
- ☐ 10. 葡萄糖依赖性胰岛素释放肽
- ☐ 11. 胃动素

写出空肠分泌的激素：

- ☐ 12. 胰高血糖素样肽-1（GLP-1）

临床知识点

Zollinger-Ellison 综合征是一种可将促胃液素分泌入血的罕见的内分泌肿瘤（促胃液素瘤），发生于胰腺或十二指肠。促胃液素异常升高可使壁细胞持续分泌胃酸并最终形成溃疡。促胃液素瘤的症状包括营养物质（尤其是脂肪）吸收不良和伴有脂肪泻（粪便中脂肪过多）。治疗方法包括切除促胃液素瘤和药物抑制胃酸至溃疡愈合。

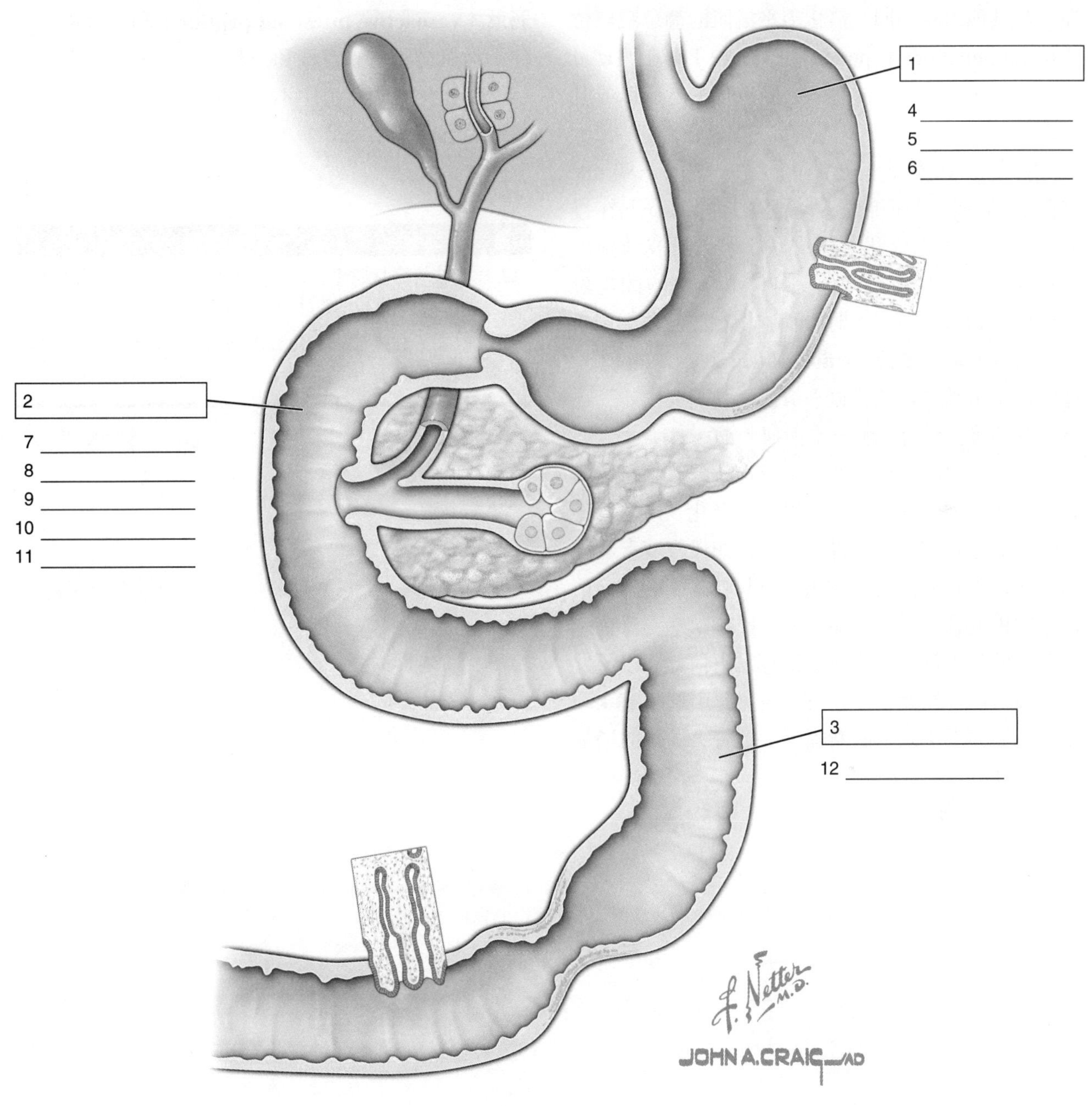

习题

A. 在两餐之间（消化间期）分泌，并能刺激移行性复合运动（MMC）第 3 阶段的收缩的消化道激素是 ______________。

B. 在两餐之间分泌，并可引起饥饿感的消化道激素是 ______________________。

C. 哪种消化道激素可以刺激胰腺释放胰岛素？

D. 哪种消化道激素从胃和十二指肠释放并刺激胃酸分泌？

E. 哪种十二指肠激素在酸性食糜刺激下分泌？该激素有什么作用？

第四节 消化道的推进功能：平滑肌的慢波和锋电位

消化道中食糜的混合和推进运动是由平滑肌的独特机械活动产生的，这些运动从食管到直肠都存在。与其他组织不同，消化道平滑肌的**静息膜电位**（**resting membrane potential，RMP**）存在波动，称为**慢波**（**slow waves**）（也称为基本电节律或基础电节律）。

在静息状态下，慢波电位在－70～－80 mV之间波动。如果在神经活动或激素的调节下在慢波基础上发生去极化（负值减小），慢波的幅度也可增加。当慢波的峰值高于－40 mV 的**阈电位**（**threshold potential**）时，细胞将在波的顶部产生一个或多个**动作电位**（**action potential**）（锋电位）。锋电位是由钙进入消化道平滑肌细胞引起的。钙还可与钙调蛋白结合，触发平滑肌收缩。

终止于肌间神经丛的副交感神经释放乙酰胆碱和 P 物质等神经递质，可使慢波去极化，产生动作电位并引起收缩。一些胃肠激素，如促胃液素和缩胆囊素，也可使慢波去极化，引起收缩。此外，消化道内机械感受器（感知拉伸）或化学感受器（感知食糜成分）可以向肌间神经丛发出信号，以激发兴奋性运动神经元，使慢波去极化并引起收缩。动作电位的频率（以及收缩幅度）随着去极化的增加而增加。

相反，使平滑肌慢波超极化（负值加大）的抑制性运动神经元可受交感神经刺激并释放**血管活性肠肽**（**vasoactive intestinal peptide**）和一氧化氮，使平滑肌舒张。兴奋性和抑制性运动神经元之间的相互作用导致消化道中不同形式的推进运动（请见本章第五节和第六节）。

涂绘并标记

- □ 1. 慢波（静息膜电位，上方波形），当去极化使膜电位高于阈电位时产生动作电位
- □ 2. 收缩力，慢波去极化幅度增大以及动作电位增多，均可使收缩力增加

习题答案

A. 慢波

B. 锋

C. 乙酰胆碱和 P 物质，收缩

D. 血管活性肠肽和一氧化氮，舒张

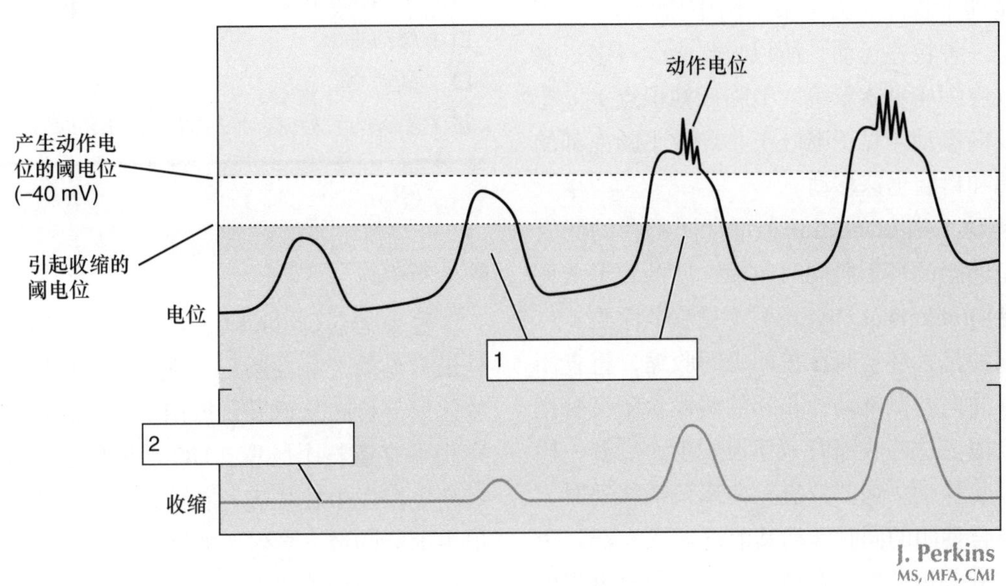

习题

A. 消化道平滑肌的静息膜电位是独特的，因为它的形式是 ________。

B. 静息膜电位去极化高于－40 mV 将产生 ______ 电位（消化道的动作电位）。

C. 可使慢波去极化的神经递质包括 ______________________，它们可刺激平滑肌 ____________（收缩 / 舒张）。

D. 可使慢波超极化的神经递质包括 ______________________，它们可导致平滑肌 ____________（收缩 / 舒张）。

第五节 消化道的推进功能：小肠

小肠有两种推进方式：蠕动和分节运动。

蠕动（peristalsis）是因肠道食团后部的平滑肌收缩和食团前部的平滑肌舒张同时发生所引起的。这是通过刺激兴奋性（食团后）和抑制性（食团前）运动神经元来实现的。从而导致食团远离口腔、向腹腔移动（进一步向下移动）。在小肠中，当某个区域有刺激物或细菌时，会发生**蠕动冲（peristaltic rushes）**，这种快速运动会迅速将刺激物进一步向下推动（见本节插图中涂绘3）。因为蠕动冲是一种快速运动，所以吸收会少得多，并且可能导致腹泻（见本章第六节临床知识点）。也可能发生反向蠕动（见于呕吐），导致小肠上部的内容物向胃和口腔迅速移动。

分节运动（segmentation）是食团所在的肠管上相隔一定间距的环形肌同时收缩，使肠腔形成许多"**食靡袋（pockets of chyme）**"（见本节涂绘1）。与蠕动不同的是，环形肌在食团中间收缩，将食团从中间分开并向两侧推动，相邻的两段食团又合拢形成新的食团。这些收缩有节律地发生，沿着一段肠道呈波浪状移动。当"口袋"向离口端移动时，它们可在混合食团的同时推动其前进。

蠕动和分节运动发生在整个消化和吸收过程中相邻的小肠段。整个过程受肌间神经丛的调节，自主神经和激素也参与了精细调节。

与在进食过程中活跃的蠕动和分节运动不同，移行性复合运动（MMC）是一种"管家"运动，在进食后3～4 h活跃，此时大部分食糜已进入小肠。MMC起源于胃中部，沿肠管向远端移动，可将小肠中的细菌和未消化的食糜从胃和小肠中迅速排除进入结肠。第3阶段是MMC的主要推进阶段，当血中的胃动素（见本章第三节）升高时发生；胃动素会引发特定的蠕动收缩波，将食物残渣迅速排出。这种作用降低了食物残渣对肠黏膜造成损害的可能性。

涂绘并标记小肠的运动：

- ☐ 1. 节律性分节运动
- ☐ 2. 蠕动波
- ☐ 3. 蠕动冲

请注意分节运动和蠕动可能发生在相邻的肠段中。

临床知识点

克罗恩（Crohn's）病和溃疡性结肠炎（UC）是最常见的炎症性肠病。克罗恩病可以发生在肠道的任何部位（从口腔到肛门），值得注意的是，其病变可穿透整个肠壁。UC仅出现于结肠和直肠，病变更多发生在浅表。在这两种病变下，炎症都会损害部分肠道，导致吸收障碍和运动增加，从而引起腹泻。治疗方式取决于疾病的严重程度，可选用的药物包括非甾体抗炎药、类固醇甚至生物制剂（如肿瘤坏死因子-α 抑制剂）。尽管克罗恩病无法治愈，但难治性UC可通过手术切除直肠和结肠（受UC影响的区域），并从回肠下部重建直肠来"治愈"。

习题答案

A. 分节运动
B. 蠕动
C. 蠕动冲
D. 肌间

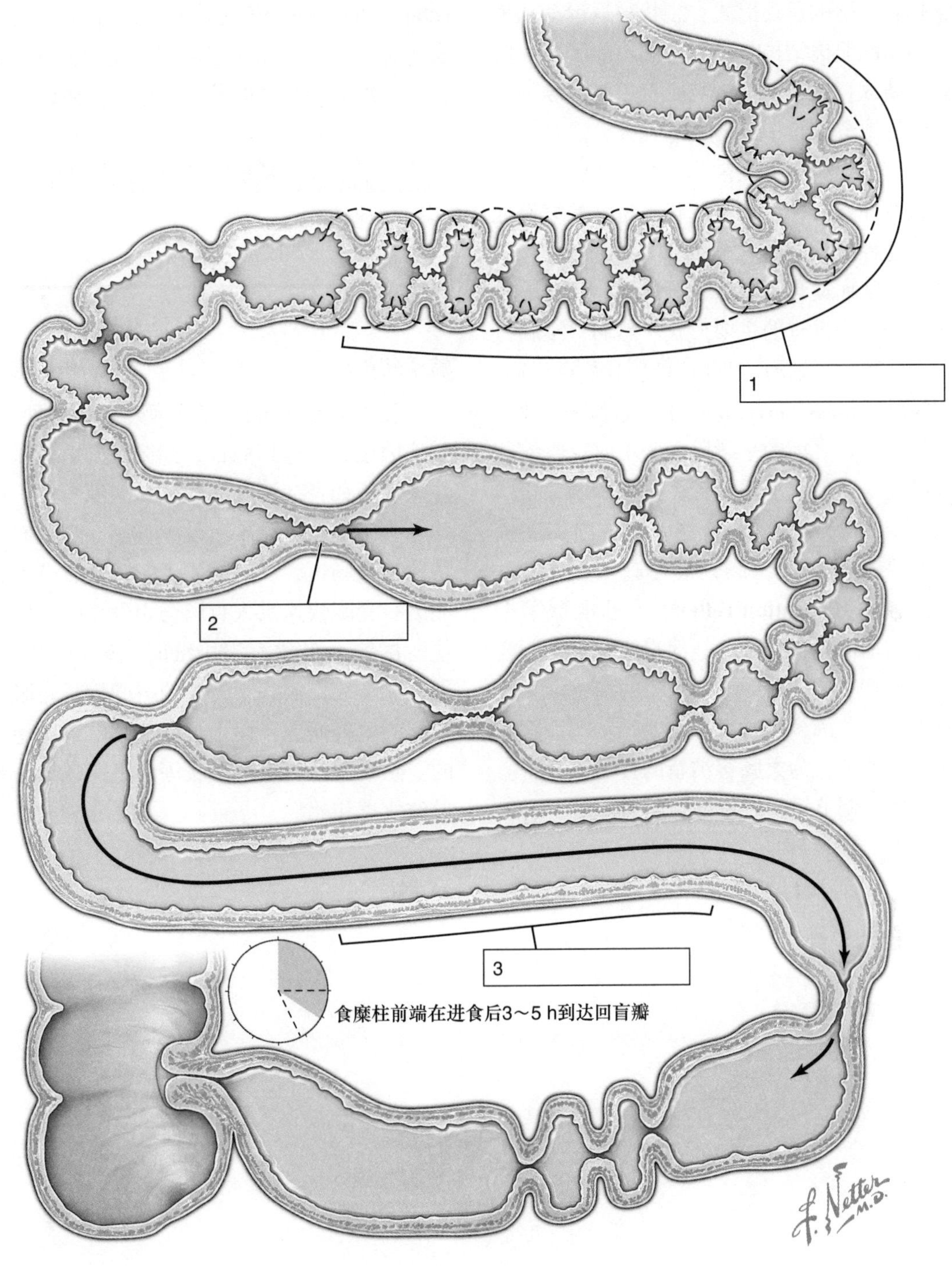

习题

A. 使肠腔形成许多“食靡袋”的运动类型称为 ________________。

B. 食团前部的平滑肌舒张的运动类型称为 ____________。

C. 小肠中的刺激物会导致 _____________，会迅速将食靡进一步向下推动。

D. ___________ 神经丛调节小肠的运动。

第六节 消化道的推进功能：大肠（结肠）

结肠具有特殊的运动形式：袋状往返运动和集团蠕动。结肠的肌肉结构与小肠不同：除了环形肌外，还有三条纵行肌带，称为结肠带，沿结肠的长轴分布（请见本节涂绘 1）。

当结肠带收缩时，形成被称为结肠袋的囊。结肠袋会舒张并在几分钟后恢复原状，将食糜缓慢地推向肛门。这种较慢的运动可使食糜混合，并充分吸收钠和水，从而使食糜脱水，形成固体粪便。袋状往返运动是结肠推进的主要形式。然而，结肠每天也会发生几次集团蠕动，打断这种袋状往返运动。

集团蠕动（mass movements）（食糜/粪便之后的平滑肌收缩，之前的平滑肌舒张）时，收缩和运动的长度比小肠的蠕动要更长（见图示）。集团蠕动出现时，结肠带平滑肌舒张，形成强烈向前的收缩，使粪便通过降结肠，最终进入直肠，并产生**排便反射（defecation reflex）**（见本章第七节）。集团蠕动由副交感神经、促胃液素和缩胆囊素（CCK）刺激产生。当胃和十二指肠中存在食糜时，可以通过上述这些因素刺激产生集团蠕动，清除下消化道的食物残渣，为大肠容纳新的食糜做准备。这些神经和体液调节机制是**胃结肠反射（gastrocolic reflex）**的一部分（见本章第七节）。反之，如果交感神经受到刺激，运动就会受到抑制，这与交感神经系统对消化道的整体作用是一致的。

涂绘并标记

- ☐ 1. 结肠带
- ☐ 2. 结肠袋形成区域

临床知识点

腹泻（diarrhea）的表现主要为稀便或水样便。其病因很多，包括病毒、细菌、肠道刺激物、炎症性疾病（如炎症性肠病和肠易激综合征）或未消化的糖类（见于乳糖不耐受）等。在腹泻时，食糜会快速通过肠道，从而减弱了肠道吸收营养和水分的能力。食糜快速进入直肠会引发排便反射并排出稀便。尽管大多数腹泻持续时间较短（2～3 天），但其在炎症性疾病中持续的时间较长。脱水是腹泻引起的主要问题，而水是维持水电解质稳态所必需的。感染霍乱后的严重腹泻会迅速耗尽细胞外液，导致休克和死亡。

习题答案

A. 袋状往返运动和集团蠕动。

B. 结肠袋（袋状往返运动形成的囊）是由结肠带收缩而成的，而小肠的“食靡口袋”是环形肌收缩的结果。

C. 袋状往返运动是缓慢的，使食糜最终脱水形成粪便。

D. 集团蠕动是由副交感神经、胃泌素和缩胆囊素调节的，当胃和十二指肠中有食糜时，会激活副交感神经和激素的分泌。

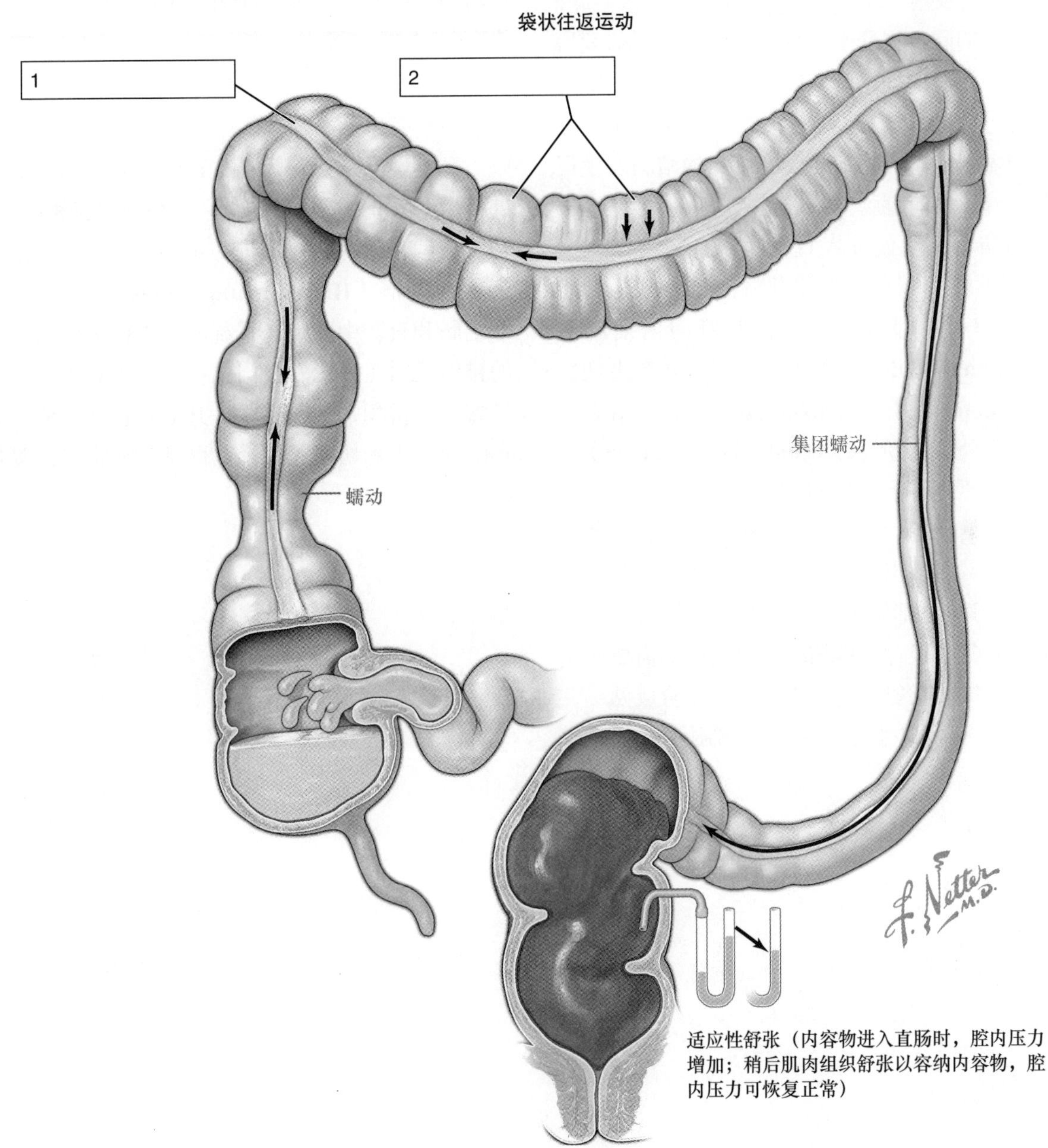

习题

A. 结肠的两种推进方式是什么？

B. 大肠袋状往返运动形成的囊与小肠分节运动的区别是什么？

C. 袋状往返运动是缓慢的还是快速的运动？

D. 集团蠕动的调节因素有哪些？

6 第七节　消化道的反射调节：胃结肠反射和排便反射

消化道中有几种神经反射可提高其处理食糜和清除食物残渣的效率，其中两个重要的反射是胃结肠反射和排便反射。

在进食期间，胃和十二指肠中的食糜会引发胃结肠反射，从而增加结肠集团蠕动。结肠集团蠕动受到副交感神经（特别是迷走神经和盆神经）、促胃液素和缩胆囊素的调节。受到刺激的结肠发生运动，并将粪便推向直肠。

当肠蠕动将粪便推入直肠时，直肠扩张刺激肠壁上的机械性压力感受器并将信号传至肠神经系统，立即引起排便反射，此时**肛门内括约肌（internal anal sphincter）**无意识舒张并产生**便意（urge to defecate）**。为了防止立即排便，可以主动收缩**肛门外括约肌（external anal sphincter）**。如果没有排便，则可舒张肛门外括约肌，直肠松弛，直到下一次结肠蠕动将更多粪便推入直肠，排便反射再次出现。在适当时机可排便时，主动舒张肛门外括约肌，并增加腹内压，粪便就会被排出。

虽然婴儿已经存在胃结肠反射，但却需要一定时间才能使排便反射的随意控制完全发育成熟。儿童通常在 2～4 岁时才能实现自主控制排便。

习题答案

A. 胃结肠

B. 排便

C. 副交感，促胃液素，缩胆囊素

D. 肛门外

涂绘

- □ 1. 产生集团蠕动的结肠区域（胃结肠反射的一部分）
- □ 2. 直肠中存有粪便，从而引起排便反射

临床知识点

肠神经系统可视为消化道响应各种信号的中央处理中心，如果消化道的某一区域缺失肠神经系统，其功能就会紊乱，并可进一步导致疾病。例如，**先天性巨结肠（Hirschsprung disease）**就是由于远端结肠和直肠中肠神经系统的缺失而无法引起正常的排便反射（便意和肛门内括约肌无意识舒张），导致粪便蓄积，结肠膨胀。其症状包括少便、无便和呕吐。手术切除无神经节区域，通常可恢复排便能力。

第七节 消化道的反射调节：胃结肠反射和排便反射

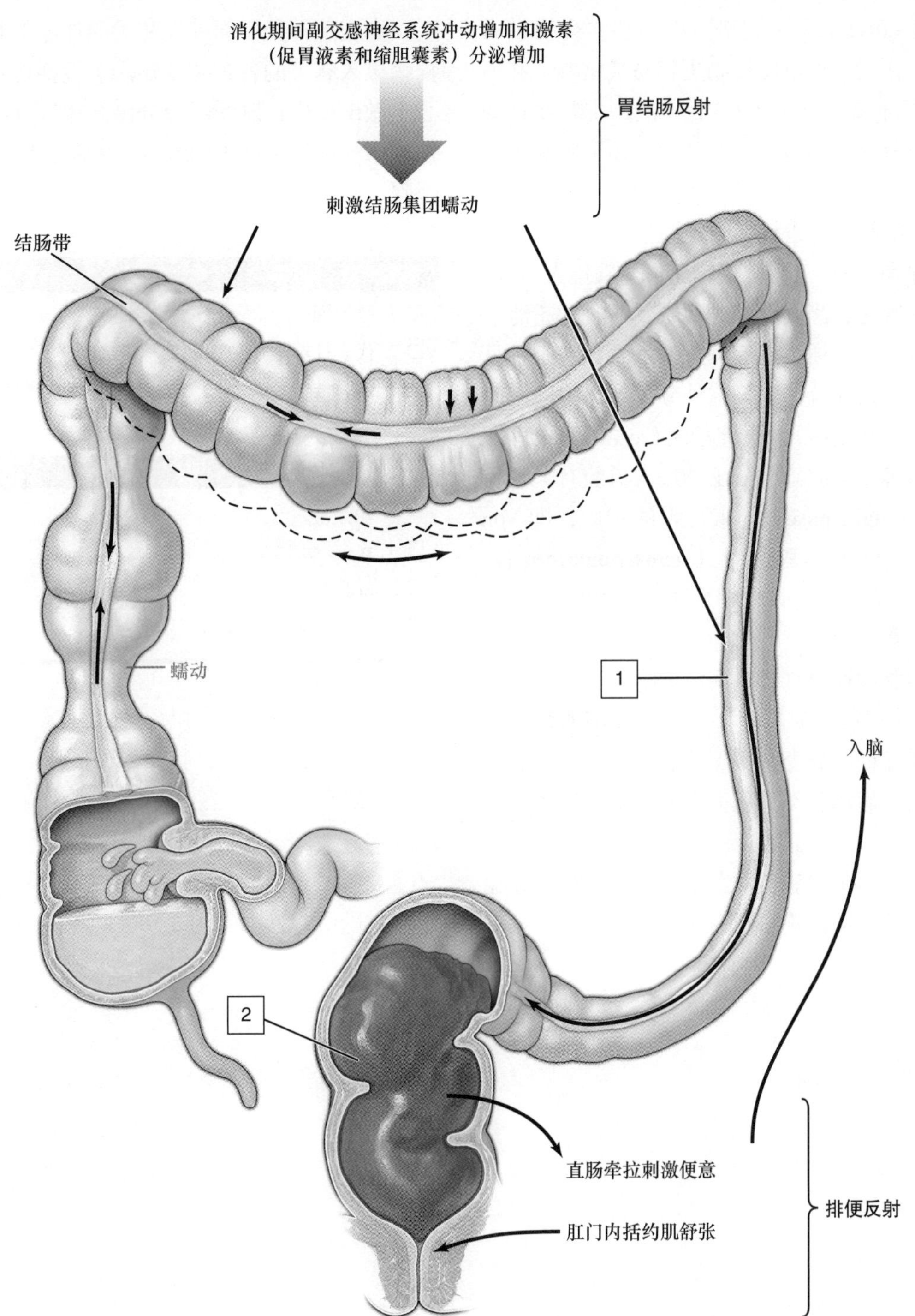

习题

A. 胃和十二指肠中的食糜可以引起 ______________ 反射。

B. 直肠扩张可以引起 ____________ 反射。

C. 结肠集团蠕动可由 ____________ 神经、______________（激素）和 _____________（激素）调节。

D. 当有便意时，可以主动收缩 _________________ 括约肌。

第八节　消化道的分泌功能：唾液

唾液（saliva）具有润滑、冷却和向食物中添加消化酶的作用，可以使食物更容易被摄取（和消化）。成人每天大约分泌 1.5 L 唾液，主要在食物进入口腔时分泌；唾液主要由腮腺、颌下腺和舌下腺分泌产生，由第Ⅶ对脑神经（面神经）和第Ⅸ对脑神经（舌咽神经）进行副交感调节。

唾液腺是外分泌腺，分泌物通过导管排入口腔。腺体高度血管化，当其受到刺激时，血浆的超滤液（液体和电解质）通过腺泡细胞扩散到腺泡中（见图示），形成初级分泌物。这种分泌物与腺泡细胞的其他产物［黏蛋白和 **α-淀粉酶（α-amylase）**］混合，然后排入口腔。当分泌物进入口腔时，与**舌脂肪酶（lingual lipase）**（来自舌的味腺，即 Von Ebner's 腺）和**转钴胺素Ⅰ（transcobalamin I，TC-Ⅰ）**混合。因此，除电解质之外，唾液还含有以下物质：

- 黏液，当食物通过食管时润滑食物
- α-淀粉酶，启动淀粉消化而产生较小葡萄糖聚合物（麦芽糖、异麦芽糖）的酶
- 舌脂肪酶，启动脂类消化而产生甘油二酯和游离脂肪酸的酶
- TC-Ⅰ，一种与必需维生素 B_{12} 结合并保护其免受胃内酸性环境影响的蛋白质

副交感神经（面神经和舌咽神经）对与食物和食物摄入有关的各种感觉输入（包括食管膨胀和恶心）做出反应，刺激唾液分泌。唾液分泌可被交感神经系统和促进保水的激素（在脱水期间）所抑制。睡眠、衰老以及某些药物和化疗也会抑制唾液分泌。

涂绘

- ☐ 1. 唾液腺
- ☐ 2. 代表性腺泡（由腺泡细胞组成）

填写唾液的以下成分：

- ☐ 3. 黏液
- ☐ 4. α-淀粉酶
- ☐ 5. 舌脂肪酶
- ☐ 6. 转钴胺素Ⅰ（TC-Ⅰ）

习题答案

A. 外分泌

B. 副交感（特别是面神经和舌咽神经）

C. α-淀粉酶和舌脂肪酶

D. 一种保护维生素 B_{12} 免受胃内酸性环境影响的蛋白质

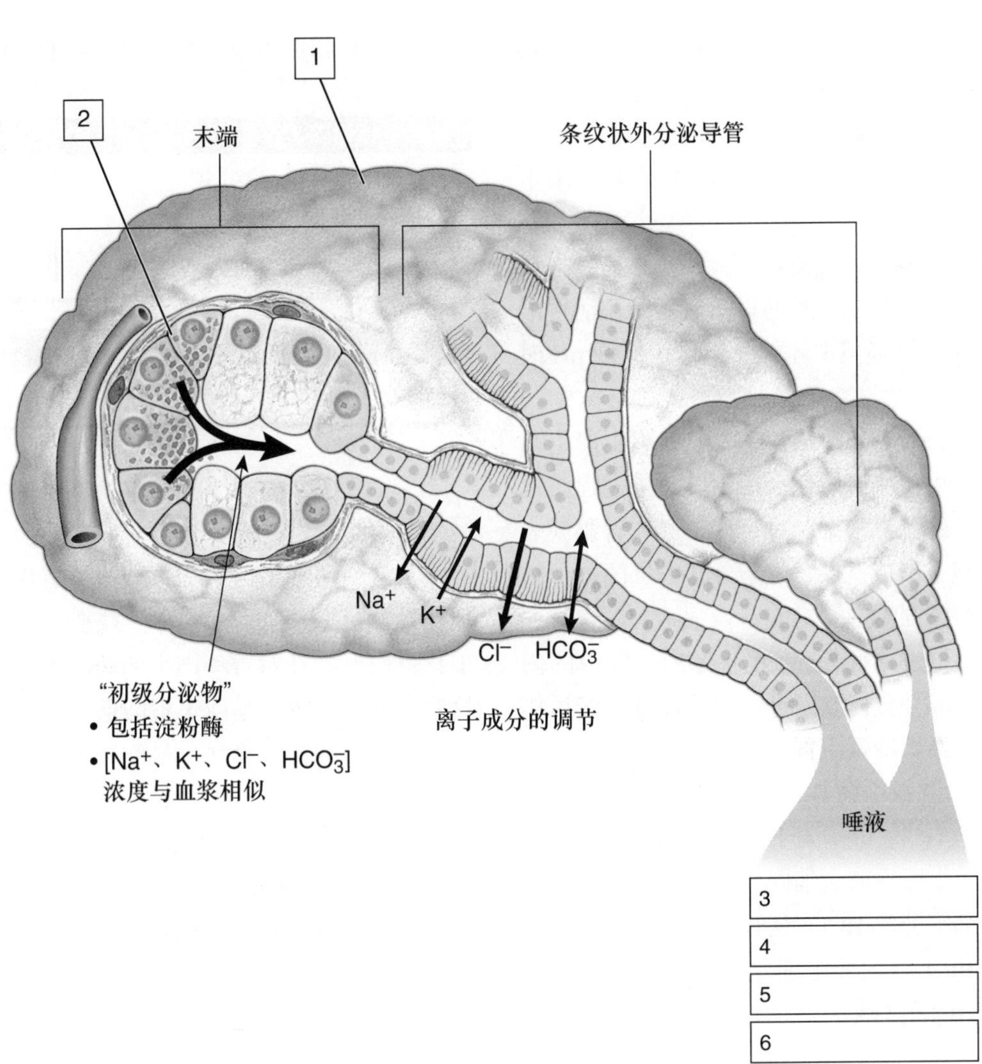

习题

A. 唾液腺是 ___________ 腺，这意味着其分泌物可通过导管分泌到外部或进入胃肠道。

B. 唾液分泌的主要刺激是通过 ___________（神经）。

C. 唾液中发现的两种消化酶分别是什么？

D. 什么是转钴胺素 Ⅰ？

第九节　消化道的分泌功能：胃

胃分泌物的作用是促进消化，润滑食团，并保护胃黏膜。胃液和食物混合产生食糜。当食物进入口腔时，副交感神经（迷走神经）可刺激胃液分泌入胃腔。胃内食物的存在会增强这一作用，刺激产生更多胃液，以促进消化。胃液包括以下物质：

- 盐酸（HCl）由胃腺的壁细胞分泌，可分解食物，杀死摄入的细菌，并将无活性的胃蛋白酶原转化为有活性的胃蛋白酶。
- **内因子（intrinsic factor，IF）**也由壁细胞分泌，是回肠吸收维生素 B_{12} 所必需的（见本章第十八节）。
- **胃蛋白酶原（pepsinogens）**由胃腺的主细胞合成和分泌，是消化蛋白质的胃蛋白酶的非活性形式，只有在酸性环境中才能发挥作用，低 pH 时被激活。
- **胃脂肪酶（gastric lipase）**也在主细胞中产生，可继续进行由舌脂肪酶启动的脂质消化过程。
- 黏液在胃腺的颈黏液细胞中产生，可在胃黏膜表面上皮细胞上形成一层含碳酸氢盐的屏障，保护细胞免受 HCl 的侵蚀。

除了这些进入消化道的外分泌物，胃中的内分泌细胞可合成并分泌激素进入血液循环，然后作用于消化道。促胃液素由胃窦（幽门括约肌前的狭窄部）和十二指肠中的 G 细胞分泌到血液中，刺激壁细胞分泌 HCl，并增强下消化道的运动（包括集团蠕动）。组胺在肥大细胞中产生，并以旁分泌方式刺激壁细胞分泌 HCl。**生长激素释放抑制激素（somatostatin）**在内分泌细胞中产生，并以旁分泌方式减少 HCl 的分泌。

胃中产生高浓度的 HCl，其 H^+来源于 CO_2（见图示下方），壁细胞胃腔侧膜上的 H^+-K^+-ATP 酶（质子泵）将 H^+主动泵出至胃中。这是 HCl 分泌的限速步骤，取决于壁细胞膜的质子泵数量。在壁细胞基底侧膜，HCO_3^-与 Cl^-交换而被转运入血，Cl^-通过管腔侧膜 Cl^-通道顺其电化学梯度扩散。迷走神经、组胺和促胃液素刺激膜中质子泵的插入。

涂绘并标记

- □ 1. 壁细胞
- □ 2. 主细胞
- □ 3. 壁细胞胃腔侧膜的质子泵

描绘

- □ 4. 从胃腺到胃腔的箭头，以显示分泌

临床知识点

胃食管反流病（GERD，即“消化不良”）和消化性溃疡（食管、胃或十二指肠溃疡）是常见的消化道问题，针对胃酸产生的药物被广泛用于治疗这些疾病。GERD 是由于胃酸通过食管下括约肌反流而引起胃和食管疼痛，最终导致食管溃疡。虽然胃酸是最终原因，但大多数消化性溃疡是由幽门螺杆菌引起的，它破坏了上皮细胞上的保护性黏液层，导致炎症和胃酸对细胞的侵蚀。治疗 GERD 和消化性溃疡可使用阻断胃酸分泌的药物，包括 H_2 受体拮抗剂和质子泵抑制剂。当溃疡是由幽门螺杆菌引起时，治疗方法也应包括抗生素的应用。

习题答案

A. 主细胞

B. H^+-K^+-ATP 酶（质子泵）

C. 促胃液素刺激 HCl 产生

D. 壁细胞

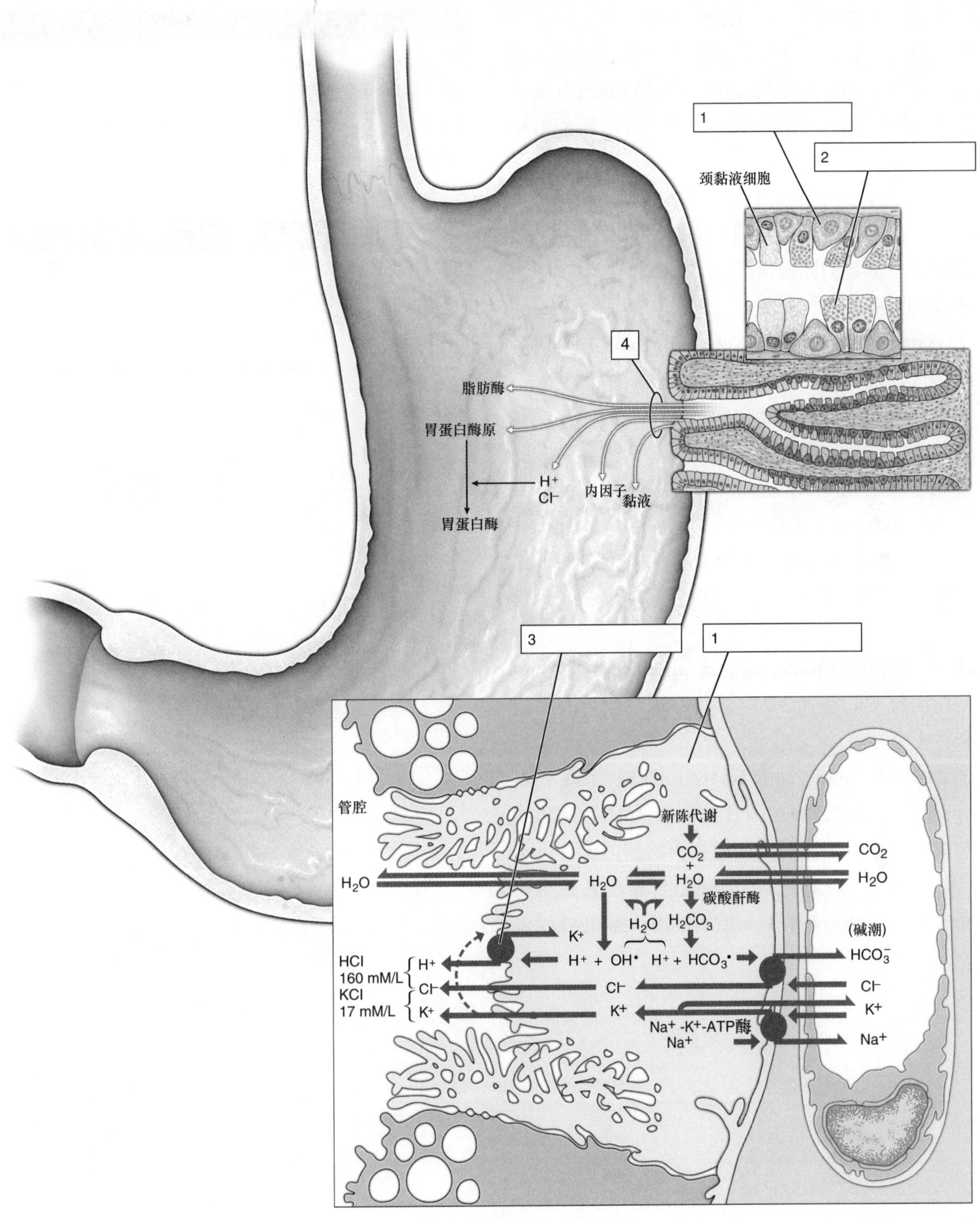

习题

A. 哪种胃细胞分泌消化酶？

B. HCl 生成的限速步骤是什么？

C. 促胃液素对 HCl 的生成有什么作用？

D. 哪种细胞分泌内因子到胃腔？

第十节　消化道的分泌功能：胰腺的外分泌

胰腺腺泡细胞分泌含有酶、HCO_3^-和电解质的胰液，通过导管排入十二指肠。十二指肠在酸性食糜的刺激下分泌促胰液素，后者可促进胰液分泌。碳酸氢盐缓冲液增加食糜的pH值，可使胰酶的功能达到最佳。

胰酶的分泌受十二指肠激素缩胆囊素的刺激，缩胆囊素在食糜中脂肪和糖类的刺激下分泌并释放到血液中。重要的胰酶包括：

- 胰腺分泌的蛋白酶：主要包括**胰蛋白酶**（**trypsin**）、**糜蛋白酶**（**chymotrypsin**）和**羧基肽酶**（**carboxypeptidase**），它们作为无活性酶原（胰蛋白酶原、糜蛋白酶原和羧肽酶原）储存和释放。将蛋白酶作为酶原储存可保护胰腺和导管免于被消化。当酶原进入十二指肠时，**肠激酶**（**enterokinase**）［位于十二指肠**刷状缘**（**brush border**）］可将胰蛋白酶原裂解为胰蛋白酶，然后胰蛋白酶可激活更多的胰蛋白酶原以及其他蛋白酶。
- **胰α-淀粉酶**（**pancreatic α-amylase**）：胰α-淀粉酶被Cl^-激活，并继续将淀粉消化为麦芽糖和异麦芽糖。
- **胰脂肪酶**（**pancreatic lipase**）和**辅脂酶**（**co-lipase**）：胰脂肪酶水解甘油三酯为甘油一酯和游离脂肪酸；辅脂酶是该过程中的辅因子（见本章第十五节）。其他脂肪酶将胆固醇酯转化为胆固醇和脂肪酸，将磷脂转化为溶血磷脂和脂肪酸。

涂绘并标记

□ 1. 胰腺

□ 2. 腺泡（和细胞）

□ 3. 胰管

填写由相关胰酶消化的营养物质：

□ 4. 淀粉

□ 5. 脂肪

□ 6. 蛋白质

习题答案

A. 外分泌部

B. 缓冲酸性食糜的电解质溶液

C. 胰酶

D. 酶原

第十节　消化道的分泌功能：胰腺的外分泌

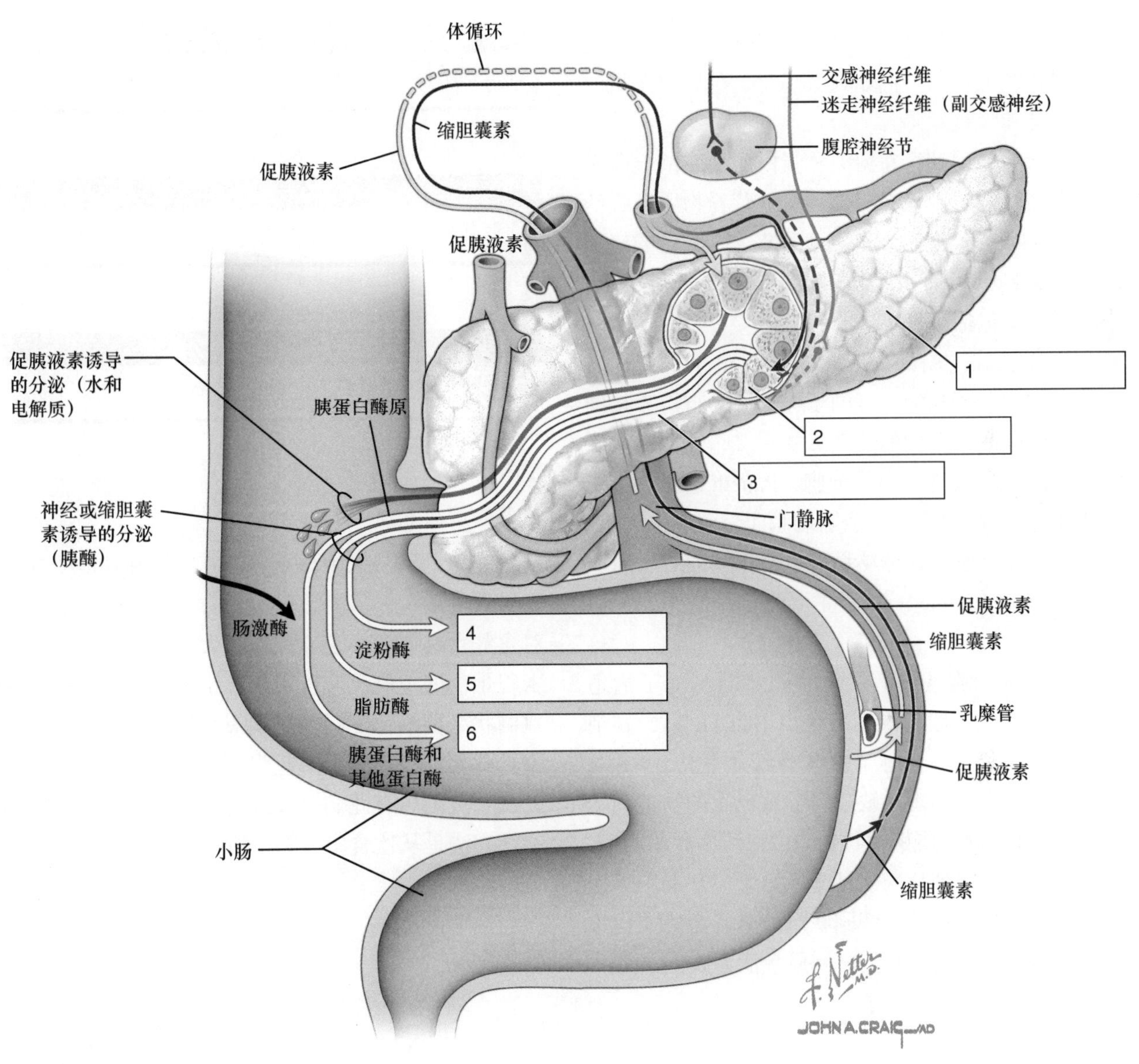

习题

A. 酶和电解质溶液由胰腺 ________________ 分泌。

B. 十二指肠激素促胰液素刺激胰腺分泌 ______________________________。

C. 十二指肠激素缩胆囊素刺激胰腺分泌 ______________。

D. 胰蛋白酶以 ______________ 的形式产生和分泌，以保护胰腺免受消化。

第十一节　消化道的分泌功能：小肠

小肠的分泌物包括电解质、黏液、酶和激素，可促进食糜中营养物质的消化和吸收。小肠的解剖结构使其在消化和吸收方面非常高效。小肠的管腔由环形皱褶、绒毛和微绒毛（形成刷状缘）组成，这大幅增加了小肠的表面积，达到约 250 m^2。这种增大表面积的管腔结构对于实现消化和吸收功能是必要的，绒毛损伤（例如乳糜泻时）可导致严重的消化不良和吸收障碍。

刷状缘的顶端存在糖类和蛋白质最终消化所必需的膜结合酶（刷状缘酶），且是营养物质吸收的位置（见本章第十三节和第十四节）。绒毛的底部形成小肠腺（crypts of Lieberkühn），可向肠腔分泌。小肠腺主要包括：

- 十二指肠腺（Brunner's glands）位于十二指肠中，主要分泌黏液，有助于保护小肠与胃相接的部分免受酸性食糜的侵害。
- 潘氏细胞（或称帕内特细胞，Paneth cells）位于小肠腺深处，可受促胰液素刺激而分泌离子和水，缓冲食糜。它们还分泌具有抗菌作用的溶菌酶。
- 杯状细胞（goblet cells）主要位于小肠中，分泌黏液。

肠上皮细胞还含有 cAMP 调节的氯离子通道［囊性纤维化穿膜传导调节蛋白（CFTR）］，在消化过程中分泌离子和水。在囊性纤维化中，CFTR 基因和转运蛋白的表达缺陷可导致严重的肠道问题（以及肺和胰腺功能障碍）。

除了刷状缘消化酶（见本章第十三节和第十四节）之外，另一个重要的刷状缘酶是肠激酶（也称为肠肽酶），它能将胰蛋白酶原激活为胰蛋白酶。

习题答案

A. 环形皱褶、绒毛和微绒毛

B. 杯状细胞

C. 潘氏细胞

D. cAMP 调节的 Cl^- 通道

涂绘

□ 1. 刷状缘的界线。由于刷状缘的存在，使小肠吸收表面积大幅增加

填写潘氏细胞的分泌物：

□ 2. 离子和水（缓冲液）

填写杯状细胞的分泌物：

□ 3. 黏液

填写来自富含 CFTR 的上皮细胞的分泌物：

□ 4. 离子和水（伴随 Cl^- 分泌）

临床知识点

完整的刷状缘十分重要，其结构和功能受损时将导致乳糜泻。乳糜泻是一种自身免疫性疾病，由对含麸食物（如小麦、黑麦和大麦）中醇溶蛋白和麦谷蛋白的免疫反应所引起。小肠的慢性炎症可导致刷状缘萎缩，使吸收面积减小很多且刷状缘酶减少。消化和吸收减少引起腹泻、体重减轻和贫血等症状。儿童患有此病可导致生长迟缓。唯一有效的治疗方法是从饮食中去除麸质。

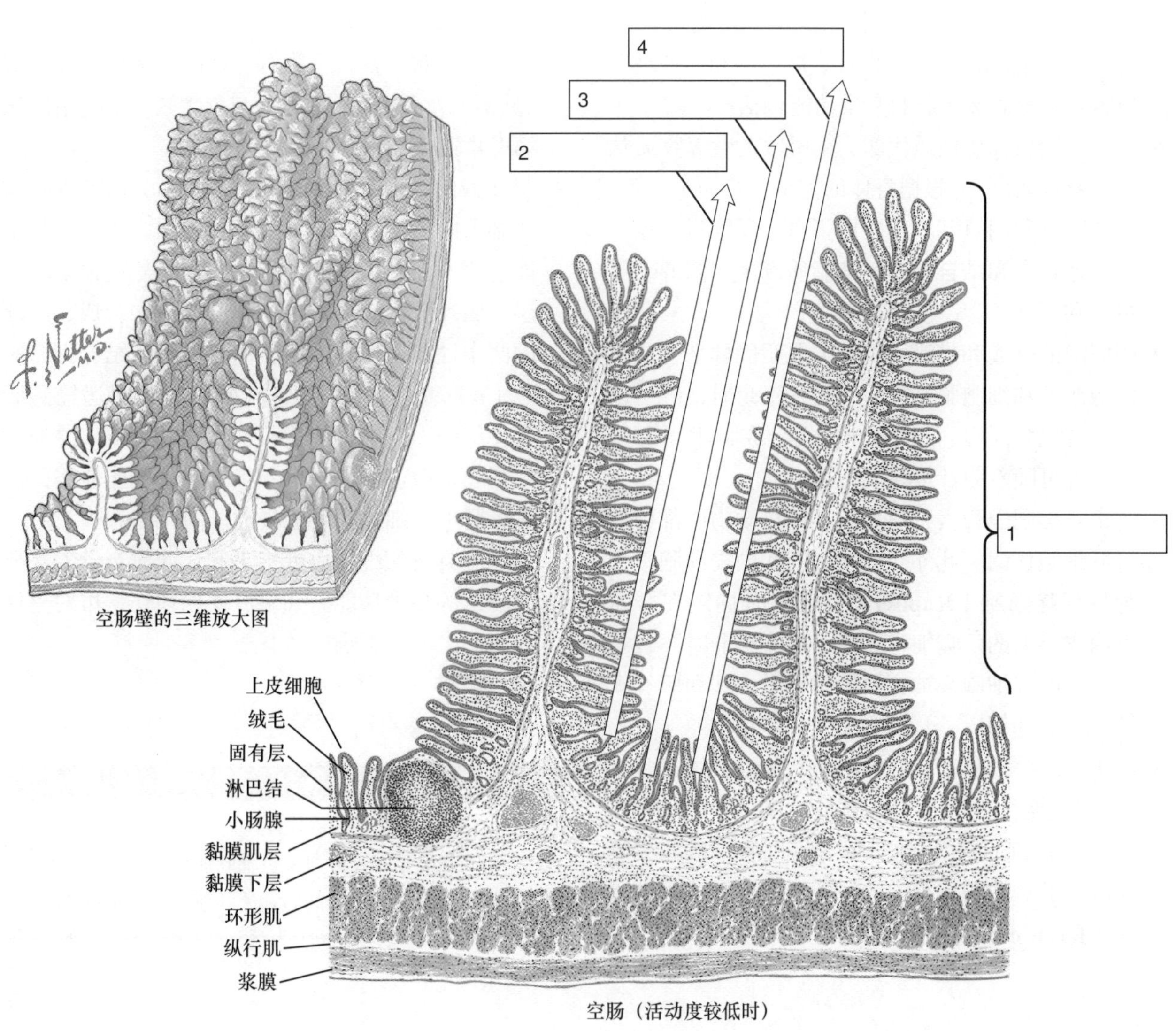

空肠壁的三维放大图

空肠（活动度较低时）

习题

A. 哪些结构会增加小肠的表面积？

B. 小肠中哪种细胞分泌黏液？

C. 小肠腺中的哪种细胞分泌离子和水来缓冲食糜？

D. CFTR 是什么通道？

第十二节 肝功能和胆汁分泌

肝在代谢和分泌中具有重要作用，这些功能依赖于其独特的血管结构。图示为肝中丰富的血管分布，**肝血窦（liver sinusoids）**（毛细血管网）包绕着**肝细胞（hepatocytes）**（肝的功能细胞）。肝接受约 25% 的心输出量，包括来源于肠道流经门静脉的血流（约 1 L/min）。因此，肝过滤和“处理”门静脉和全身血液。肝的基本功能包括：

- 糖类、脂质和蛋白质代谢：新吸收的营养物质从门静脉进入肝，并根据身体的需要进行加工处理。例如，肝利用氨基酸产生白蛋白、纤维蛋白原、免疫球蛋白和结合蛋白，从脂质产生胆固醇、脂蛋白和胆汁。
- 胆固醇的合成和排泄：机体需要胆固醇来合成类固醇激素和细胞膜，当膳食摄入不足时，肝可以快速合成胆固醇。胆固醇也用于合成胆汁。因此，胆固醇可随着胆汁从粪便中排出。
- 解毒：类固醇激素、药物和其他化学物质都可通过肝细胞代谢。此外，肝含有网状内皮细胞，称为**肝巨噬细胞（Kupffer cells）**，是固定在肝血窦内皮层上的巨噬细胞。当血液流经肝时，衰老和受损的红细胞会被这些细胞吞噬，铁和胆红素被肝细胞处理。
- 维生素和铁的储存：肝储存了几种对机体正常功能至关重要的物质，包括维生素 B_{12}、叶酸和铁。其中，铁和维生素 B_{12} 分别是红细胞形成和成熟所必需的。铁与细胞内的脱铁蛋白结合成为**铁蛋白（ferritin）**被储存。
- 脂肪酸的 β-氧化：肝在消化间期有较强的 β-氧化能力，以提供能量。
- 内分泌功能：肝细胞合成并分泌激素进入血液，包括胰岛素样生长因子-1、肝细胞生长因子和细胞因子以及血管紧张素的前体血管紧张素原。肝细胞将甲状腺素转化为有活性的三碘甲腺原氨酸（见第七章第五节），并参与维生素 D 的活化（见第七章第十三节）。
- 胆汁酸的合成和分泌：**胆汁（bile）**是吸收脂质所必需的（见本章第十五节），因为脂质本身不能有效地通过肠上皮细胞表面覆盖的非流动水层。**胆汁酸（bile acids）**在肝细胞中合成，胆汁的两亲性特征使其能够将消化的脂质结合到**微胶粒（micelles）**中，并将脂质通过水层运输到肠上皮细胞，在那里脂质可从微胶粒中解离并通过细胞膜扩散。如果没有胆汁，大部分脂质将无法靠近肠上皮细胞并完成吸收。

肝具有从维持血糖水平和代谢所有营养物质到解毒等多种功能。如果肝受到损伤，可对整体健康产生严重影响。

涂绘并标记

- □ 1. 肝细胞
- □ 2. 肝血窦，请注意肝血窦包绕肝细胞
- □ 3. 胆管，请注意小叶间胆管从肝细胞处汇入胆管

习题答案

A. 肝细胞

B. 肝细胞（药物和激素代谢），肝巨噬细胞（红细胞吞噬作用）

C. 两亲性

D. 白蛋白，纤维蛋白原，免疫球蛋白，血管紧张素原

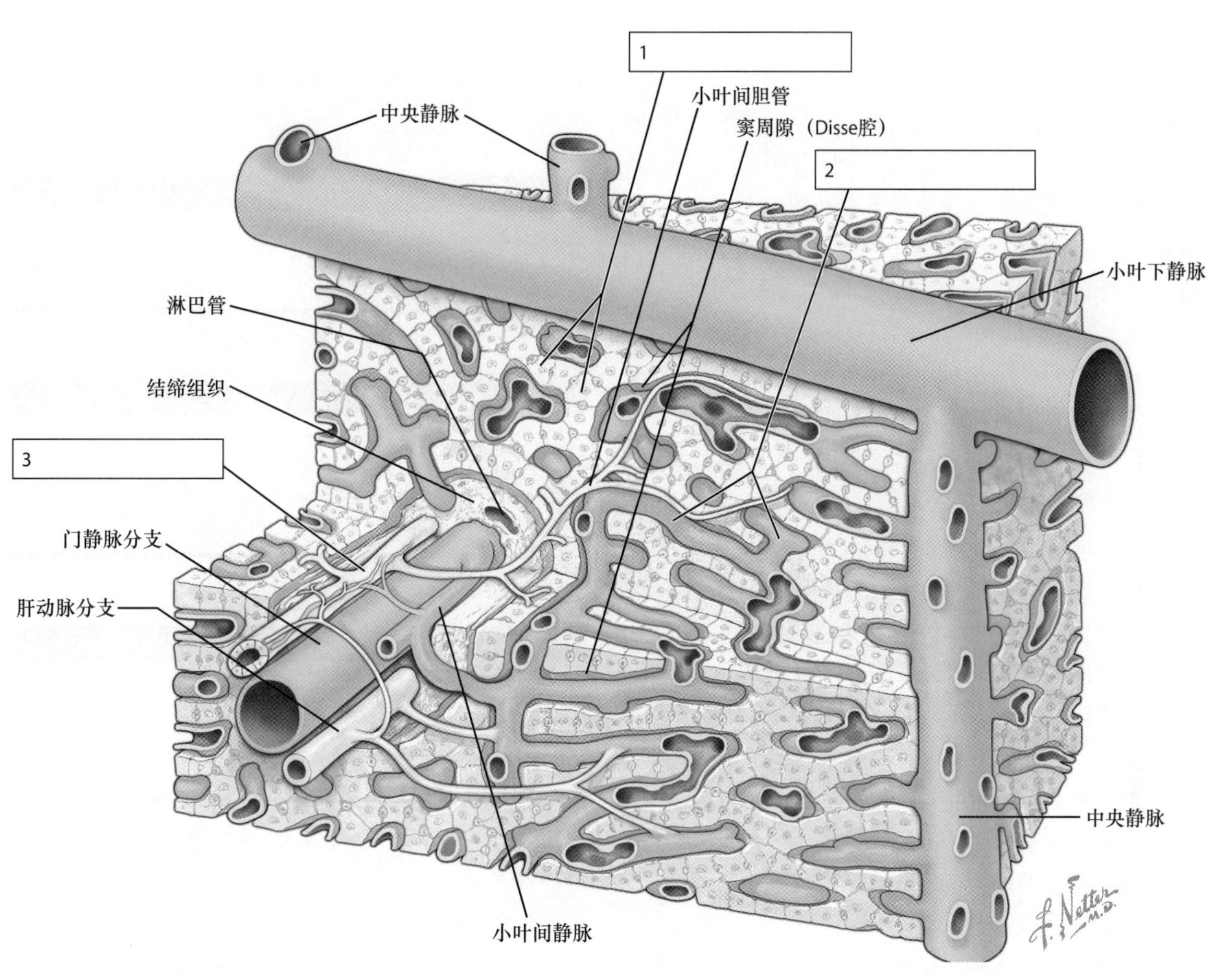

习题

A. 肝的功能性细胞叫什么?

B. 肝的解毒发生在 ______________，并且 ______________ 吞噬衰老红细胞。

C. 胆汁酸与牛磺酸或甘氨酸结合，使其更具 ______________。

D. 肝可以合成血浆蛋白，包括 ______________、______________、______________ 和 ______________。

第十三节　糖类的消化和吸收

一般来说，饮食中的所有营养物质，有 25%～30% 的消化过程发生在十二指肠之前［通过口腔和（或）胃中的酶］，其余 70%～75% 的消化过程发生在小肠。如前所述，当胃和十二指肠中存在食物时，会激活副交感神经系统和激素，从而激活胃、胰腺、肝和肠道的分泌功能，参与营养物质的消化和吸收。

饮食中的很多糖类是以淀粉、蔗糖（table sugar）和乳糖（milk sugar）的形式存在的。淀粉是由植物合成的大分子支链长链多糖，分子内的葡萄糖通过 α-1,4 糖苷键结合在一起。蔗糖和乳糖是分别由单糖葡萄糖和果糖（蔗糖）以及葡萄糖和半乳糖（乳糖）聚合成的双糖。尽管机体摄食多糖和双糖，但其不能被直接吸收，只能以单糖的形式进行吸收。

糖类的消化从口腔开始，直至小肠：

- 在口腔中，唾液 α- 淀粉酶启动淀粉消化，裂解 α-1,4 糖苷键，生成双糖麦芽糖（和一些异麦芽糖）。淀粉酶被唾液中的氯离子激活，在胃中的酸性环境下失活。
- 在小肠中，胰 α- 淀粉酶继续将淀粉消化为更多的麦芽糖和异麦芽糖。
- 在小肠的刷状缘，淀粉和双糖最终被消化成单糖。食糜在绒毛刷状缘会被刷状缘糖酶最终消化。
  - **麦芽糖酶（maltase）**将麦芽糖消化成两个葡萄糖分子。
  - **异麦芽糖酶（isomaltase）**将异麦芽糖消化成两个葡萄糖分子。
  - **蔗糖酶（sucrase）**将蔗糖消化成葡萄糖和果糖。
  - **乳糖酶（lactase）**将乳糖消化成葡萄糖和半乳糖。

在不同的糖转运体的协助下，单糖会以不同的方式被快速转运至肠上皮细胞中，钠-葡萄糖耦联转运体（SGLT-1）转运葡萄糖和半乳糖（继发性主动转运），葡萄糖转运体-5（GLUT-5）转运果糖（易化扩散）。单糖通过葡萄糖转运体-2（GLUT-2）以易化扩散的方式由肠上皮细胞扩散到毛细血管中，并通过门静脉系统转运到肝进行加工和储存或释放到体循环中。消化道（包括肝）中的葡萄糖转运不依赖胰岛素。糖类容易消化，吸收迅速。

习题答案

A. 唾液 α- 淀粉酶和胰 α- 淀粉酶
B. 蔗糖和乳糖
C. 将麦芽糖、异麦芽糖、蔗糖和乳糖消化成单糖
D. 通过钠-葡萄糖耦联转运体（SGLT-1）
E. 消化道中的钠-葡萄糖转运不依赖胰岛素

涂绘并标记箭头所示的消化淀粉的酶：

- ☐ 1. 唾液 α- 淀粉酶
- ☐ 2. 胰 α- 淀粉酶

涂绘并标记箭头所示的消化双糖的酶：

- ☐ 3. 麦芽糖酶
- ☐ 4. 蔗糖酶
- ☐ 5. 乳糖酶

描绘箭头所示的从肠上皮细胞进入门静脉的单糖：

- ☐ 6. 葡萄糖
- ☐ 7. 果糖
- ☐ 8. 半乳糖

临床知识点

糖类的消化效率非常高。然而，在亚洲人、非洲人和非裔美国人中，**乳糖酶缺乏（lactase deficiency）**是很常见的。乳糖酶从青春期开始减少，症状通常在十几岁或二十几岁开始出现。未消化的乳糖进入结肠，会在细菌作用下产生气体（引起痉挛），同时未消化糖类的高渗作用会导致腹泻。常用治疗方法是避免摄入乳制品，或在食用乳制品前口服乳糖酶药片。

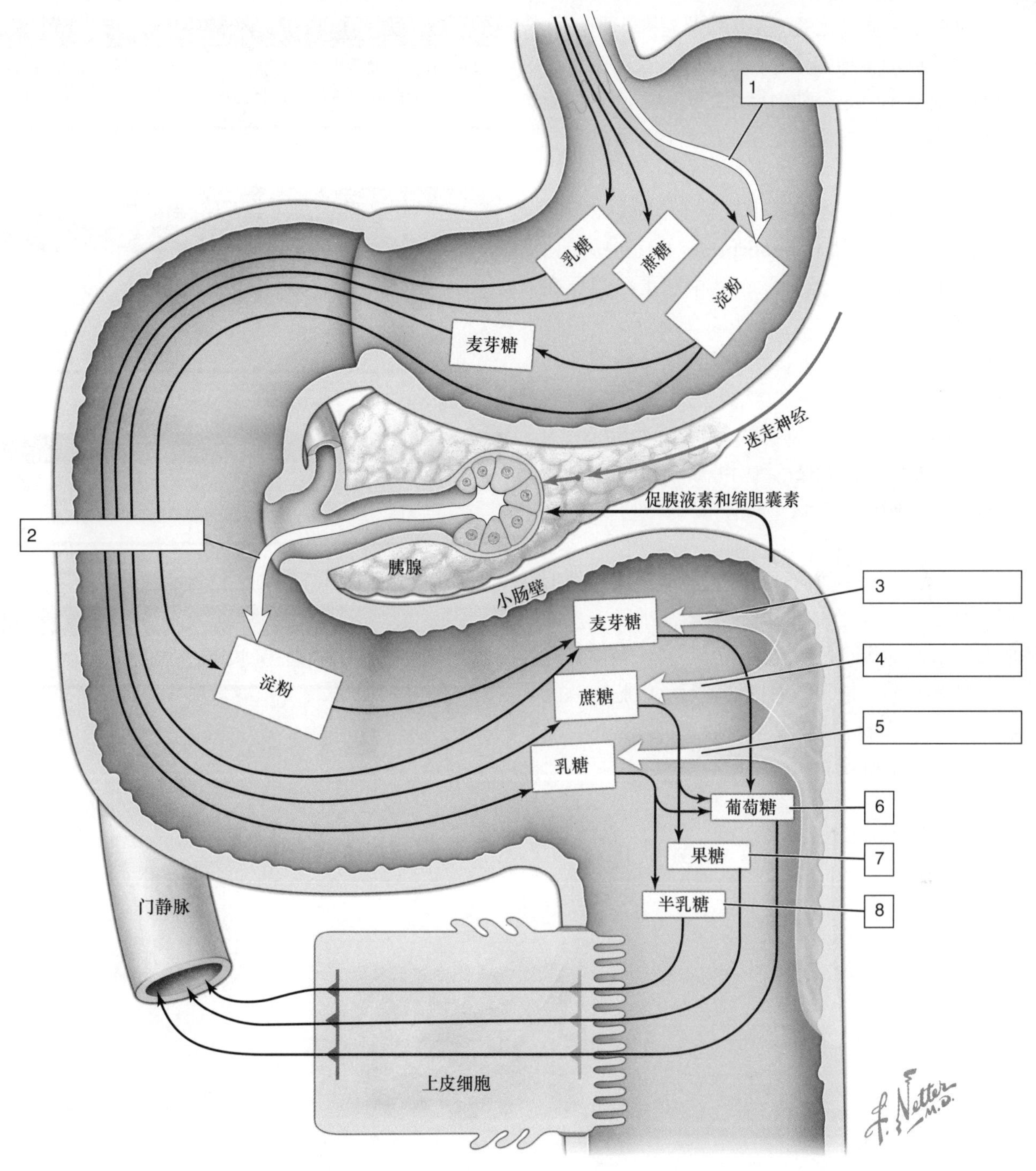

习题

A. 哪些酶可将淀粉消化成麦芽糖和异麦芽糖？

B. 饮食中的哪些糖类是双糖？

C. 刷状缘酶的作用是什么？

D. 葡萄糖是如何转运到肠上皮细胞的？

E. 消化道中的葡萄糖转运是否依赖胰岛素？

第十四节　蛋白质的消化和吸收

食物中蛋白质消化的主要场所是胃和小肠。

- 胃蛋白酶原由主细胞分泌，并被胃酸激活为胃蛋白酶（pepsins，是一种内肽酶，类似于胰蛋白酶和糜蛋白酶）。此酶可将蛋白质分解为寡肽，且可在十二指肠的高 pH 环境中失活。
- 胰腺的蛋白酶（见本章第十节）在小肠中继续将蛋白质分解为**寡肽（oligopeptides）**。这些蛋白酶同样以酶原的形式分泌，其中胰蛋白酶原在十二指肠中被肠激酶（由刷状缘细胞分泌）激活为胰蛋白酶（trypsin），该酶则可进一步激活其他胰腺蛋白酶。
- 在小肠刷状缘，多种刷状缘**肽酶（peptidases）**可将寡肽水解为氨基酸、二肽和三肽，然后被吸收。
- 在肠上皮细胞中，细胞质肽酶将二肽和三肽分解为氨基酸。

在小肠中，大多数的蛋白质以二肽或三肽的形式通过肽类特异性的 H^+同向转运体被小肠上皮细胞吸收。不同的 Na^+依赖转运体分别转运碱性、酸性和中性氨基酸。进入肠上皮细胞后，细胞内肽酶可将二肽和三肽水解为氨基酸，后者再以易化扩散的方式进入毛细血管。

描绘

- □ 1. 用箭头表示胃内主细胞分泌胃蛋白酶原，盐酸可将胃蛋白酶原激活为胃蛋白酶

涂绘并标记箭头所示的胰腺中的蛋白酶原，肠激酶激活胰蛋白酶，后者随后激活其他蛋白酶：

- □ 2. 糜蛋白酶原
- □ 3. 胰蛋白酶原
- □ 4. 羧肽酶原

描绘

- □ 5. 箭头所示刷状缘肽酶可将寡肽水解为氨基酸、二肽和三肽

涂绘并标记氨基酸转运出上皮细胞的路线：

- □ 6. 细胞质肽酶将二肽和三肽分解为氨基酸

习题答案

A. 胃蛋白酶原

B. 酶原

C. 刷状缘肽酶

D. 氨基酸、二肽和三肽

E. 细胞内肽酶将二肽和三肽水解为氨基酸，后者从细胞转运到毛细血管

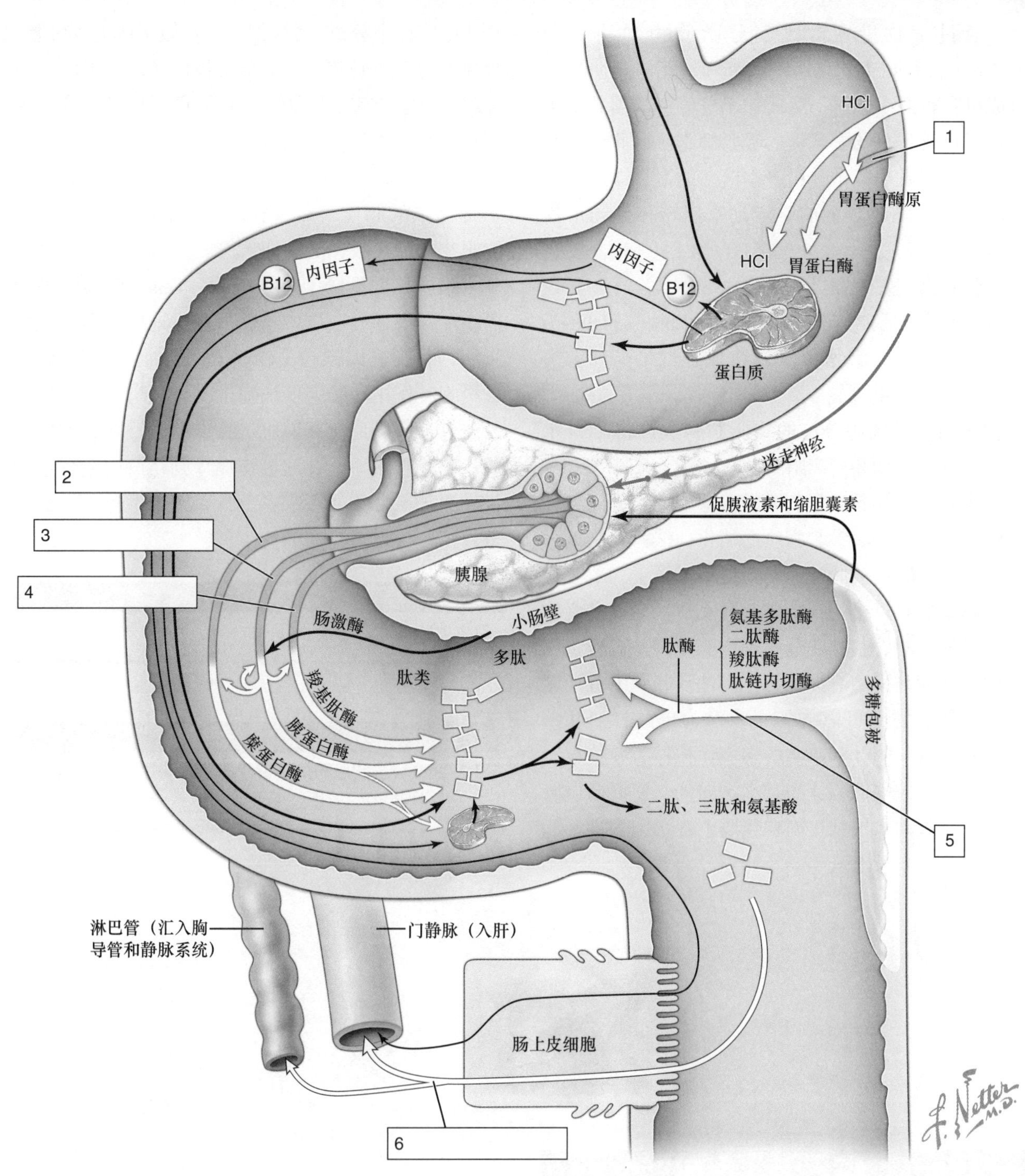

习题

A. 主细胞分泌何种蛋白酶？

B. 蛋白酶以 ___________ 的形式被储存和释放，并在消化道腔内被激活。

C. 寡肽可被 __________________ 消化为二肽、三肽和氨基酸。

D. 蛋白质以何种形式被肠上皮细胞吸收？

E. 细胞质肽酶的功能是什么？

第十五节 脂质的消化和吸收

通过食物摄入的大部分脂质为甘油三酯（TGs），其余主要是胆固醇酯和磷脂。脂质易水解成可吸收的小分子，然而，小分子产物因其疏水性难以接触到小肠刷状缘的吸收细胞。因此，必须用胆汁将脂质小分子包裹为水溶性的混合微胶粒，才能通过肠黏膜表面的非流动水层转移到肠上皮细胞。

脂质消化发生在以下部位：

- 在口腔内，舌脂肪酶从味腺（von Ebner's glands）分泌到唾液中，水解 TGs 生成甘油二酯和游离脂肪酸（FFAs）。
- 在胃内，主细胞分泌的胃脂肪酶也可将 TGs 水解为甘油二酯和游离脂肪酸。
- 在小肠内，缩胆囊素刺激胰腺腺泡细胞分泌各种脂肪酶，这些酶参与脂质的消化。然而，脂质一旦进入小肠便被胆汁包裹（见本章第十二节），胰脂肪酶难以接触到脂质进行水解。为促进脂肪酶发挥作用，胰腺还分泌辅脂酶原，并被胰蛋白酶激活为辅脂酶。该酶可把胆汁从胶粒中置换出来，使脂肪酶可以将 TGs 水解为单酰甘油和游离脂肪酸。胆汁和脂质的聚集物被称为微胶粒。

在微胶粒中，胆汁的亲水端向外，使混合微胶粒穿过非流动水层到达刷状缘肠上皮细胞表面，脂质从微胶粒中分离，透过细胞膜扩散至肠上皮细胞。胆汁停留于小肠腔内，大部分被回肠末端吸收，通过门静脉系统实现“肠肝循环”而返回肝。当再次有食糜时，胆汁可重新分泌到十二指肠。每餐饭可发生 3～6 次胆汁的“肠肝循环”，循环次数取决于食物中的脂质含量。在每次循环中，大约 10% 的胆汁未被吸收，随粪便流失。

脂质扩散至肠上皮细胞后，TGs、胆固醇酯和磷脂可在滑面内质网中重新形成。这些脂质形成小脂滴，称为**乳糜微粒（chylomicrons）**。乳糜微粒可经胞吐作用从肠上皮细胞排出，由于其体积过大，无法进入毛细血管，但可进入淋巴管，随着淋巴液通过胸导管入血，并通过体循环到达肝内进行进一步代谢。

涂绘

☐ 1. 胆汁分泌并包裹小肠内的脂质

描绘

☐ 2. 胰腺分泌胰脂肪酶，请注意辅脂酶在接近脂肪微胶粒时的重要作用

习题答案

A. 甘油三酯

B. 舌脂肪酶（口腔）、胃脂肪酶（胃）、胰脂肪酶（小肠）

C. 没有微胶粒，脂质就不能接近细胞。胆汁将消化后的脂质小分子包裹为微胶粒，亲水端向外，使之穿过非流动水层，靠近肠上皮细胞。

D. 脂质是亲脂性的，可通过细胞膜扩散

E. 辅脂酶

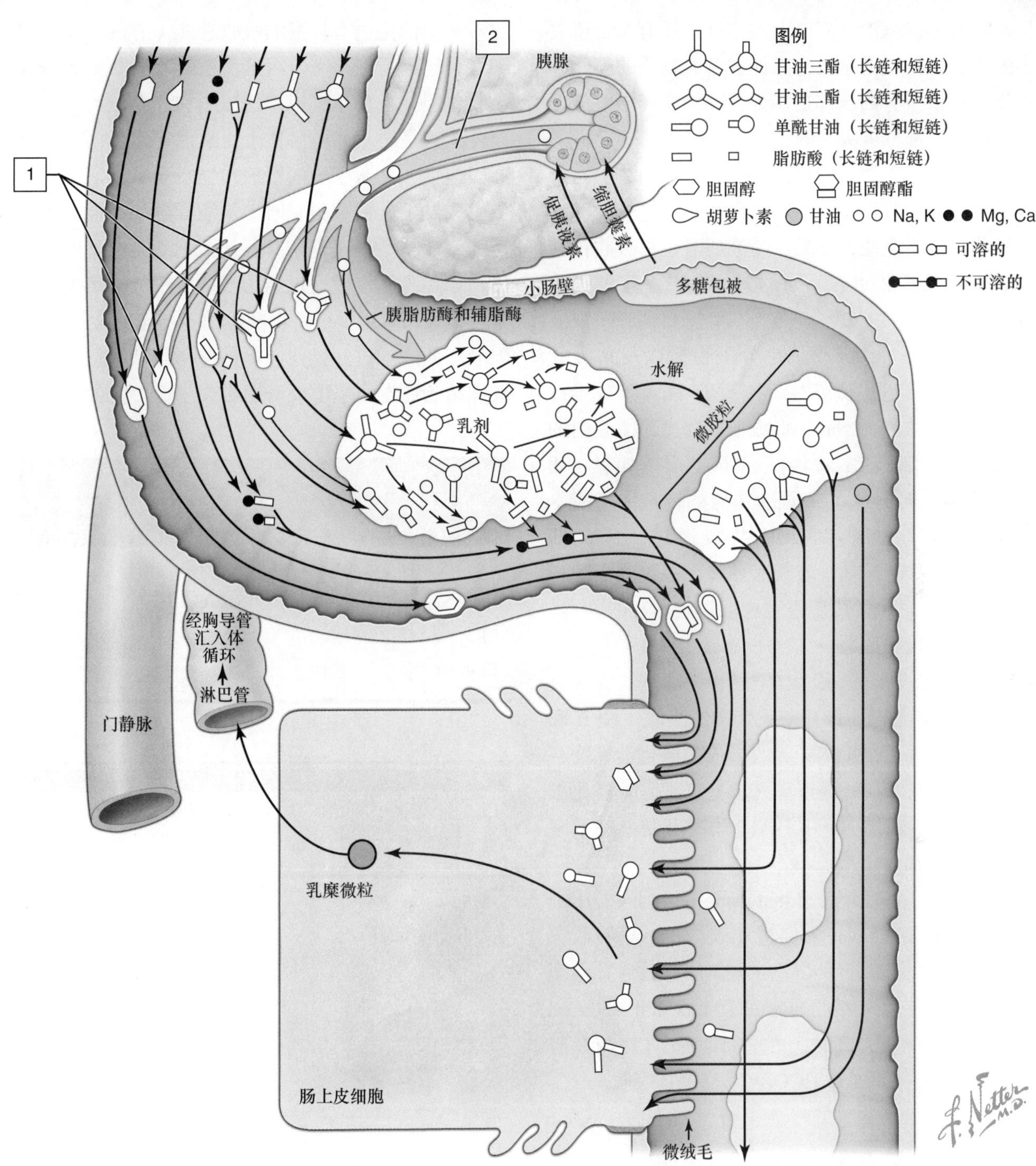

习题

A. 食物中脂质的主要形式是什么？

B. 什么酶参与了脂质的消化？

C. 为什么胆汁可以促进脂质吸收？

D. 脂质如何进入细胞？

E. 胰酶 ______________ 可将胆汁从脂质中置换出来，使胰脂肪酶能够接近脂质。

第十六节 电解质和水的吸收

除每天摄入的 2 L 以上水之外，还有 7 L 或更多的水进入消化道各段，以促进营养物质的消化和吸收。几乎所有的水都是作为营养物质和电解质吸收过程的一部分被吸收的。

小肠有巨大的表面积，故其消化和吸收能力强，其中大部分吸收发生在空肠，而回肠对电解质和水的吸收也较为重要，结肠产生粪便时也可吸收钠和水。Na^+、Cl^-和水在不同的部位有以下几种吸收机制：

- 在空肠内，Na^+吸收是小分子物质以及水吸收的驱动力。基底侧膜 Na^+-K^+-ATP 酶可有效维持细胞内低浓度的 Na^+，形成浓度梯度，使腔内的 Na^+进入细胞；Na^+伴随营养物质（如钠 - 葡萄糖耦联转运体）或通过其他钠转运体（Na^+-H^+交换体、Na^+-K^+-$2Cl^-$共转运体，后者即 NKCC-2 共转运体）实现吸收（图 A）。当 Na^+被吸收时，水顺其渗透压梯度被吸收。Cl^-顺其电化学梯度被吸收。
- 在回肠内，Na^+和水以与空肠相近的方式继续吸收。Cl^-则通过 HCO_3^--Cl^-交换体吸收（图 B 和图 C），并可借助 Na^+吸收形成的电化学梯度，通过基底侧膜 Cl^-通道离开肠上皮细胞（易化扩散）。Na^+通过 Na^+-K^+-ATP 酶离开肠上皮细胞（水随其离开）。
- 在结肠内，**醛固酮（aldosterone）**可刺激上皮细胞 Na^+通道（ENaC）促进肠腔内的 Na^+吸收，并通过 K^+通道分泌 K^+。水随 Na^+吸收后，食糜脱水产生粪便。结肠通常每天吸收 400～500 ml 水，当醛固酮升高时，可增加到约 1 L。与在回肠中相同，Cl^-通过 HCO_3^--Cl^-交换体吸收。

尽管消化道有较强的吸收功能（有巨大表面积和多种转运蛋白等），可确保营养物质和水的有效吸收，但如果食糜量或渗透压增加，会出现吸收障碍（尤其是对水和电解质），从而导致腹泻。常见原因包括，刺激肠道内壁的食物、含有未消化的糖类（如发生乳糖不耐受时）、病毒感染增强消化道运动，使食糜快速进入直肠从而刺激排便反射。相反，如果食糜缓慢通过结肠或食糜中纤维较少（纤维可以保持水分，维持食糜运动），就会发生便秘，限制粪便的推进和排便。慢性便秘与结肠息肉的形成和结肠癌发病率增高密切相关。

涂绘并标记下列消化道管腔侧的转运蛋白，请注意空肠和回肠中进行继发性主动转运的 Na^+通道，以及回肠和结肠的 HCO_3^--Cl^-交换体：

- ☐ 1. 葡萄糖或氨基酸和 Na^+协同转运
- ☐ 2. Na^+-K^+-$2Cl^-$共转运体（NKCC-2）
- ☐ 3. Na^+-H^+交换体
- ☐ 4. HCO_3^--Cl^-交换体

描绘

- ☐ 5. 虚线箭头表示 Na^+通过 Na^+通道吸收（ENaC）
- ☐ 6. 虚线箭头表示 K^+通过 K^+通道分泌

习题答案

A. 空肠

B. Na^+- 葡萄糖共转运体、Na^+- 氨基酸共转运体、Na^+-K^+-$2Cl^-$共转运体、Na^+-H^+交换体

C. HCO_3^--Cl^-交换体

D. 通过 Cl^-通道（易化扩散）

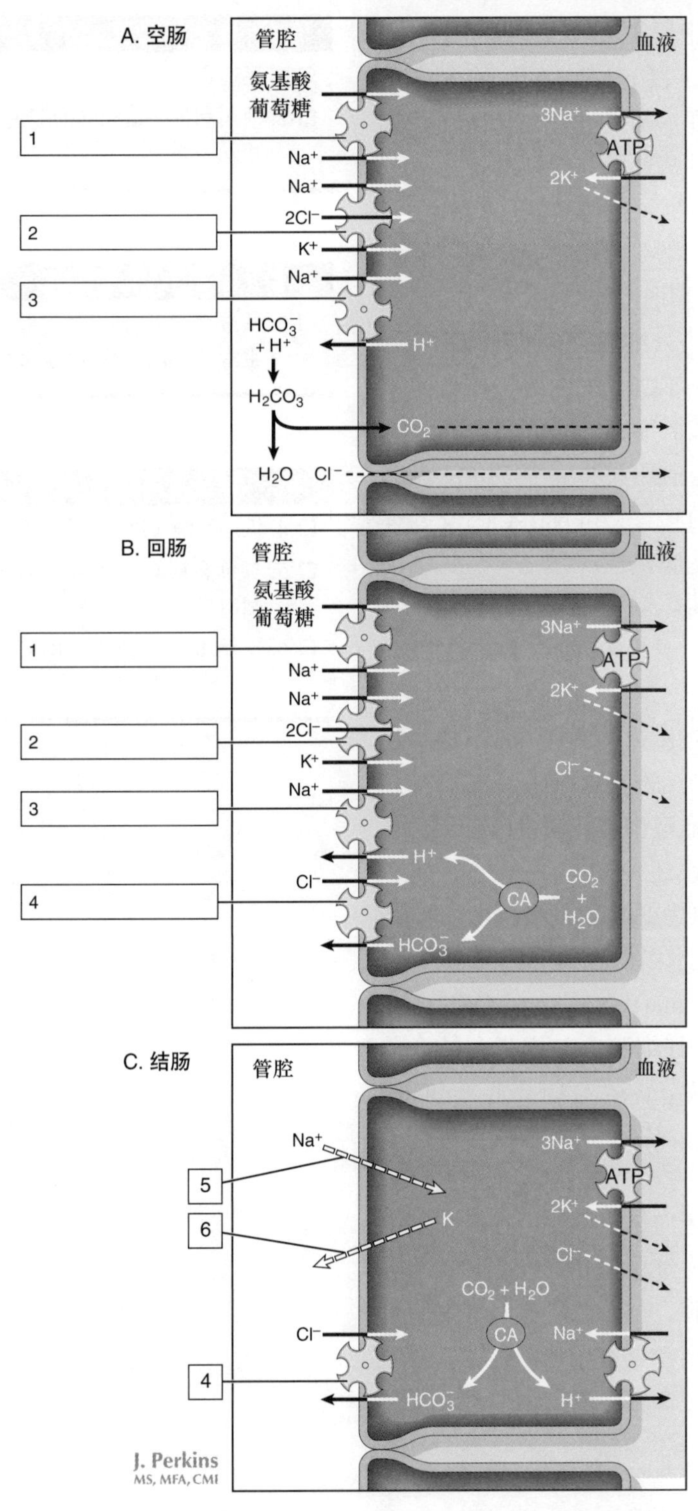

习题

A. 营养物质的吸收大部分发生在 ＿＿＿＿＿＿。

B. 列举可携带钠进入肠上皮细胞的转运蛋白。

C. 什么转运蛋白可将 Cl^- 转运进入肠上皮细胞？

D. Cl^- 如何通过基底侧膜离开肠上皮细胞？

第十七节　钙和铁的吸收

钙和铁通常在小肠上段被吸收，主要是十二指肠至前半段空肠。小肠上段 pH 值较低，有利于维持铁的还原形式（Fe^{2+}），并防止二价阳离子（如 Ca^{2+}、Fe^{2+}）形成不溶性盐而随粪便排出。

钙的吸收受到血中活性维生素 D_3（1,25- 二羟维生素 D_3）的调控，后者可增加肠上皮细胞管腔侧膜上的钙通道，同时还可上调钙通道相关蛋白钙结合蛋白的表达。Ca^{2+}进入细胞后会迅速与钙结合蛋白结合，保持胞内游离 Ca^{2+}浓度处于较低水平（10^{-7} M），从而维持 Ca^{2+}进入细胞的浓度梯度，使 Ca^{2+}依赖的第二信使通路发挥正常功能。Ca^{2+}通过激活 Ca^{2+}泵（钙 ATP 酶）和 Na^{+}-Ca^{2+}交换体转运穿过肠上皮细胞基底侧膜（图 A）。钙 ATP 酶的激活受维生素 D_3 调控。

铁以亚铁（Fe^{2+}）或血红素的形式被吸收（图 B）。

- 当血红素被吸收时，细胞内的血红素加氧酶可使 Fe^{2+}释出，然后 Fe^{2+}与细胞中的铁蛋白结合（用以储存）或被转运到血液中与转铁蛋白结合。
- 肠上皮细胞膜含有铁还原酶（ferroreductase，FR），能将 Fe^{3+}还原为 Fe^{2+}以便被吸收。空肠的上皮细胞管腔侧膜上存在铁的载体，称为二价金属转运体（divalent metal transport，DMT），可将游离的 Fe^{2+}转运到细胞内与铁蛋白结合并储存。Fe^{2+}还可被铁调节转运体 1（iron-regulated transporter 1，IREG-1）转运出细胞后与转铁蛋白结合。

在血液中，与转铁蛋白结合的铁可在肝和脾中储存，或在骨髓中合成血红蛋白和红细胞。铁的吸收和转运受到高度的调控。虽然游离铁对红细胞生成至关重要，但由于游离铁具有很强的毒性，故铁主要与各种结合蛋白以结合态存在。

习题答案

A. 有活性的维生素 D_3（1,25- 二羟维生素 D_3）

B. 钙结合蛋白

C. 钙通道及其相关的钙结合蛋白，钙 ATP 酶（钙泵）

D. DMT-1，铁蛋白，IREG-1

涂绘并标记图 A 中的结构：

- ☐ 1. 钙通道
- ☐ 2. 使用和钙通道相同的颜色标记钙结合蛋白，二者是相互关联的

描绘并标记图 A 中的结构：

- ☐ 3. 从维生素 D_3 到钙通道和钙 ATP 酶的箭头，表示维生素 D_3 可上调钙通道和 Ca^{2+}泵

涂绘并标记图 B 中的结构：

- ☐ 4. 铁还原酶（FR），将 Fe^{3+}还原为 Fe^{2+}
- ☐ 5. 二价金属转运体 -1（DMT-1），可将 Fe^{2+}转运到细胞内
- ☐ 6. 铁调节转运体 1（IREG-1）位于基底侧膜，可将 Fe^{2+}转运出细胞

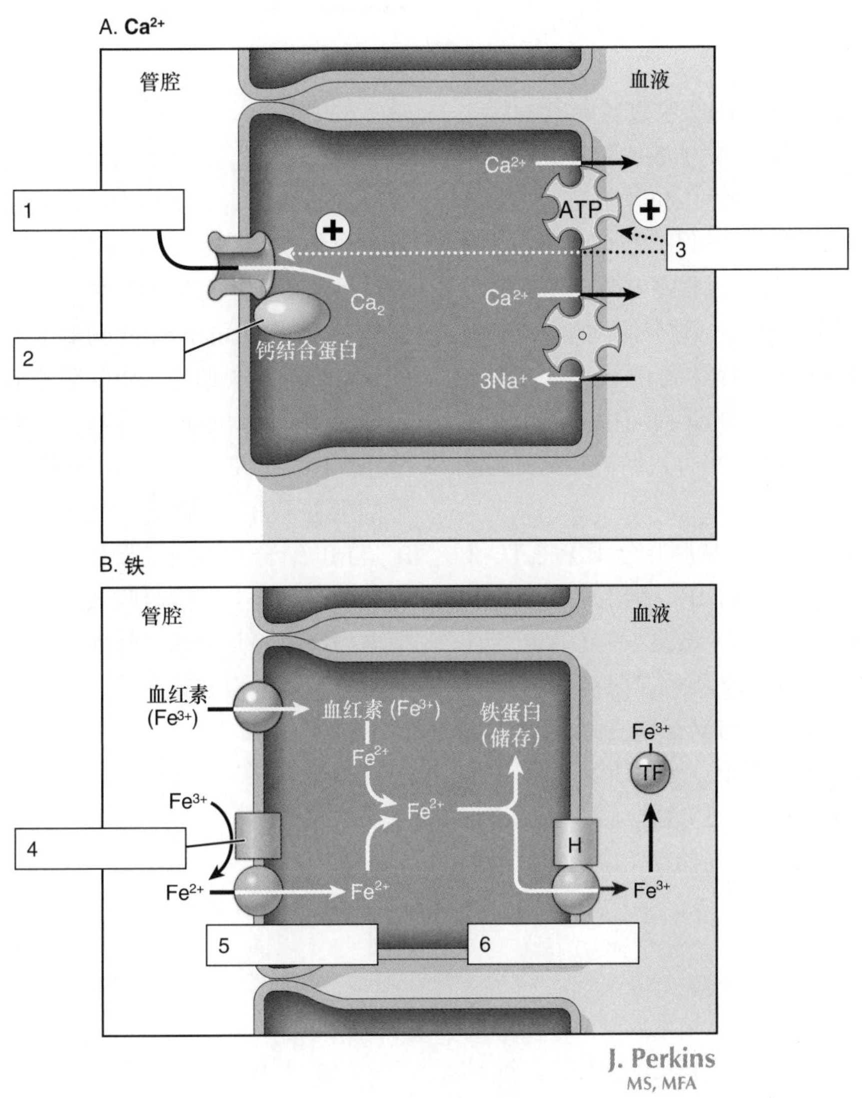

习题

A. 钙的吸收受 ______________________________ 的调控。

B. 钙转运与位于管腔侧膜上的 __________________ 有关，钙进入细胞后会迅速与之结合。

C. 维生素 D_3 可以增加肠上皮细胞管腔侧膜的 ______________________________ 和基底侧膜的 ________________________。

D. 亚铁离子（Fe^{2+}）通过 ________________ 进入细胞，以 ______________ 形式储存在细胞中或通过 ________________ 蛋白转运出细胞。

第十八节　维生素B_{12}的吸收

大多数维生素通过与Na^+共转运或被动扩散而吸收。前者如维生素C、硫胺素（B_1）、核黄素（B_2）和生物素（H），后者如吡哆醇（B_6）和脂溶性维生素A、维生素D、维生素E和维生素K（这些脂溶性维生素通常与微胶粒结合后，穿过非流动水层被肠上皮细胞吸收）。

维生素B_{12}（钴胺素）的吸收过程与其他维生素相比较为特殊，是通过易化扩散被吸收的。维生素B_{12}来源于动物蛋白（肉、鱼和乳制品），首先将其从蛋白质中释放出来，并保护其不被消化，直到在回肠末端被吸收。这个过程需要几个步骤：

- 糖蛋白转钴胺素Ⅰ（TC-Ⅰ）被分泌到唾液中。
- 在胃中，壁细胞分泌HCl和内因子（IF）。HCl将维生素B_{12}从摄入的蛋白质中分离出来，TC-Ⅰ（来自唾液）与B_{12}结合，保护其免受胃酸的降解。
- 在十二指肠，胰蛋白酶（从胰腺分泌）将TC-Ⅰ从B_{12}-TC-Ⅰ复合物上解离，IF与维生素B_{12}结合。
- B_{12}-IF复合物形成二聚体（见图示），保护维生素B_{12}免受肠道细菌的破坏。二聚体沿着肠道向下到达回肠末端，并与转运蛋白结合进入细胞。在细胞内，维生素B_{12}与胞质转钴胺素Ⅱ（transcobalamin Ⅱ，TC-Ⅱ）结合后，转运出细胞并进入血液，运输到肝内储存（或运输到骨髓促进红细胞成熟）。

涂绘

- □ 1. 维生素B_{12}与IF结合，形成二聚体，并与肠上皮细胞膜的转运蛋白结合
- □ 2. 维生素B_{12}与TC-Ⅱ结合后进入血液

临床知识点

维生素B_{12}是DNA合成的辅因子，在脂肪酸和氨基酸的代谢、髓磷脂的合成和红细胞的成熟中起重要作用。维生素B_{12}缺乏可能对大脑和神经系统产生严重且不可逆的病理生理损伤，并可能导致**恶性贫血（pernicious anemia）**。维生素B_{12}缺乏的一个原因是长期使用胃酸阻滞剂，如质子泵抑制剂和H_2受体拮抗剂，这些药物会减少HCl和IF的分泌。HCl分泌减少限制了从摄入的蛋白质中释放出的维生素B_{12}的数量。此外，IF的减少使维生素B_{12}与IF结合并形成二聚体减少、对维生素B_{12}的保护作用减弱，导致吸收减少。目前的治疗方法是根据病情每隔几周通过静脉注射、肌内注射或鼻内途径给予维生素B_{12}。

习题答案

A. 易化

B. 转钴胺素Ⅰ（TC-Ⅰ）

C. 内因子（IF）

D. 转钴胺素Ⅱ（TC-Ⅱ）

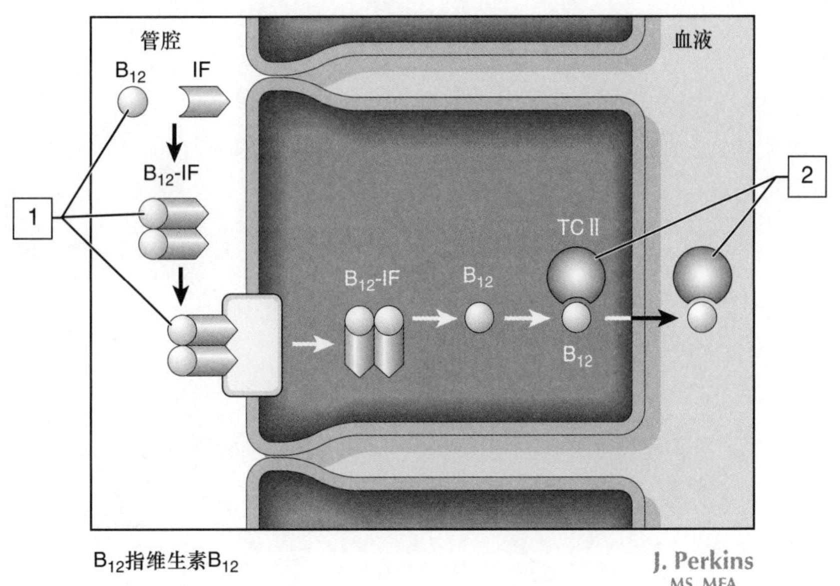

B_{12}指维生素B_{12}

J. Perkins
MS, MFA

习题

A. 维生素 B_{12} 以 ______________ 扩散方式进入细胞。

B. 在胃中，与维生素 B_{12} 结合并保护其免受低 pH 值影响的糖蛋白是 ____________________。

C. 壁细胞分泌的保护维生素 B_{12} 免受肠道细菌破坏的物质是什么？

D. 在肠上皮细胞内，维生素 B_{12} 与 ______________________ 结合。

第七章　内分泌生理学

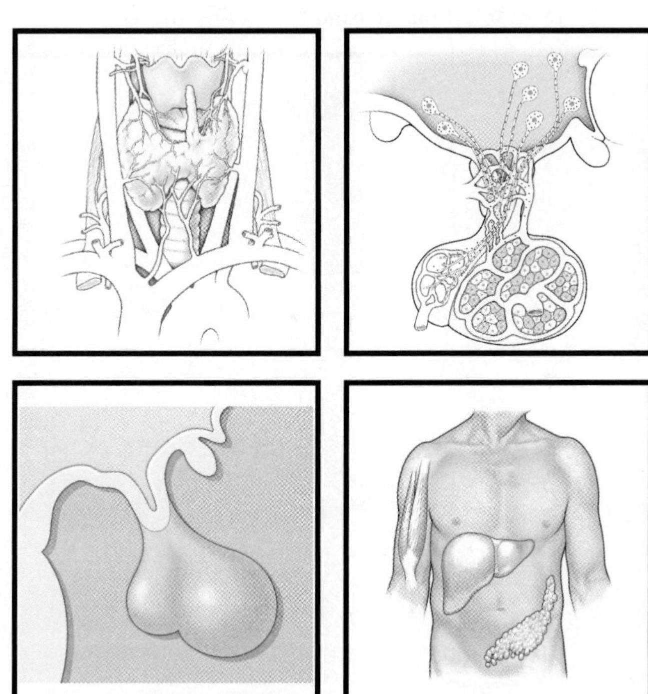

7 第一节　内分泌学概论

激素（hormones）是由腺体或组织分泌到血液中的物质，并与其他组织上的受体结合，影响特定的生理过程。图示说明了内分泌系统的架构，包括在第三、第五和第六章中讨论过的激素。激素的化学成分可以是多肽（如胰岛素和生长激素）、类固醇（如雌激素、睾酮和皮质醇），或有机胺类及其衍生物［如肾上腺素、甲状腺素（T_4）和三碘甲腺原氨酸（T_3）］。此外，神经激素特指激素中由神经元分泌的一个亚类（如抗利尿激素和催产素）。

当激素到达其靶组织时，可与膜或核受体结合，引发一系列变化，从而产生激素的生理效应。大多数肽类激素和儿茶酚胺通过与 G 蛋白偶联的膜受体结合，从而刺激或抑制细胞内的第二信使系统。类固醇激素（如睾酮、雌二醇、孕酮）、甲状腺激素和活性维生素 D 是亲脂性的，可以跨膜进入靶细胞，在那里与核受体（或先结合细胞质受体再转移到细胞核）结合，并启动基因转录（甲状腺激素需要载体转运通过细胞膜）。所产生的 RNA 被翻译为可合成调节生化和生理过程的蛋白质。

涂绘和标记重要的组织和腺体，注意从这些部位释放出来的激素：

- □ 1. **下丘脑（hypothalamus）**
- □ 2. **垂体（pituitary gland）**
- □ 3. **甲状旁腺（parathyroid glands）**
- □ 4. 心脏
- □ 5. **肾上腺（adrenal glands）**
- □ 6. 肾
- □ 7. 脂肪组织
- □ 8. **睾丸（testes）**
- □ 9. **卵巢（ovaries）**
- □ 10. **胰岛细胞（pancreatic islet cells）**
- □ 11. 消化（胃肠道）
- □ 12. **胸腺（thymus）**
- □ 13. **甲状腺（thyroid gland）**
- □ 14. **松果体（pineal gland）**

习题答案

A. 肽、类固醇和胺

B. 神经激素

C. 膜受体和核受体

D. 亲脂性激素，如类固醇激素、甲状腺激素和维生素 D

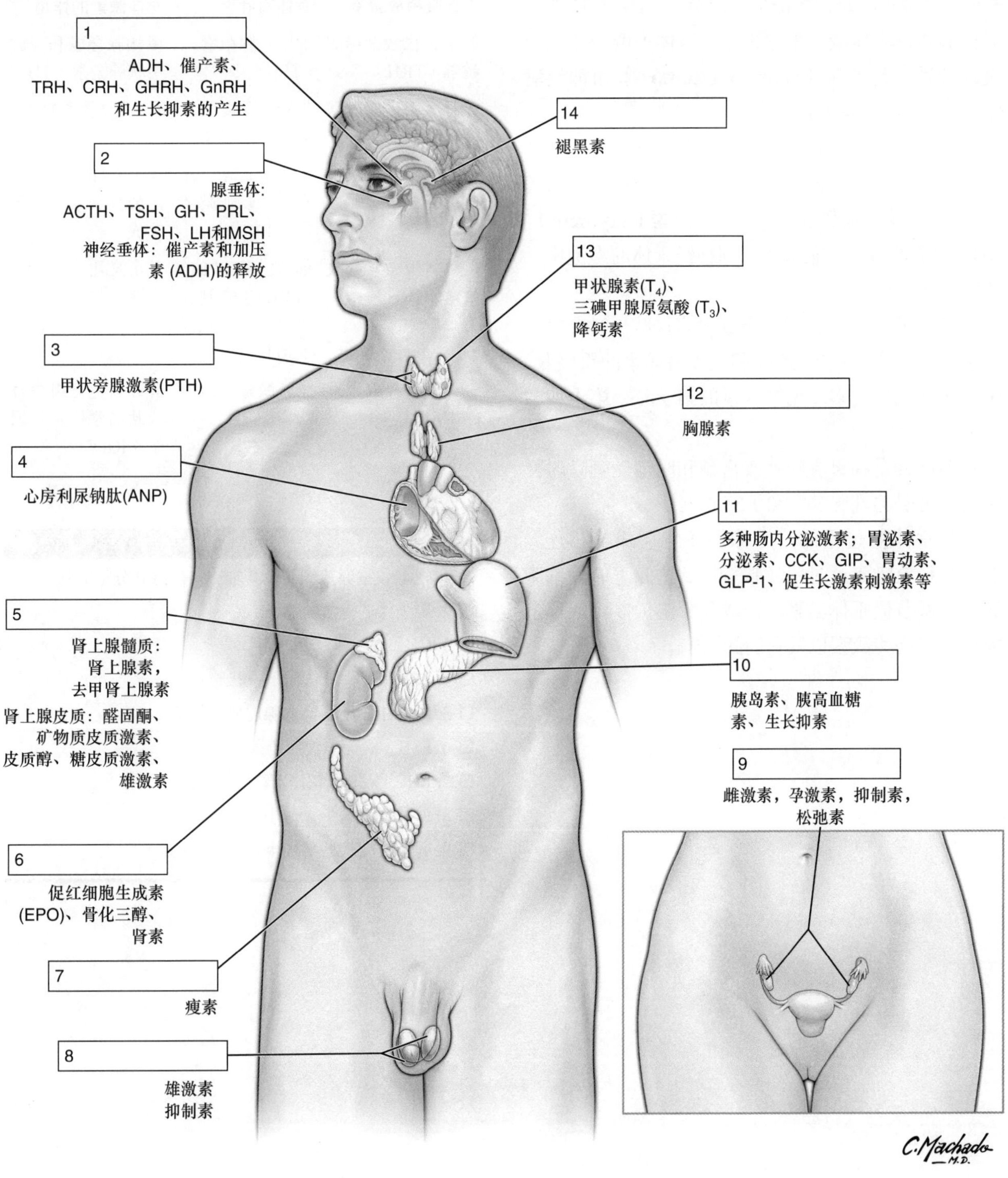

习题

A. 激素的三种化学形式是什么？

B. 由神经分泌的激素被称为 ______________。

C. 激素会与哪些类型的受体结合？

D. 哪些类型的激素会与核受体结合？

第二节　下丘脑和垂体激素

下丘脑和垂体调节许多内分泌系统的功能。下丘脑通过垂体柄与垂体相连。垂体由两个小叶组成，分别为**腺垂体（anterior pituitary）**和**神经垂体（posterior pituitary）**。

神经垂体通过垂体柄直接与下丘脑相连，垂体柄包含源自下丘脑核团的轴突，可合成抗利尿激素（ADH；也称为血管加压素）和**催产素（oxytocin）**。ADH和催产素通过轴突运送到神经垂体的囊泡中，并储存在那里。

ADH在血浆呈高渗状态或血容量减少时释放，其主要作用是在肾集合管，刺激无溶质水的重吸收，避免尿液流失过多（见第五章的第十三、第十四和第十六节）。

催产素是在母乳喂养或宫颈和阴道受刺激时释放的，可引起乳腺泌乳和子宫收缩。

腺垂体通过垂体门静脉循环与下丘脑相连。下丘脑释放激素通过门静脉直接到达腺垂体的细胞处，并调节促垂体激素的合成和分泌。以后的章节中将介绍这些激素以及它们的影响。

下丘脑释放激素	垂体前叶素	垂体激素的作用
促甲状腺激素释放激素（TRH）	促甲状腺激素（TSH）	甲状腺合成和释放甲状腺激素（TH）
促肾上腺皮质激素释放激素（CRH）	促肾上腺皮质激素（ACTH）	肾上腺类固醇的合成
促性腺激素释放激素（GnRH）	黄体生成素（LH）和卵泡刺激素（FSH）	睾丸和卵巢合成类固醇性激素和配子形成
促甲状腺激素释放激素（TRH）	催乳素（PRL）（PRL的控制主要是通过多巴胺的抑制）	乳房泌乳
生长激素释放激素（GHRH）	生长激素（GH）	肝和其他靶组织合成胰岛素样生长因子（IGFs）

涂绘显示垂体激素释放的特征

- ☐ 1. 视上和室旁神经元及其轴突，注意其分泌的肽
- ☐ 2. 腺垂体的垂体门静脉
- ☐ 3. GH（箭头）作用于肝
- ☐ 4. TSH（箭头）作用于甲状腺
- ☐ 5. ACTH 作用于肾上腺皮质（箭头）
- ☐ 6. FSH（箭头）作用于睾丸和卵巢
- ☐ 7. LH（箭头）作用于睾丸和卵巢
- ☐ 8. 催乳素（箭头）作用于乳房
- ☐ 9. 肝释放的胰岛素样生长因子（IGF）

习题答案

A. ADH（抗利尿激素）和催产素

B. 垂体门静脉循环，前

C. 促黄体生成素（LH），卵泡刺激素（FSH）

D. 促肾上腺皮质激素（ACTH）

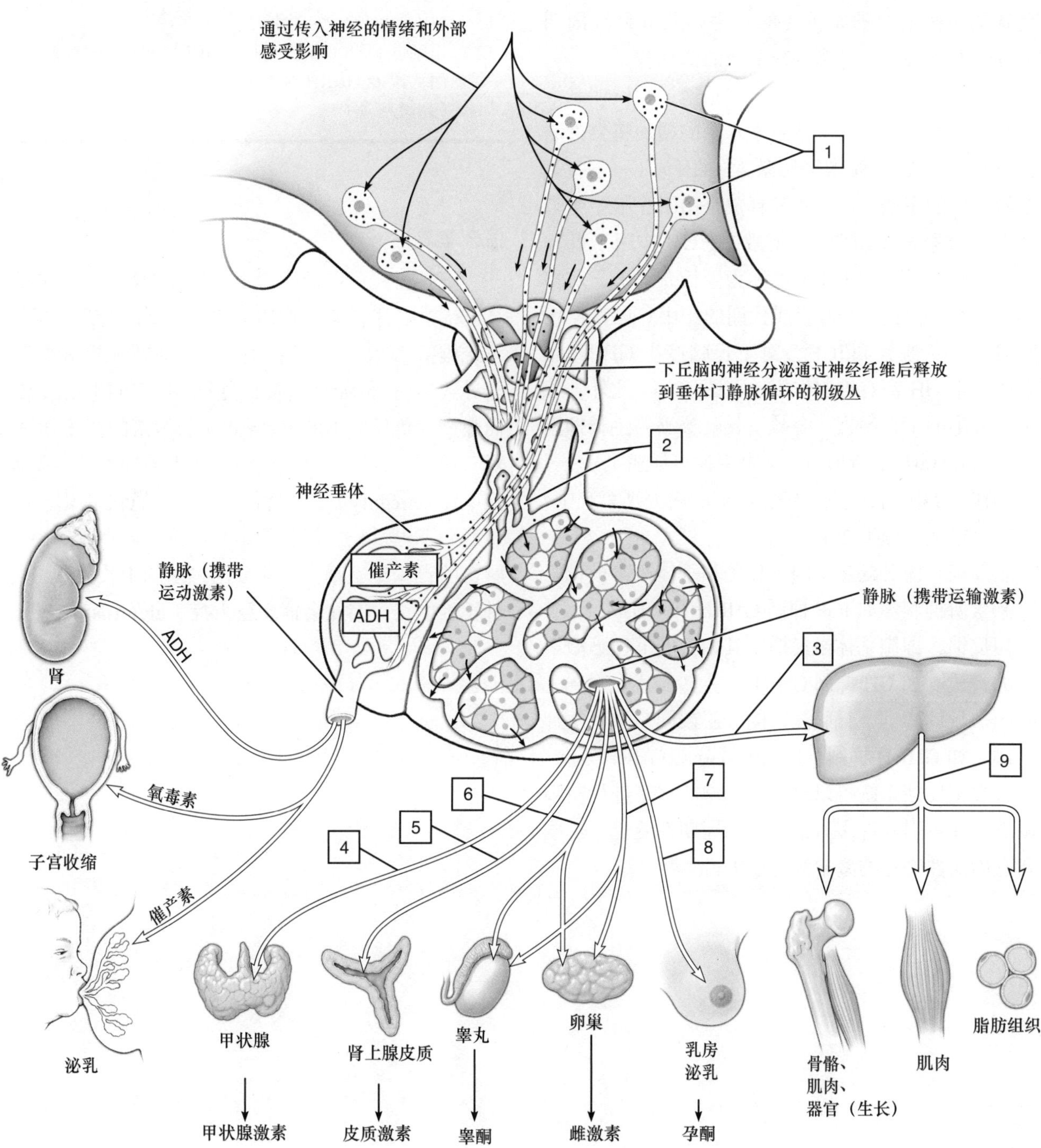

习题

A. 下丘脑神经元将哪两种肽激素运输到神经垂体?

B. 下丘脑释放激素分泌到 __________，灌注 __________ 垂体。

C. 促性腺激素释放激素刺激 ___________ 和 _________ 的合成和释放。

D. 促肾上腺皮质激素释放激素刺激 ___________ 的合成和释放。

第三节 反馈调节和生长激素

反馈系统调节血液激素水平，从而调节其生理效应。一些激素有周期性的变化，这在调节复杂的过程时是非常重要的，比如调节**月经周期（menstrual cycles）**和昼夜节律的活动。

最典型的激素分泌调节方式是通过负反馈来维持其正常水平，即血液中激素水平的增加将会抑制其合成。例如，垂体生长激素（GH）（一种191个氨基酸的多肽）的合成和释放是由下丘脑中生长激素释放激素（GHRH）刺激的。GH作用于肝和其他靶组织，产生IGF（也称为生长介素），对多种组织都有促进生长和合成代谢的作用（见图示）。同时，生长激素和IGF会对下丘脑产生GHRH和垂体产生GH都有抑制作用（见图示）。此外，腺垂体分泌的生长激素，会被下丘脑分泌的**生长抑素（somatostatin）**所抑制（本书中没有详述）。

在由下丘脑、垂体、靶腺组成的内分泌系统中，反馈通路主要分类如下：

- 长反馈，内分泌轴上的下丘脑和垂体激素被靶腺激素所抑制（如IGF抑制GHRH和GH）。
- 短反馈，即腺垂体激素抑制其相关的下丘脑激素的释放（如GH抑制GHRH）。
- 超短反馈，即下丘脑激素的分泌被同一激素所抑制（如GHRH抑制下丘脑继续分泌GHRH）。

多重反馈系统可以对激素分泌的水平进行精细调节，并可引起许多激素水平的周期性变化，这些具有周期性变化的激素就包括生长激素。

涂绘

- □ 1. 从下丘脑到GHRH、垂体生长激素和终末端组织的箭头，以显示刺激激素产生的途径
- □ 2. 用箭头画出GH和IGF对GHRH和GH的抑制作用，以及GHRH对自身进一步分泌的抑制作用（超短反馈）

临床知识点

生长激素可以促进青少年生长发育，对成年人具有促进合成代谢的作用，这些正常的行为由反馈系统维持。然而，在某些条件下反馈系统受到破坏，会导致疾病。例如垂体腺瘤会分泌过多的生长激素，而腺瘤对负反馈不敏感，导致生长激素的持续分泌。对于成年人，这种过量的生长激素会导致**肢端肥大症（acromegaly）**，其特征是手、足的软组织增厚，眉脊和下巴过长，但长骨不受影响。而在骨骺尚未融合的青少年，垂体肿瘤分泌过多的生长激素可促进长骨生长，因此会罹患**巨人症（gigantism）**。

习题答案

A. 负
B. 胰岛素样生长因子
C. 长环
D. 短环

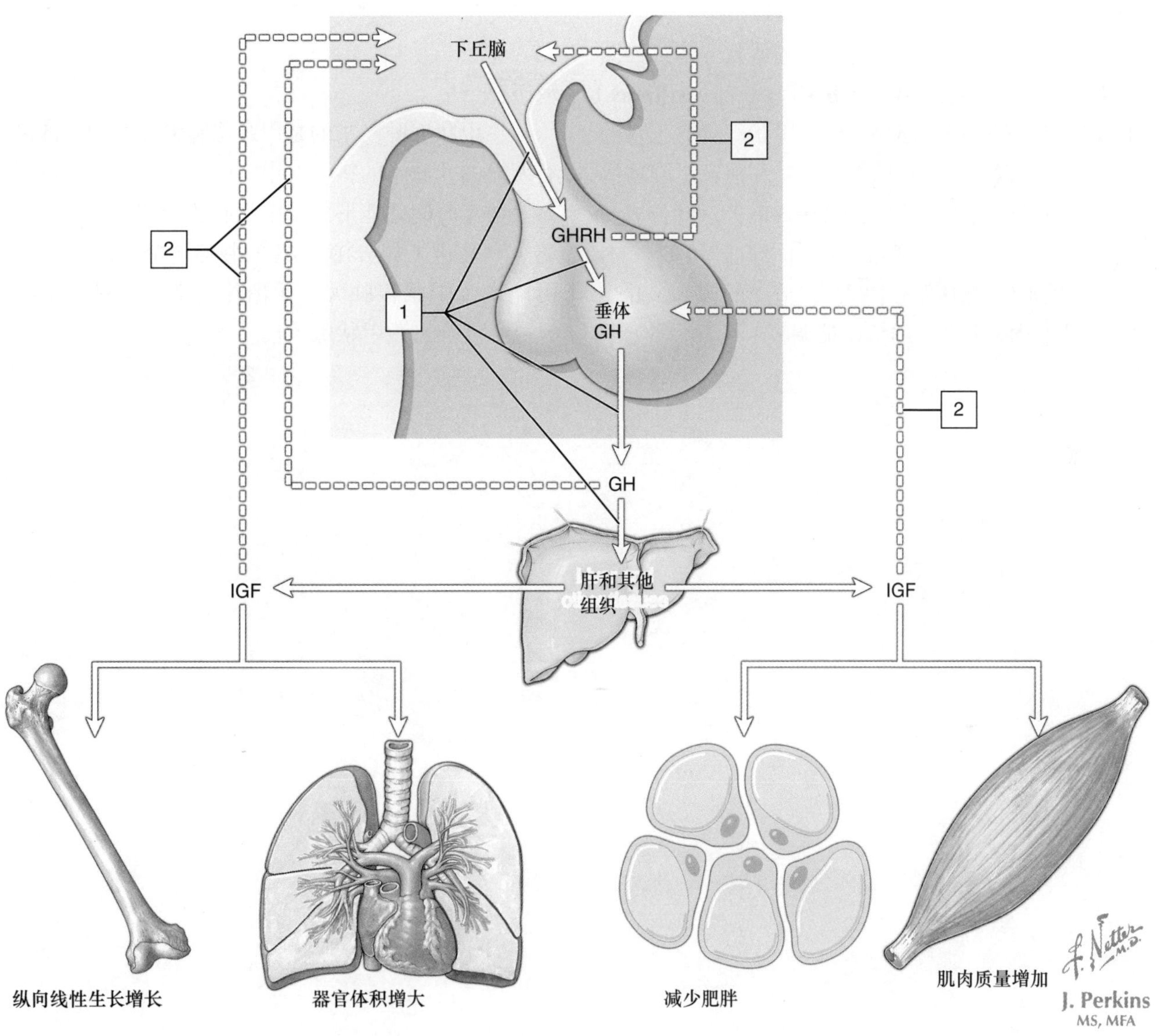

习题

A. 血液激素水平的调节一般通过 __________ 反馈系统发生。

B. 什么激素能同时抑制 GHRH 和生长激素？

C. IGF 对 GHRH 的抑制是什么类型的负反馈回路？

D. 生长激素抑制 GHRH 是什么类型的负反馈回路？

第四节　甲状腺激素：甲状腺的概述和结构

甲状腺激素对身体的各个器官都有生物学作用，对胎儿、婴儿和青少年的正常生长发育至关重要。由于甲状腺激素在调节基础代谢率方面的重要作用，成人甲状腺激素过多和不足都会广泛影响各种生理过程，并可能产生或导致多种疾病。

甲状腺是一个位于气管前侧的盾状腺体。如图片所示，腺体由左右**裂叶（lobes）**和**峡部（isthmus）**组成。与所有的内分泌腺一样，甲状腺具有丰富的血供，为激素合成与运输提供营养和血流。腺体的功能单位是**滤泡细胞（follicular cells）**，可合成和储存 TH，TH 以两种形式存在，即 T_4 和 T_3。TH 的合成受垂体 TSH（见本章第二节）的调节，并受 TH（见本章第五节）的负反馈调节。

涂绘和标记

- □ 1. 甲状腺，注意有丰富血供的腺体
- □ 2. 甲状软骨
- □ 3. 气管

临床知识点

"甲状腺肿"指的是甲状腺肿大，在颈前部可有明显的几厘米的扩大。甲状腺肿生长缓慢，可能需要数年时间才能形成。甲状腺功能减退（如碘缺乏）和亢进（如分泌 TSH 的肿瘤）的情况下都有可能发生甲状腺肿大。无论什么情况，只要 TSH 升高，就会刺激甲状腺生长。

习题答案

A. 前

B. 滤泡

C. 甲状腺素（T_4）和三碘甲腺原氨酸（T_3）

D. 促甲状腺激素（TSH）

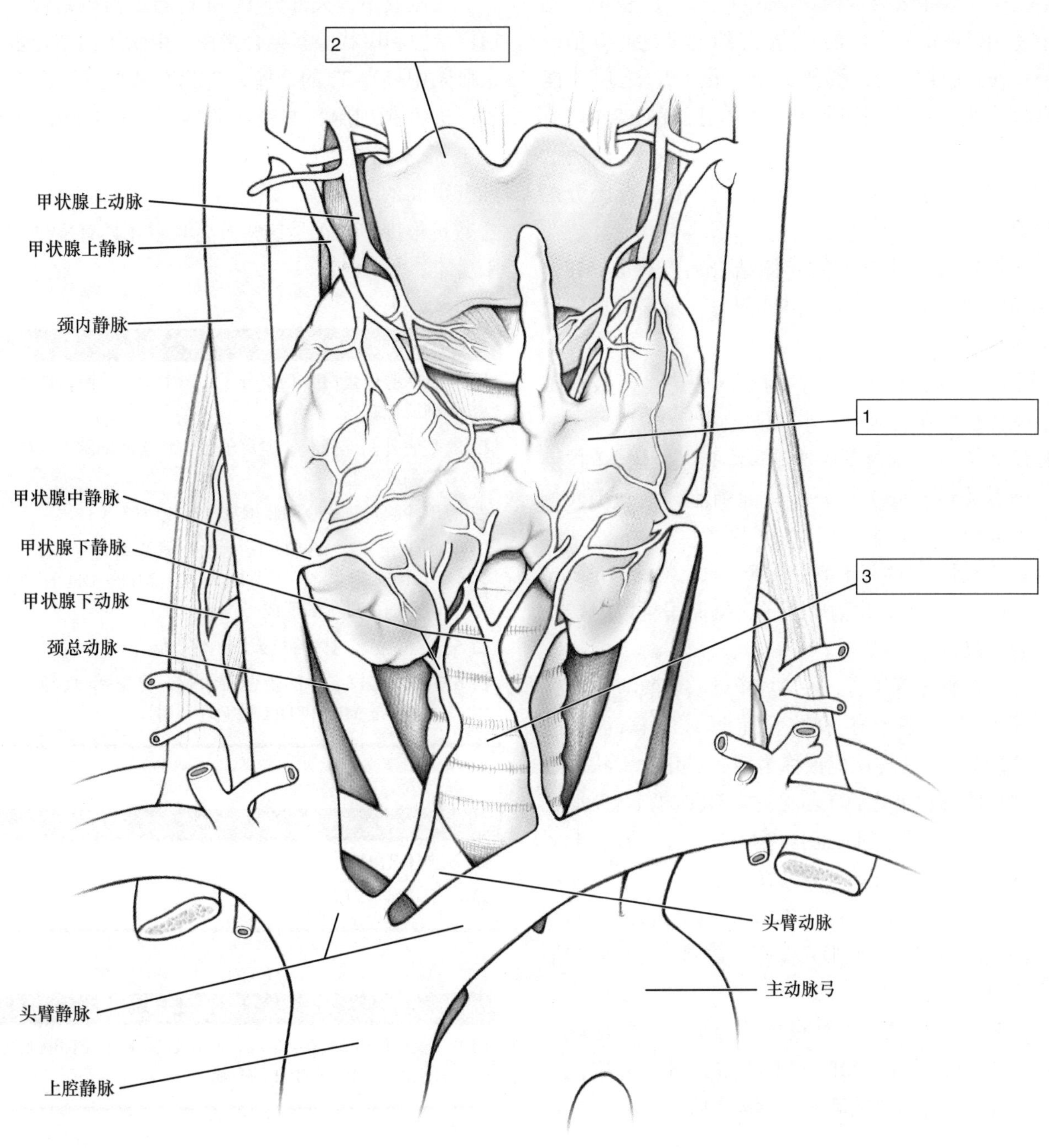

习题

A. 甲状腺位于气管的 ____________（前或后）侧。

B. 腺体的功能单位是 ____________ 细胞。

C. 血液中有哪些形式的甲状腺激素？

D. 什么垂体激素刺激 TH 的产生和分泌？

7 第五节 甲状腺激素的合成与调节

甲状腺主要合成两种形式的 TH，T_3 和 T_4（见本章第四节）。T_4 的产量大约是 T_3 的 20 倍，但 T_4 的活性较弱，被靶细胞转化为 T_3 之后才能发挥作用。如上侧图所示，垂体分泌的 TSH 调节 TH 的合成和释放，而 T_3 和 T_4（转化为 T_3 后）的分泌又反馈性抑制垂体分泌 TSH 和下丘脑分泌 TRH。

TSH 与甲状腺上的受体结合后产生 cAMP，cAMP 则在滤泡细胞合成 TH 的每一步都发挥作用（图示）：

1. 甲状腺球蛋白（Tg）在内质网中产生，被高尔基体包装在囊泡中，并被排出到滤泡腔内。
2. 碘离子（I^-）通过基底外侧 Na^+-I^- 共转运体的“**碘捕获（I^--trap）**”进入滤泡细胞，通过 I^-/Cl^- 逆向转运体从细胞进入滤泡腔。
3. 在滤泡腔内，碘离子被**甲状腺过氧化物酶（thyroid peroxidase）**氧化为碘原子，碘原子可以附着在 Tg 的酪氨酸残基上。
4. 与一个碘原子结合，将形成单碘酪氨酸（MIT），而与两个碘原子的结合将形成二碘酪氨酸（DIT），这种反应被称为碘有机化。甲状腺过氧化物酶也催化 DIT 与另一个 DIT 的结合反应，形成 T_4。一些 DIT 也会与 MIT 结合，形成 T_3。这些产物仍然保持连接在 Tg 上。
5. 含有 MIT、DIT、T_4 和 T_3 的成熟 Tg 被内吞回滤泡细胞，并以胶质形式保存（数周），直到被细胞分泌出去。
6. TSH 促进胶质中的蛋白质（Tg）水解并释放与其结合的分子：MIT 和 DIT 重新进入合成池，而 T_3 和 T_4 通过基底外侧膜进入血液。

在血液中，大部分 T_3 和 T_4 与蛋白质结合，包括白蛋白和甲状腺素结合蛋白。甲状腺素结合蛋白是血浆中储存 T_4 的仓库，T_4 只有从血浆蛋白上释放，进入靶细胞，并经历**脱碘（deiodination）**成为 T_3 后才能被活化。甲状腺素结合蛋白和 T_3、T_4 具有很高的亲和力，因此循环中“游离”的 T_3 和 T_4 数量很少，但正是这些游离激素才具有生理和临床功能。

标记合成 TH 的重要步骤：

- □ 1. 甲状腺球蛋白（Tg）分子，产生于内质网，被排出到滤泡腔内
- □ 2. 基底外侧碘捕获，碘离子运输到滤泡细胞（I^-被运输到滤泡腔）
- □ 3. 甲状腺过氧化物酶将碘离子氧化成碘原子
- □ 4. 组织化，一个碘与 Tg 上的酪氨酸结合形成 MIT，两个碘则结合形成 DIT；T_3（MIT＋DIT）和 T_4（DIT＋DIT）的形成
- □ 5. 成熟 Tg 通过内吞进入细胞进行储存
- □ 6. TSH 刺激 Tg 中的蛋白质水解，将 T_3 和 T_4 释放到血液中；MIT 和 DIT 被循环利用

标记

- □ 7. 垂体 TSH
- □ 8. 下丘脑 TRH

描绘

- □ 9. T_3 和 T_4 分泌进入血液，并通过反馈途径抑制垂体 TSH 和下丘脑 TRH 的分泌

习题答案

A. 碘

B. Na^+-I^-（碘捕获）

C. MIT（单碘酪氨酸）

D. DIT（二碘酪氨酸）

E. T_3（三碘甲腺原氨酸）

F. T_4（甲状腺素）

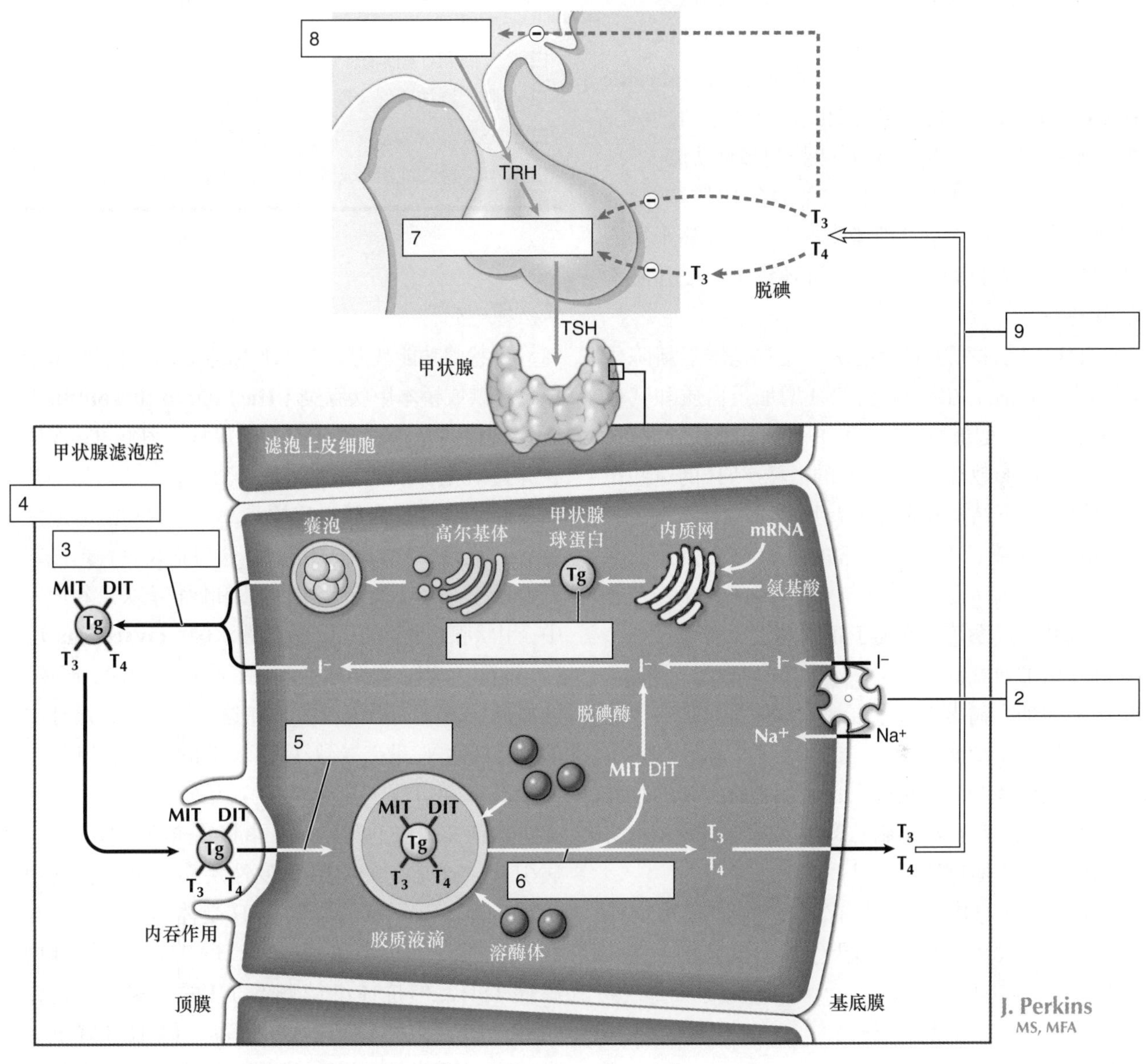

习题

A. 成熟的甲状腺球蛋白富含 ________。

B. 碘离子（I^-）通过 __________ 共转运体进入滤泡细胞。

C. 一个碘分子与 Tg 上的酪氨酸残基结合将形成 __________。

D. 两个碘分子与 Tg 上的酪氨酸残基结合将形成 __________。

E. 哪种形式的 TH 更具有生物活性？

F. 哪种形式的 TH 产量更多？

循环中的游离 T_3 和 T_4 以易化扩散的方式进入靶细胞，在细胞内，T_4 被 5′- 脱碘酶脱碘成 T_3，然后 T_3 与核 TH 受体结合，并与 **TH 反应元件（TH response element）** 形成复合物，刺激基因转录（见图示）。TH 反应元件存在于多种基因中，包括 GH 受体基因、心脏和**肌质网（sarcoplasmic reticulum）**Ca^{2+}-ATP 酶基因，以及编码 Na^+/K^+-ATP 酶亚基的基因。因此，TH 可以控制多种功能。

一般来说，正常或更低水平的 TH 具有刺激合成代谢作用，可促进其他激素的合成，而高水平的 TH 具有刺激分解代谢作用，可导致蛋白质和激素的分解。

TH 影响几乎所有的系统，通常是增强新陈代谢和生长过程。在细胞内，TH 增加蛋白质和其他激素的产生，增加 Na^+/K^+-ATP 酶和其他酶的表达，增加线粒体的数量，增加 O_2 的消耗。TH 的这些作用可以在以下结构和系统中看到：

- 骨骼和组织：有助于正常的生长发育和骨细胞增殖。
- 大脑和神经系统：有助于正常的生长发育。
- 肺：增加通气。
- 心：增加心输出量。
- 肾：增强肾功能。
- 新陈代谢：刺激食物摄入；增加脂肪细胞的脂肪分解，从而释放游离脂肪酸进入循环，减少脂肪组织；减少肌肉质量；升高体温。

由于 TH 对代谢和生长有重要影响，其分泌速率和过程的异常可能会导致严重的后果。

习题答案

A. 三碘甲腺原氨酸（T_3）

B. 核

C. 5′- 脱碘酶

D. 新陈代谢，生长

涂绘

- ☐ 1. 用箭头表示 T_3 和 T_4 从血液进入细胞，注意 T_4 在与核受体结合之前的脱碘过程
- ☐ 2. 骨骼和组织，TH 有助于其正常生长发育和骨细胞增殖
- ☐ 3. 大脑和神经系统，TH 有助于其正常的生长和发育
- ☐ 4. 肺，增加通气（箭头表示 TH 的影响）
- ☐ 5. 心脏，增加心输出量（箭头表示 TH 的影响）
- ☐ 6. 肾，肾功能增加（箭头表示 TH 的作用）

临床知识点

甲状腺功能减退，或 TH 生成减少，可能是由于饮食缺碘或**桥本甲状腺炎（Hashimoto thyroiditis）**所致。后者是一种自身免疫性疾病，其抗 Tg 或甲状腺过氧化物酶的抗体会减少 TH 的合成和分泌，最终破坏腺体。未经治疗的儿童甲状腺功能减退症可导致**克汀病（cretinism）**，这与生长发育迟缓、智力迟钝、运动神经元功能受损和便秘有关。在成人中，甲状腺功能减退会导致**黏液水肿（myxedema）**，这与脂肪沉积、非凹陷性水肿、冷不耐受性、便秘、低血压、疲劳和抑郁有关。在这些情况下，循环中的低 TH 水平都会导致 TSH 水平的升高。甲状腺功能减退症可用人工合成的 T_4 治疗。甲状腺功能亢进，或 TH 水平升高，可由格雷夫斯（Graves）病引起，这是一种自身免疫性疾病，可产生促甲状腺抗体，与甲状腺上的 TSH 受体结合，产生与 TSH 相同的生物学作用。升高的 TH 反馈抑制内源性 TSH，但抗体继续刺激 TH 的分泌。因此，Graves 病的特征是 TH 水平升高，但 TSH 降低。眼球突出可能是 Graves 病的一种症状，是由眼后方的糖蛋白和水的沉积引起的。甲巯咪唑等药物可用于抑制 TH 的合成和分泌；如果药物控制不佳，可采用放射性碘消融甲状腺或甲状腺切除，然后进行 T_4 的替代疗法。

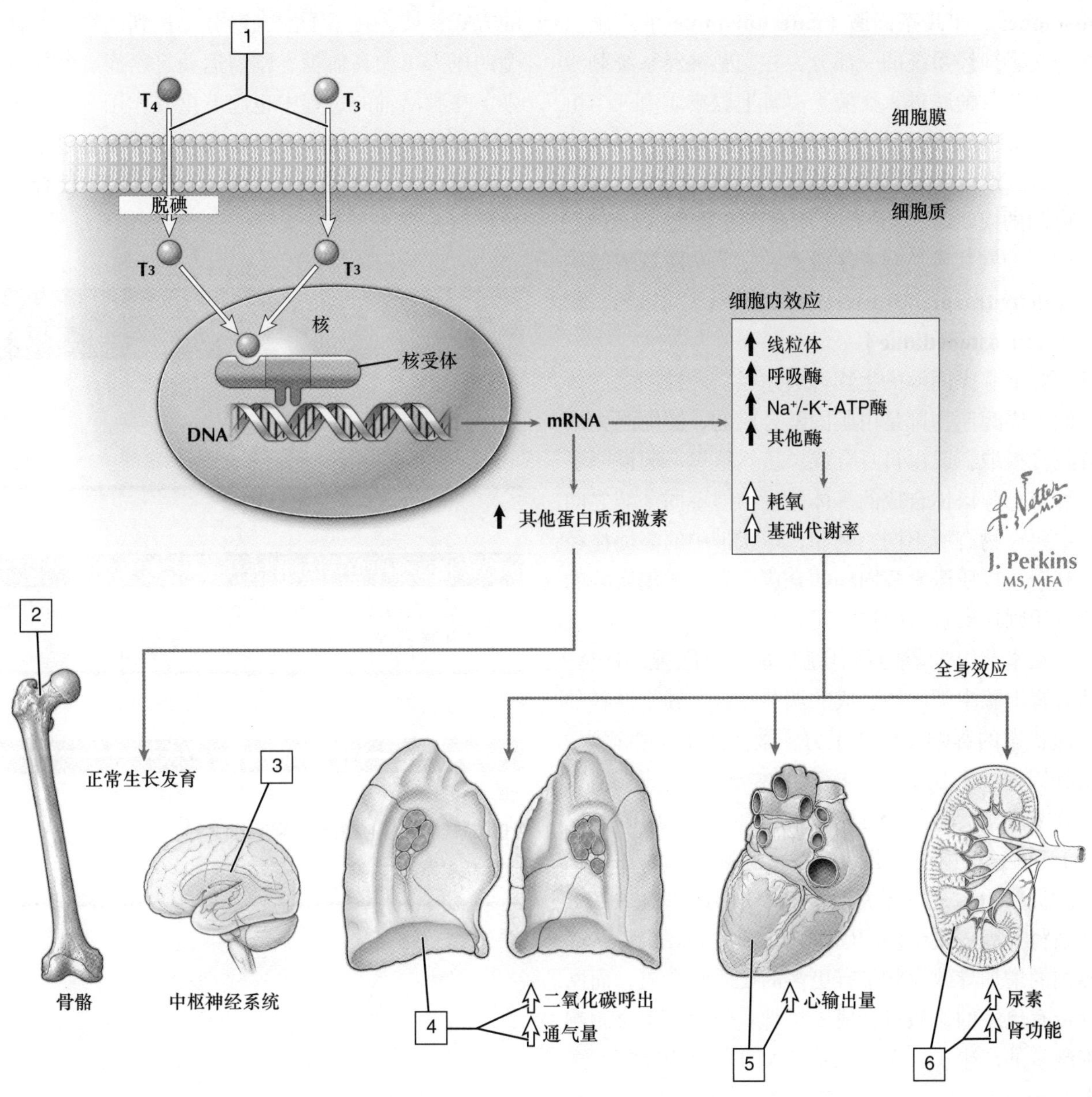

习题

A. 甲状腺激素的活性形式是 ________。

B. TH 与细胞中的 ____________ 受体结合。

C. 当甲状腺素进入细胞时，会被 __________ 脱碘。

D. 一般来说，TH 影响几乎所有细胞的 ________ 和 ____________。

7 第七节 肾上腺皮质激素

成对的肾上腺位于腹膜后间隙的肾上方，由皮质和髓质组成，分别产生**类固醇激素（steroid hormones）**和**儿茶酚胺（catecholamines）**（髓质作为交感神经系统的一部分，在交感神经系统刺激时释放儿茶酚胺进入血液）。肾上腺皮质由三个组织学分层组成：

- 外侧的球状带，产生盐皮质激素**醛固酮（aldosterone）**
- 中间的束状带，合成糖皮质激素**皮质醇（cortisol）**
- 内侧的网状带，合成雄激素，主要是**脱氢表雄酮（dehydroepiandrosterone，DHEA）**和**雄烯二酮（androstenedione）**

肾上腺类固醇的生物合成途径已经被阐明。所有的类固醇产物都是由胆固醇合成的，胆固醇则来自膳食摄取，或由自身合成。虽然这里一起说明了各种肾上腺甾体合成的具体途径，但不同区域之间的主要产物有所不同。例如，球状带中的酶促途径有利于盐皮质激素醛固酮的合成，而合成皮质醇的特定酶则在束状带中被发现。

在本节中，请注意下丘脑–垂体–肾上腺（HPA）轴对肾上腺中类固醇合成的调节。这个轴受到各种生理状态的影响，包括压力（激活此轴）和睡眠/觉醒周期。下丘脑室旁核产生由41个氨基酸组成的肽类激素促肾上腺皮质激素释放激素（CRH），由下丘脑–垂体门静脉系统携带到腺垂体，在那里刺激促肾上腺皮质激素合成和释放ACTH。ACTH刺激肾上腺皮质中的胆固醇转化为孕烯醇酮。孕烯醇酮的增加导致束状带有更多的皮质醇合成，而网状带有更多的雄激素合成（尽管其他因素也会影响雄激素的产生）。在球状带，ACTH对醛固酮的产生有允许作用；虽然ACTH对于合成醛固酮是必需的，但其合成主要受其他因素的控制。

习题答案

A. 皮质醇

B. DHEA（脱氢表雄酮），雄烯二酮

C. 孕烯醇酮

D. 皮质醇

因此，HPA轴激活的主要作用是刺激皮质醇的合成和释放。在CRH的控制下，ACTH以脉冲的方式释放，在早上醒来前分泌达到高峰。各种类型的压力（如高血糖、剧烈运动、疼痛、创伤和感染）在激活轴的过程中也起着重要作用，并伴随着皮质醇的释放。HPA轴的负反馈调节是通过垂体和下丘脑的皮质醇的长反馈和ACTH对CRH释放的短反馈完成的。

描绘HPA通路中的箭头，从刺激CRH到孕烯醇酮合成，注意刺激CRH的因素包括：

- ☐ 1. 睡眠/觉醒周期
- ☐ 2. 焦虑
- ☐ 3. 应力

描绘HPA轴上的负反馈路径中的箭头（红色）：

- ☐ 4. 从促肾上腺皮质激素到下丘脑，从皮质醇到下丘脑和腺垂体

描绘导致孕烯醇酮合成的途径：

- ☐ 5. 醛固酮
- ☐ 6. 雄激素（DHEA和雄烯二酮）
- ☐ 7. 皮质醇

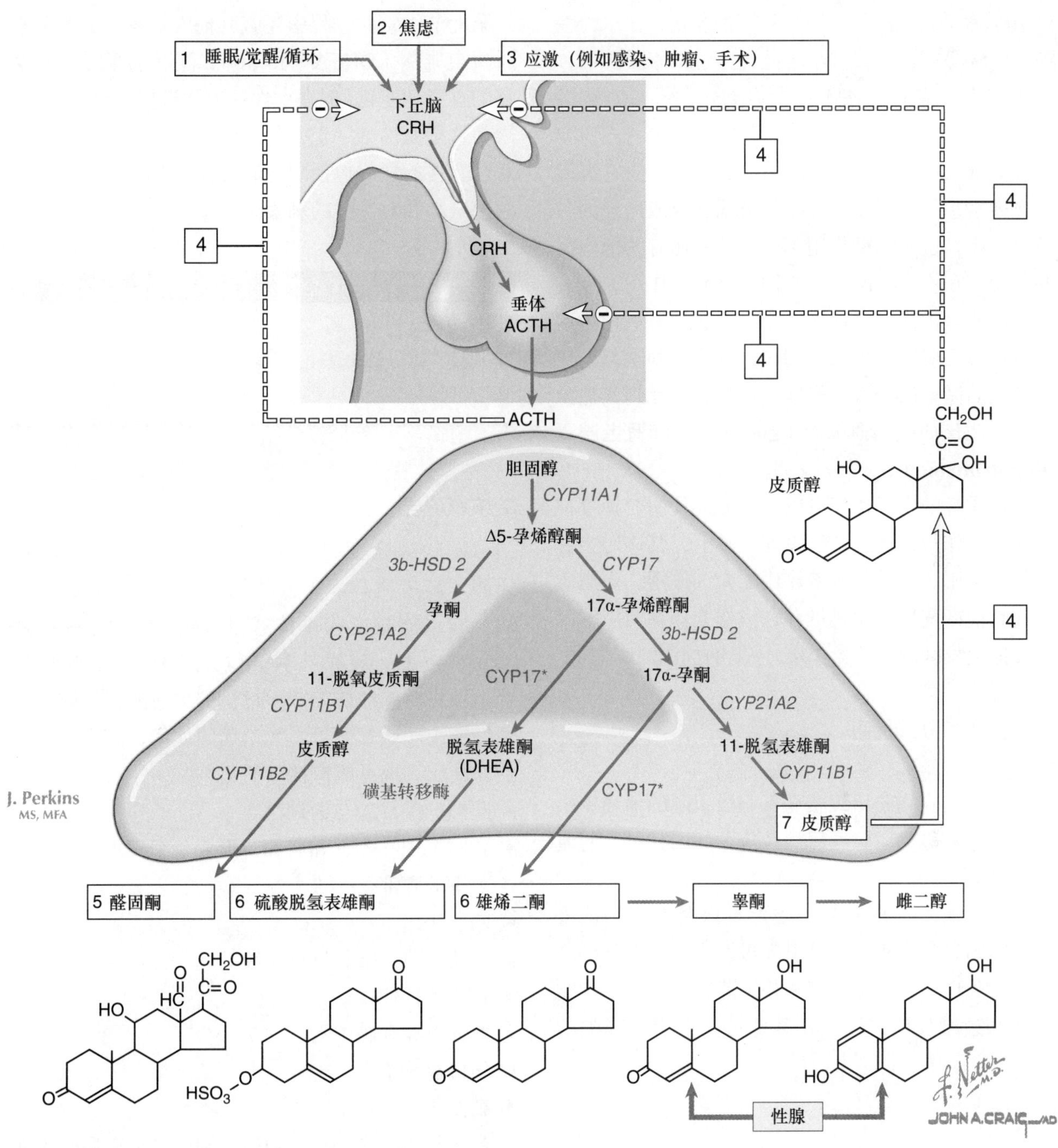

习题

A. 腺垂体释放促肾上腺皮质激素的主要作用是刺激类固醇 ________________ 的合成。

B. 网状带产生雄激素 ________________ 和 ________________。

C. 促肾上腺皮质激素作用于肾上腺皮质，导致胆固醇转化为 __________，后者是盐皮质激素、糖皮质激素和雄激素合成的共同前体。

D. ____________________ 对垂体 ACTH 释放和下丘脑 CRH 释放均产生负反馈。

7 第八节　皮质醇和肾上腺雄激素的作用

皮质醇是由肾上腺皮质束状带分泌的，这是对 HPA 轴激活的反应（见本章第七节）。作为一种类固醇激素，它具有脂溶性，通过细胞膜扩散，与靶细胞中特定的细胞质受体结合。受体–类固醇复合物进入细胞核并影响特定基因的转录。皮质醇被称为**糖皮质激素（glucocorticoid）**，因为它有提高血糖水平的作用（皮质酮为类固醇合成途径的另一种产物，也有这种作用）。皮质醇还有其他广泛的作用；在许多情况下，它们具有允许作用，这意味着皮质醇没有直接促进作用，但它是另一种激素产生生理反应所必需的。例如，皮质醇刺激与糖异生有关的激素的合成，但这一过程直接受到其他激素的刺激，如**胰高血糖素（glucagon）**和**肾上腺素（epinephrine）**。

皮质醇的广泛作用可以大致分为代谢、免疫抑制和抗炎作用；在正常的生理水平上，其作用主要是代谢作用和对其他激素作用的允许作用。当皮质醇或其他糖皮质激素过量存在或作为药物使用时，可发挥免疫抑制和抗炎作用。一般的代谢效应如下：

- 糖异生的刺激
- 蛋白质的分解代谢
- 脂肪分解
- 抑制肌肉和脂肪组织胰岛素刺激引起的葡萄糖摄取（这被称为“致糖尿病效应”，因其可引起血糖升高）

图片所示为皮质醇分泌过量以及在药物浓度上的影响。皮质醇过量可引起慢性应激或库欣综合征。在药理学上，皮质醇和相关药物可以用于抑制炎症和过敏反应，以及在某些情况下用于哮喘的治疗。

ACTH 可刺激网状带合成肾上腺雄激素（见本章第七节），此过程中还有其他因素参与。雄激素脱氢表雄酮（DHEA）和雄烯二酮有助于男孩和女孩的青春期变化，但在女性这方面有更重要的作用，因为这是女性唯一正常的雄激素来源。肾上腺雄激素对女性的影响包括阴毛的发育、皮脂腺的肥大（产生痤疮）和对性欲的刺激。

涂绘箭头，用不同颜色表示以下效果：

- ☐ 1. 抗炎
- ☐ 2. 抗过敏 / 抗免疫
- ☐ 3. 代谢

临床知识点

库欣综合征是一种与长期暴露于过量的皮质醇（高皮质醇症）或其他糖皮质激素有关的疾病。它可能是由腺垂体过量分泌 ACTH［**库欣病（Cushing disease）**，一种异位分泌 ACTH 的肿瘤］、肾上腺皮质腺瘤或癌产生过量的皮质醇或暴露于外源性糖皮质激素所致。无论病因如何，高皮质醇血症的临床表现可能包括以下几点：

- 圆形的满月脸与面颊泛红
- 脂肪沉积在颈部和肩部，形成一个“水牛背”和下垂的腹部
- 四肢变瘦
- 皮肤变薄，带有红色条纹
- 骨质疏松症
- 低钾血症和碱中毒
- 伤口愈合不良
- 高血压

诊断和治疗包括识别病因和减少高皮质醇血症的治疗。

习题答案

A. 炎症性和免疫性疾病，过敏性疾病

B. 再吸收

C. 抑制胰岛素刺激的肌肉和脂肪的葡萄糖摄取，从而提高血糖

D. 脱氢表雄酮，雄烯二酮

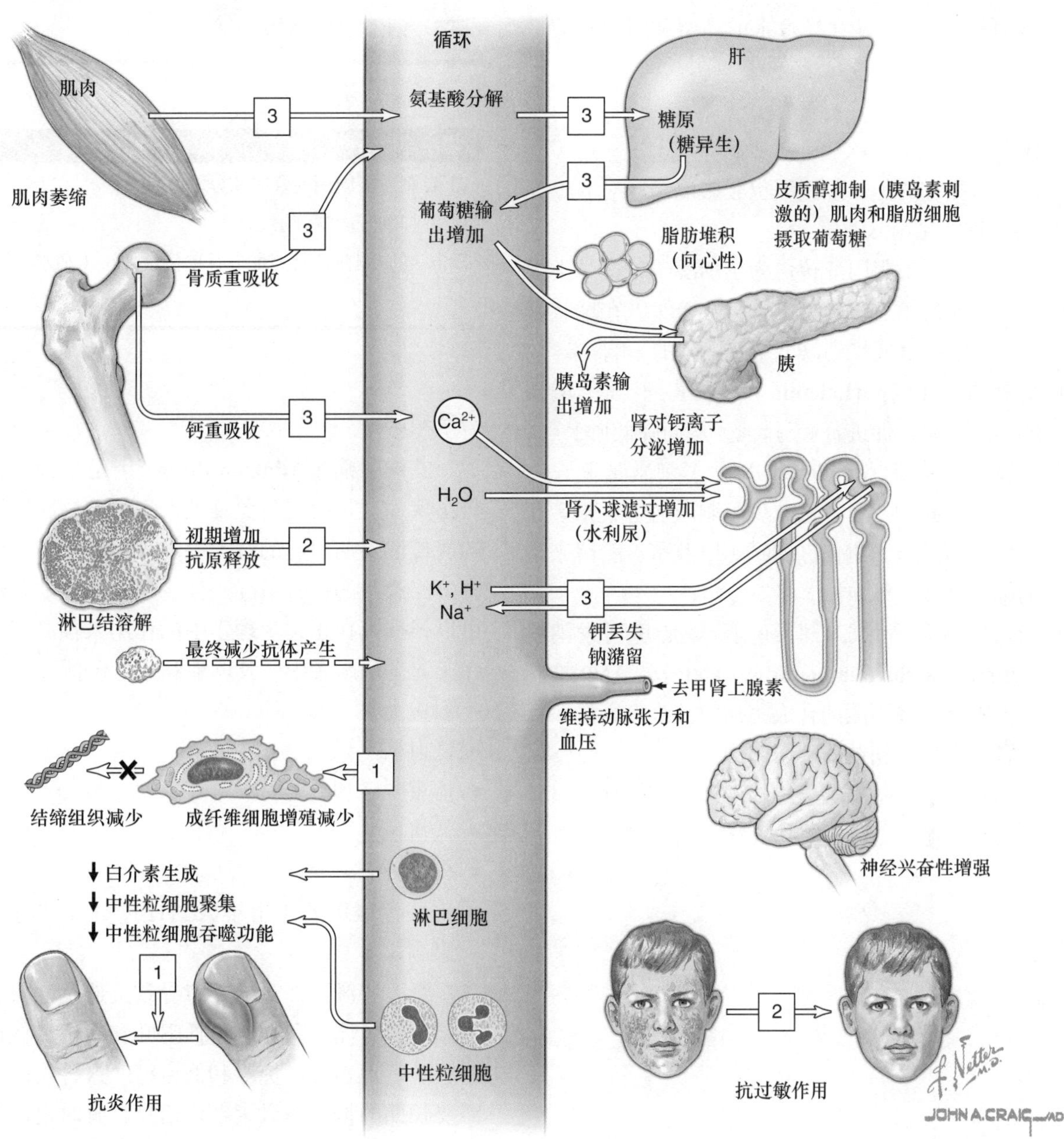

习题

A. 皮质醇和合成糖皮质激素作为药物治疗的疾病，分为 ________________ 和 ________________。

B. 过量的皮质醇可能导致骨的 ____________。

C. 皮质醇被称为“致糖尿病性”，因为它可 ________________________。

D. 由肾上腺皮质产生的可以促进青春期第二性征（特别对女孩更为重要）发育的两种类固醇激素，是 ____________ 和 ____________。

第九节 醛固酮的调节和作用

醛固酮是维持细胞外液量和钾离子稳态的重要调节因子（见第五章）。醛固酮通过作用于肾远端小管，刺激：

- Na^+的重吸收，从而导致水的潴留和细胞外液量的增多
- K^+排泄
- H^+排泄

值得注意的是，醛固酮也会影响结肠对 Na^+和 K^+的处理（见第六章）。

ACTH 刺激胆固醇转化为孕烯醇酮，这是类固醇激素合成的第一步（见本章第七节）。在球状带内，醛固酮的合成受到以下重要因素的影响：

- **高钾血症（hyperkalemia）**（血 K^+升高）增加醛固酮分泌，促进肾 K^+排泄，从而降低血 K^+。
- **血管紧张素Ⅱ（angiotensin Ⅱ）**刺激肾上腺皮质分泌醛固酮。血容量减少可刺激血管紧张素Ⅱ合成，通过醛固酮促进 Na^+（以及水）潴留来增加细胞外液（和血液）量。
- 当血容量升高时，心肌细胞释放**心房利尿钠肽（atrial natriuretic peptide，ANP）**。ANP 抑制肾上腺皮质醛固酮的合成，从而减少血容量，并对肾有直接的利钠和利尿作用。

图片所示为醛固酮分泌的生理调控机制，以及醛固酮对肾单位、肠（结肠）和其他组织的作用。

习题答案

A. Na^+，水

B. K^+（以及肾单位中的 H^+）

C. ANP

D. 血管紧张素Ⅱ

涂绘

- □ 1. 肾，注意其分泌肾素并刺激醛固酮的分泌
- □ 2. 心脏，注意其分泌的 ANP 可抑制醛固酮分泌
- □ 3. 肾上腺，醛固酮的来源

描绘与以下内容相关的箭头：

- □ 4. 刺激醛固酮的合成和分泌
- □ 5. 抑制醛固酮分泌
- □ 6. 醛固酮在结肠和远端肾单位增加钠（和水）重吸收的作用

临床知识点

艾迪生病（Addison disease）是一种罕见的内分泌疾病，是由自身免疫性疾病、结核破坏或罕见的遗传性疾病引起的肾上腺类固醇合成障碍。正如内分泌紊乱的通常情况一样，这些激素缺乏的影响可以根据其在正常生理学中的作用来预测。因此，在艾迪生病患者中，其体征和症状包括：

- 耐应力差
- 低血糖
- 体重减轻和疲劳
- 低血压
- 含盐量
- 皮肤色素沉着（由于 ACTH 过量及其对皮肤的影响）

肾上腺激素严重缺乏将导致艾迪生危象，必须急诊处理。体征和症状包括呕吐和腹泻、低血压、昏厥、意识丧失、惊厥和低血糖。这种疾病的患者需要长期的糖皮质激素替代治疗，有时也需要盐皮质激素。

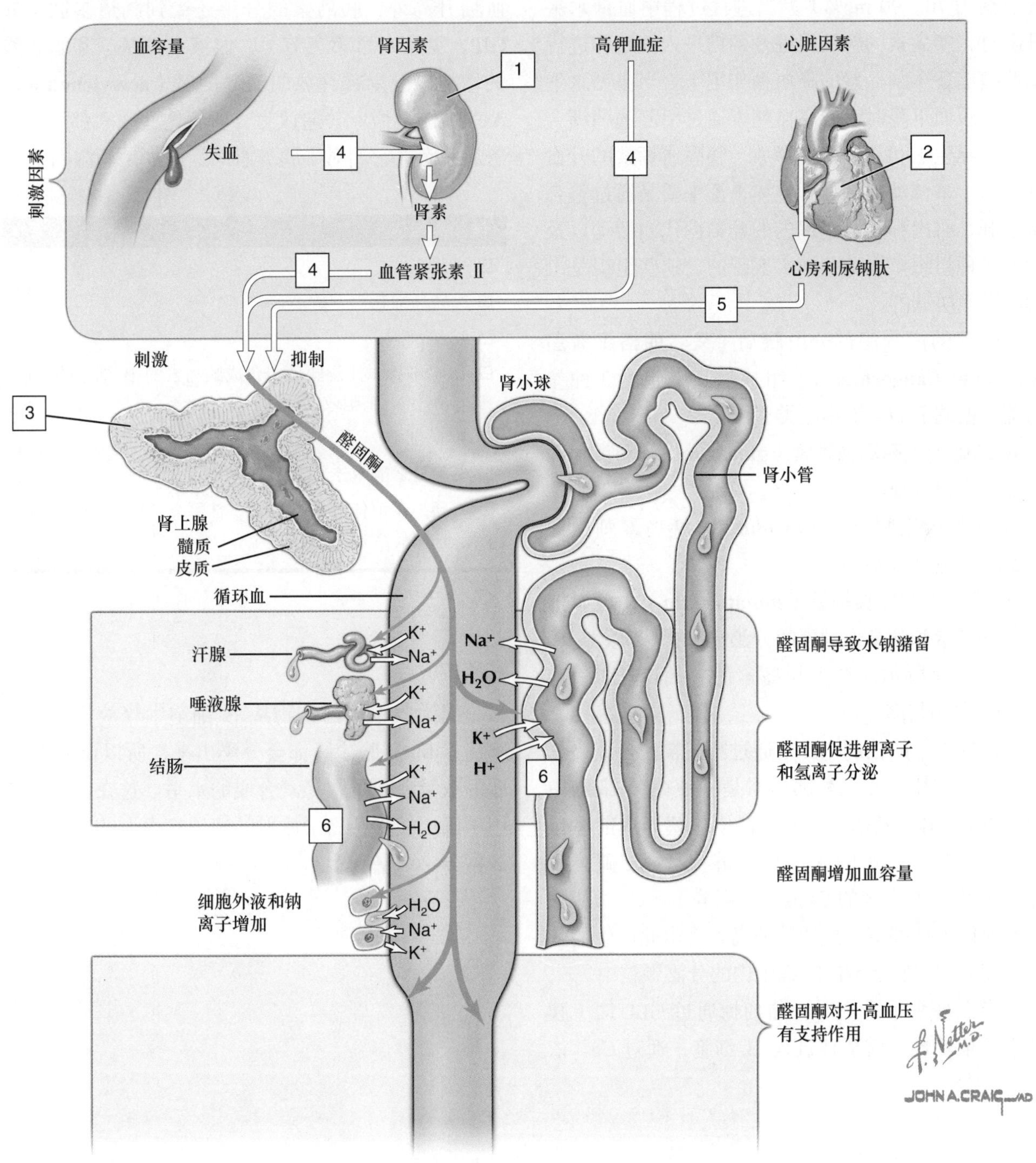

习题

A. 醛固酮作用于结肠和远端肾单位，促进 ________________ 和 ________________ 的重吸收或保留。

B. 醛固酮作用于结肠和肾单位，促进 ________________ 的排泄。

C. 肾上腺皮质球状带的醛固酮合成和分泌受到心脏产生的什么激素肽的抑制？

D. 肾上腺皮质的醛固酮合成和分泌是由肾素-血管紧张素-醛固酮系统的什么肽产物刺激的？

第十节　胰腺内分泌：胰岛和胰岛素合成

胰岛激素的主要作用是调节血中的葡萄糖（空腹血糖为 70～90 mg%）。当进食过程中血糖水平升高时，胰岛素的释放促进葡萄糖进入细胞和进行葡萄糖储备（胰岛素的降血糖作用）。当血糖水平随着空腹而下降时，胰高血糖素通过引起葡萄糖合成（糖异生）和从储备中释放（胰高血糖素的升血糖作用）来调动葡萄糖。整体平衡主要是通过整合位于肝、肌肉和脂肪组织内的葡萄糖代谢活动以及调节各种组织摄取葡萄糖来实现的，这些组织是由胰岛激素协调的。

胰腺的内分泌部分由胰岛［又名**朗格汉斯岛**（**islets of Langerhans**）］组成，其中包含 3 种参与葡萄糖调节的关键细胞类型：

- α 细胞产生**胰高血糖素**（**glucagon**），动员葡萄糖储存进入血液。
- β 细胞产生**胰岛素**（**insulin**），胰岛素刺激葡萄糖运输到细胞中。
- δ 细胞产生**生长抑素**（**somatostatin**），可以抑制胰岛素和胰高血糖素的分泌（通过调节反应）。

如图片所示，产生胰岛素的 β 细胞比 α 和 δ 细胞要多得多。

血糖水平的控制主要是通过胰岛素的合成、分泌和发挥作用实现的。胰岛素是一种在 β 细胞中形成的含 51 个氨基酸的肽类激素。胰岛素前体包含活性胰岛素分子的 A 链和 B 链（通过二硫键桥连接）及一个连接的 C- 肽（C 部分）。C- 肽从胰岛素前体中被裂解形成活性胰岛素，由此产生的胰岛素和 C- 肽被包装在 β 细胞内的分泌颗粒中。

当血糖水平升高时，葡萄糖通过 GLUT2（胰岛素不依赖性）转运体进入 β 细胞，通过 Ca^{2+} 依赖的机制刺激胰岛素和 C- 肽分泌到血液中。除了血糖升高外，胰岛素的分泌还受到肠道多肽（如 GIP，见第六章第三节）、血液中氨基酸和脂肪酸的增加以及局部释放的**乙酰胆碱**（**acetylcholine, ACh**）的刺激。普遍认为，所有这些因素都反映了餐后状态，它们对于胰岛素的释放都是刺激因素。

涂绘和标记

- ☐ 1. 腺泡
- ☐ 2. 胰岛细胞
- ☐ 3. α 细胞
- ☐ 4. β 细胞，注意胰岛中合成胰岛素的 β 细胞的数量多于 α 细胞或 δ 细胞
- ☐ 5. δ 细胞
- ☐ 6. 胰岛素前体分子的 A 链
- ☐ 7. 胰岛素前体分子的 B 链，注意 C- 肽被裂解产生活性胰岛素

临床知识点

因为当颗粒内容物从 β 细胞中释放出来时，胰岛素和 C- 肽片段都会分泌出来，所以血液中 C- 肽的数量反映了胰岛素合成的水平。这在临床上被用于确定接受胰岛素注射的糖尿病患者的内源性胰岛素分泌水平。

习题答案

A. α 细胞，β 细胞，δ 细胞

B. A，B，C- 肽

C. C- 肽

D. 胰岛素，C- 肽

第十节　胰腺内分泌：胰岛和胰岛素合成

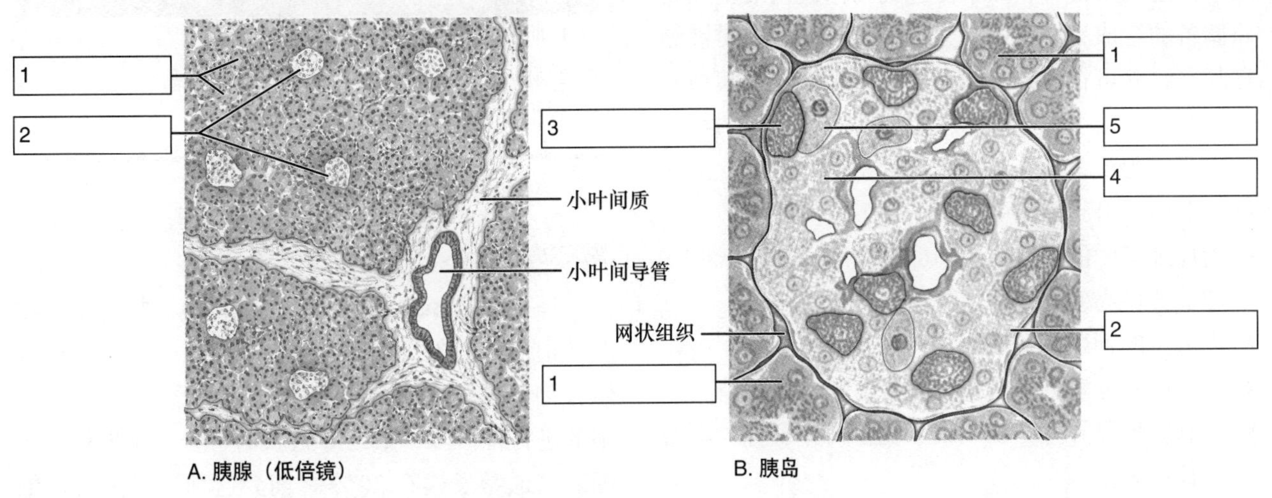

A. 胰腺（低倍镜）　B. 胰岛

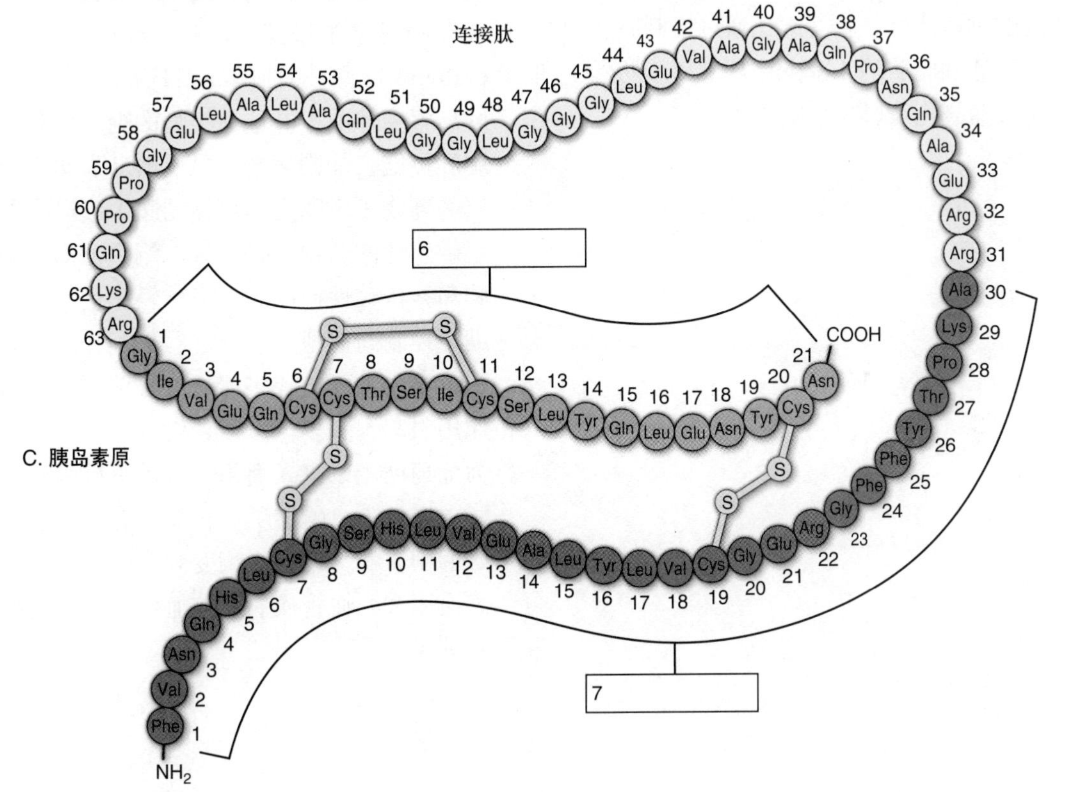

C. 胰岛素原

习题

A. 胰岛的主要内分泌细胞类型是 ________、________ 和 __________。

B. 胰岛素前体分子由 ____ 链、_____ 链和 __________ 组成。

C. 活性胰岛素分子是通过切割胰岛素前体来去除 _______________ 而产生的。

D. β 细胞的分泌颗粒中同时含有 ________ 和 __________。

第十一节　胰腺内分泌：胰岛素的作用

胰岛素被认为是一种“**燃料储备（fuel storage）**”激素，总的来说，胰岛素促进葡萄糖进入细胞和糖原储备的合成，减少脂肪分解，确保营养物质被储存起来，并可在两餐之间提供给组织使用。胰岛素受体在大多数组织上表达，但肝、肌肉和脂肪组织是主要的靶组织。当胰岛素与其受体结合时，会通过以下作用引起降血糖效应：

- 增加细胞膜的 GLUT4 转运体（胰岛素依赖性），使葡萄糖高效地进入细胞。
- 用过量的葡萄糖合成糖原，以供储备。
- 抑制糖原分解，即从糖原储备中释放葡萄糖。
- 抑制肝糖原异生（由非碳水化合物分子合成新的葡萄糖）。

当胰腺释放胰岛素时，所有以上因素都有助于血糖浓度的迅速降低。胰岛素还通过抑制脂肪组织中的激素敏感性脂肪酶（减少循环游离脂肪酸）和抑制脂肪酸的氧化来影响脂质代谢。

涂绘和标记下列器官，注意胰岛素促进这些组织中“燃料储备”的机制：

- □ 1. 肌肉
- □ 2. 肝
- □ 3. 脂肪组织

临床知识点

糖尿病（diabetes mellitus）是一种胰岛素功能受损而导致的高血糖疾病。1 型糖尿病是胰岛素依赖型糖尿病，通过自身免疫攻击导致胰腺 β 细胞的进行性破坏，最终导致胰岛素分泌减少和高血糖。这通常发生在 20 岁之前。这种情况需要仔细监测，并通过终生注射胰岛素来治疗。2 型糖尿病，或**非胰岛素依赖型糖尿病（non-insulin-dependent diabetes）**，是一种胰岛素抵抗，导致靶组织上的胰岛素受体减少。这一类型的糖尿病有遗传因素，肥胖可能会加剧病情。虽然胰岛素和增加胰岛素分泌的药物（磺脲类和麦格列胺）或提高组织对胰岛素敏感性的药物（噻唑烷二酮类）都被用于治疗非胰岛素依赖性糖尿病，但减轻体重和增加运动也有助于控制高血糖。

高血糖可导致多尿（由肾单位内葡萄糖的渗透作用引起）、多饮（以补偿尿液损失）、多食（因为葡萄糖难以进入组织，饥饿感被刺激）和代谢性酸中毒（来自酮酸）。长期没有得到治疗或疗效不好的糖尿病与视网膜病变和失明、肾病和肾衰竭、高血压和心血管疾病、脑血管疾病和周围血管疾病有关。

习题答案

A. 进入，合成，减少

B. 低血糖效应

C. GLUT4（一种胰岛素依赖性转运体）

D. 抑制脂肪组织中的激素敏感性脂肪酶和脂肪酸的氧化

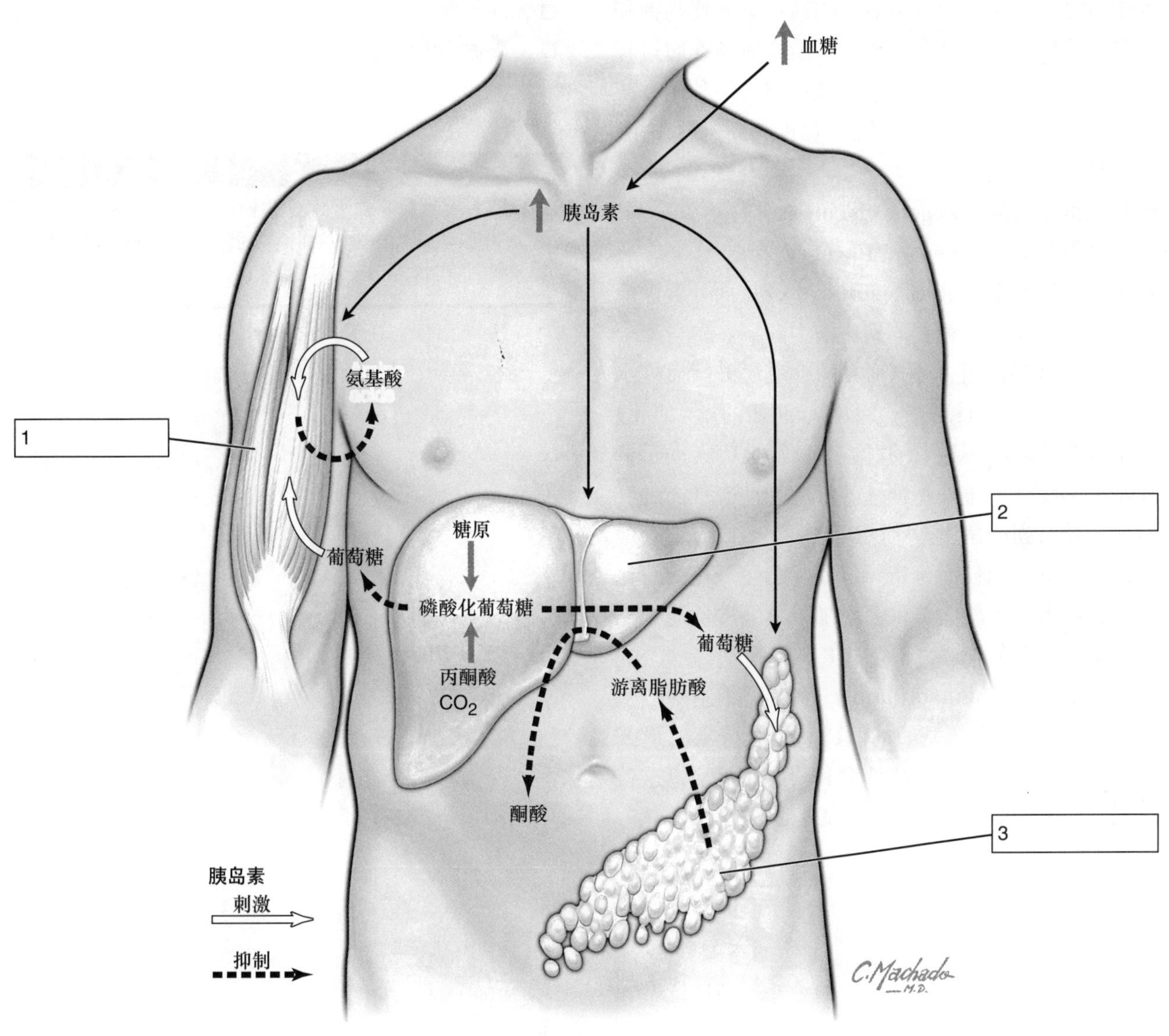

习题

A. 胰岛素促进葡萄糖 _______ 细胞，促进糖原储备的 _________ 和 ________ 脂肪分解。

B. 胰岛素与其受体的结合对血糖水平有什么影响？

C. 胰岛素增加了哪种类型的葡萄糖转运体？

D. 胰岛素对脂质代谢有什么影响？

第十二节　胰腺内分泌：胰高血糖素和生长抑素的作用

胰高血糖素（glucagon）是一种由 α 细胞合成的含有 29 个氨基酸的肽类激素，主要在低血糖水平时分泌。它的分泌被血液中高水平的葡萄糖和脂肪酸所抑制。与胰岛素相反，胰高血糖素通过释放葡萄糖到血液中来促进细胞能量储备的利用。胰高血糖素可影响各种酶的活性，促进其高血糖作用，主要是在肝中进行：

- 抑制**肝糖酵解（hepatic glycolysis）**。
- 增加**肝糖异生（hepatic gluconeogenesis）**。
- 增加**糖原分解（glycogenolysis）**，从而分解糖原储备，导致葡萄糖释放到血液中。

通过这些作用，胰高血糖素会迅速升高血糖水平。此外，胰高血糖素还可增加脂肪酸的 β- 氧化。在正常两餐之间不进食的时候，胰高血糖素动员葡萄糖与胰岛素促进葡萄糖进入细胞是动态平衡的。然而，长时间的禁食时，胰高血糖素效应占主导地位，糖原储存消耗后，糖异生和脂肪酸氧化的占比很高，后者产生的酮体将会增加身体的酸负荷（见第五章第十九节）。

生长抑素（somatostatin）是在 δ 细胞中产生的一种含有 14 个氨基酸的肽，它以旁分泌的形式作用于胰岛，同时抑制胰岛素和胰高血糖素，这就增加了一个能够调节血糖水平的控制机制。

涂绘和标记

- ☐ 1. 肌肉
- ☐ 2. 肝
- ☐ 3. 脂肪组织

描绘

- ☐ 4. 箭头表示胰高血糖素分解糖原、蛋白质和脂质的“燃料动员”作用，从而释放葡萄糖、氨基酸、脂肪酸和酮酸到血液中，以满足代谢需求

习题答案

A. α

B. 低

C. 刺激

D. 生长抑素

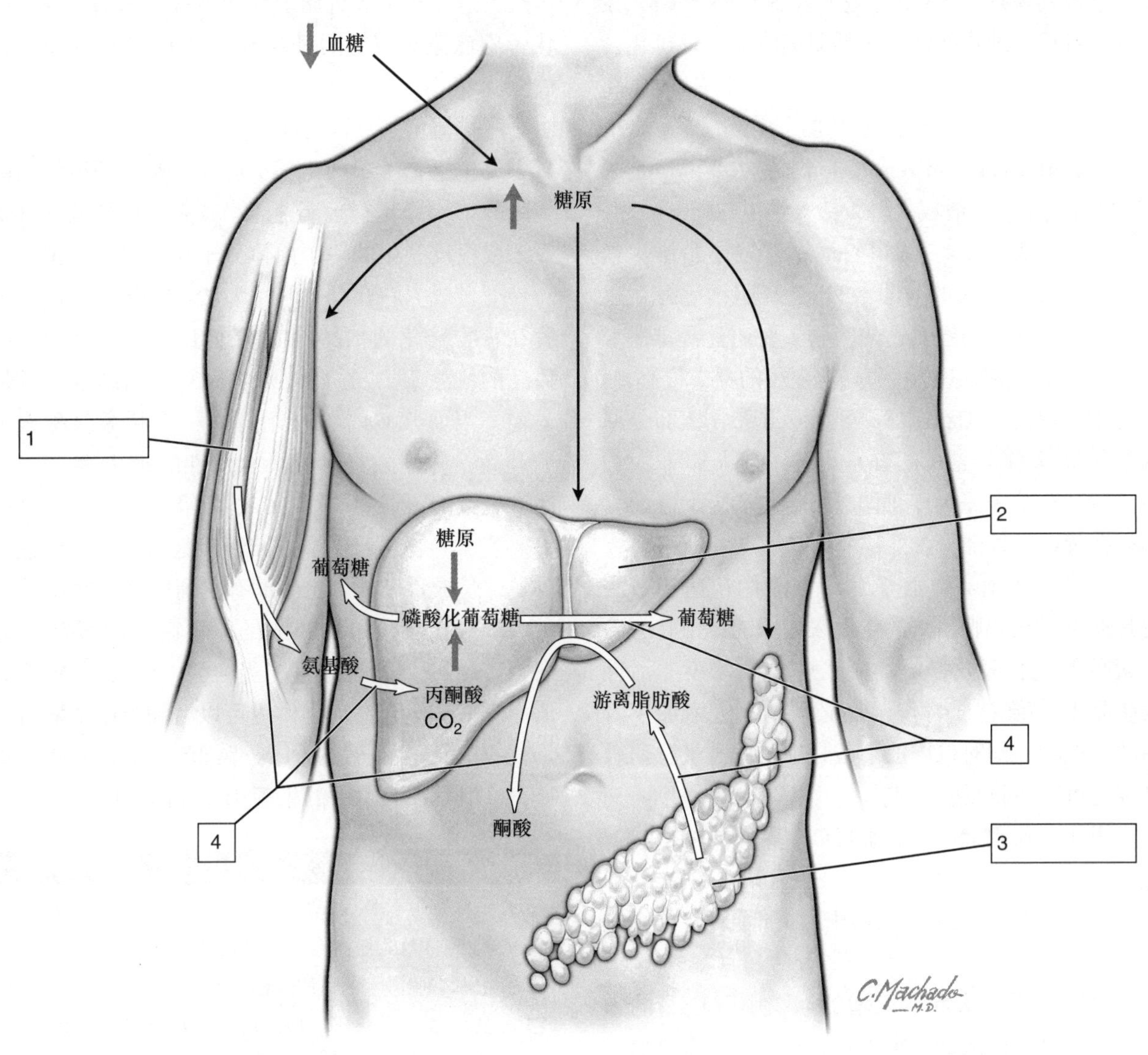

习题

A. 胰高血糖素是在胰岛的 ______ 细胞中合成的。

B. 胰高血糖素随 _______ 血糖水平的升高而释放。

C. 胰高血糖素与其受体的结合 ___________ 肝糖原分解。

D. _________（激素）同时抑制胰岛素和胰高血糖素的分泌。

第十三节　激素对钙的调节

血液中的钙以游离 Ca^{2+}（60%）和蛋白质结合钙（40%）的形式存在。血液中的游离钙离子浓度被严格控制在约 9 mg/dL。这种控制反映了 Ca^{2+} 在一系列过程中的重要性，包括肌肉收缩、骨矿化、神经冲动传导和细胞分泌过程。血浆钙水平异常（高或低钙血症）会产生潜在的严重后果。

钙调节（calcium regulation）的主要部位是肠道、肾和骨骼。一般成人每天摄入约 1000 mg 的钙，并吸收其中大约 1/4。肠道 Ca^{2+} 的吸收是由维生素 D 的活性形式催化的，即 1,25- 二羟胆钙化醇，也称为骨化三醇。肠道对钙的吸收主要通过肾排泄来平衡，以维持稳态（汗液和其他途径的损失很小）。在肾中，滤过的 Ca^{2+} 中有 98% 被重吸收，部分原因是甲状旁腺激素（PTH）的作用。人体中大约 99% 的钙储存在骨中，而大量未参与成骨的 Ca^{2+} 储存在骨的类骨部分。类骨中的 Ca^{2+} 可用于成骨，也可重新进入血浆。血浆 Ca^{2+} 浓度的快速调节主要是通过甲状旁腺激素的作用来完成的，甲状旁腺激素可促进骨吸收，增加血浆中 Ca^{2+} 浓度。活性维生素 D 对维持成骨作用是必需的，它增加了骨中的钙沉积，同时也增加了破骨细胞的数量，而破骨细胞可以重新吸收骨质。

甲状旁腺激素是调节血浆 Ca^{2+} 最重要的激素。它由甲状旁腺的主细胞合成，在血浆 Ca^{2+} 浓度下降时以较高的速率释放，作用于骨骼和肾，提高血浆 Ca^{2+} 浓度：

- 在肾中，甲状旁腺激素增加远端小管 Ca^{2+} 的重吸收，抑制磷酸盐的重吸收，从而迅速恢复血浆 Ca^{2+} 浓度。
- 在肾中，甲状旁腺激素还刺激维生素 D 的活化（1,25- 二羟胆钙化醇，或骨化三醇）。
- 在骨骼中，甲状旁腺激素通过骨溶解增加骨吸收，导致 Ca^{2+} 释放到血液中。

甲状旁腺激素的长期升高也会导致破骨细胞的增殖，进一步引起骨质疏松和破骨。总的来说，甲状旁腺激素可导致骨质疏松，使 Ca^{2+} 和磷酸盐释放到血浆中。血浆 Ca^{2+} 浓度升高，但血浆磷酸盐由于肾排泄增加反而有所减少。

维生素 D（胆钙化醇）可以看作一种被修饰的类固醇结构，具有激素功能；其来源包括从饮食中摄入或由皮肤中的一个前体分子在阳光中的紫外线介导下合成。它在肝中转化为 25- 羟维生素 D_3，随后在肾中转化为 1,25-$(OH)_2$- 维生素 D_3。这种具有活性的维生素 D_3 在血液中与血浆蛋白结合而携带运输。当血浆 Ca^{2+} 浓度下降时，甲状旁腺激素水平升高，并刺激肾形成具有活性的维生素 D_3。活性维生素 D_3 促进肠道对 Ca^{2+} 的吸收（见第六章第十七节）。它还通过增加破骨细胞的数量来促进骨重塑，是成骨和破骨之间动态平衡所必需的物质。

降钙素（calcitonin）是一种由甲状腺滤泡旁细胞产生的多肽类激素，当血浆 Ca^{2+} 升高时就会被释放。虽然它在动物体内可以增加肾中磷酸盐和 Ca^{2+} 的排泄，并通过减少破骨细胞的活性来减少骨吸收，但其在人类中的生理相关性尚不确定。

描绘使用不同颜色的箭头：

- □ 1. 活性维生素 D_3［1,25-$(OH)_2$- 维生素 D_3］的合成途径
- □ 2. 1,25-$(OH)_2$- 维生素 D_3 的作用途径
- □ 3. 甲状旁腺激素的作用途径
- □ 4. 低血浆 Ca^{2+} 水平（如图所示）对肾甲状旁腺激素释放和活性维生素 D_3 合成的刺激作用
- □ 5. 高血浆 Ca^{2+} 水平对甲状旁腺激素和活性维生素 D_3 合成的抑制作用，以及高磷酸盐水平对活性维生素 D_3 合成的抑制作用（如图所示）

习题答案

A. 1,25-$(OH)_2$- 维生素 D_3（骨化三醇）

B. Ca^{2+}，磷酸盐

C. 25-(OH)- 维生素 D_3 的羟基化反应形成 1,25-$(OH)_2$- 维生素 D_3

D. 骨溶解

E. 破骨细胞

临床知识点

骨质疏松症是一种以骨密度丧失和骨脆性增加为特征的疾病，是老年人骨折最常见的原因。预防和治疗的措施包括定期锻炼、充足的钙摄入量、补充维生素 D 和各种药物。由于雌激素水平较低，绝经后的妇女更容易罹患骨质疏松症；甲状腺功能亢进和甲状旁腺功能亢进也都与骨质疏松症相关。

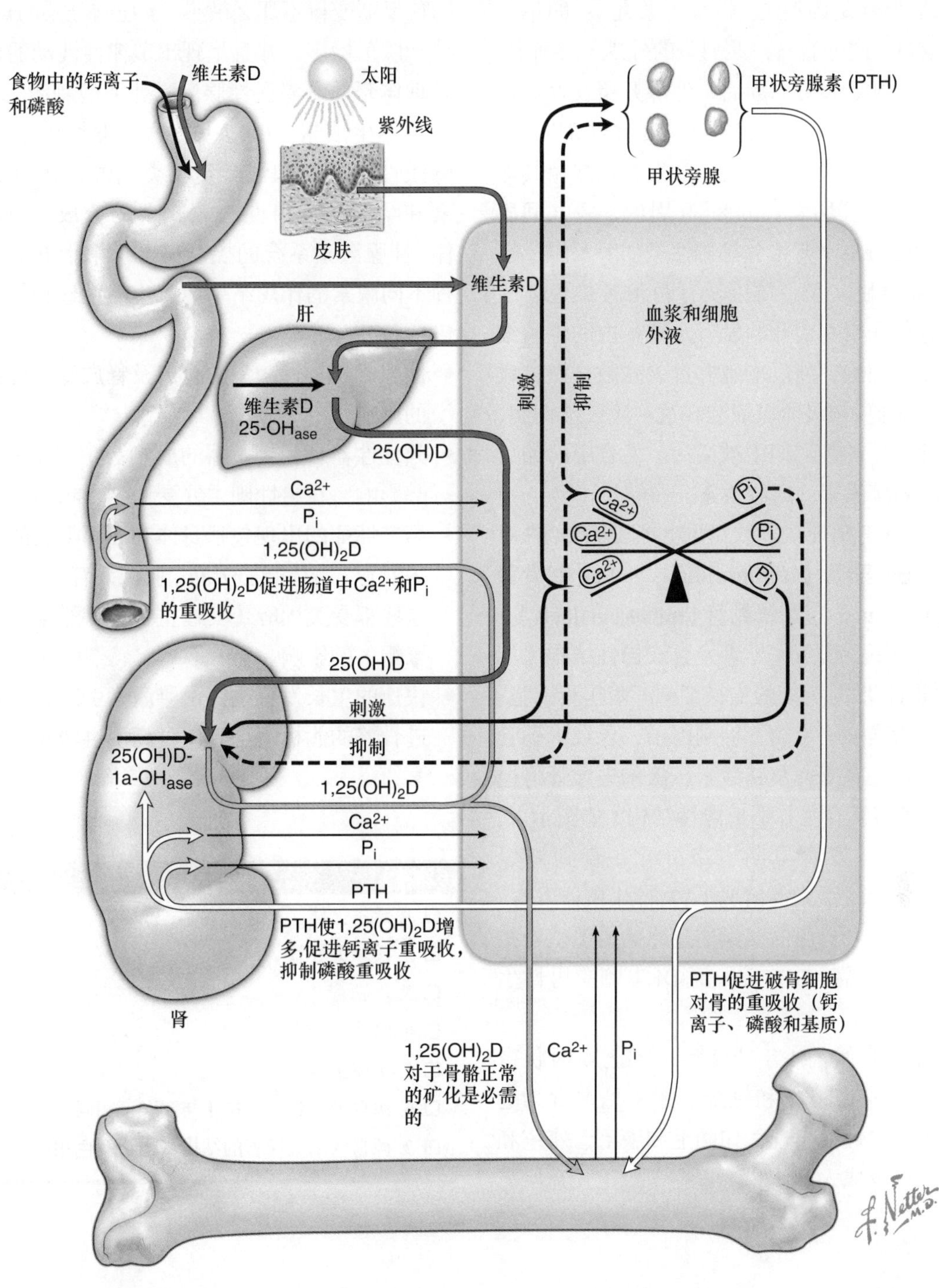

习题

A. 维生素 D 的活性形式是 ____________________。

B. 在肾中，甲状旁腺激素刺激 ________________ 的重吸收，抑制 ____________________ 的重吸收。

C. 甲状旁腺激素在肾中的第三个作用是刺激 ____________________。

D. 在血浆 Ca^{2+} 的急性调节中，甲状旁腺激素通过 ____________ 过程增加骨吸收，导致 Ca^{2+} 释放到血液中。

E. 甲状旁腺激素的长期升高会导致 ________________ 的增殖，进一步导致骨质疏松。

第十四节　胎儿和青春期的生殖系统发育及性别特征

一个人的性别可以根据遗传性别（XX女性基因型 vs. XY男性基因型）、性腺（睾丸 vs. 卵巢）和表型（“女性”的外观 vs. “男性”的外观）来确定。如图片所示，胚胎发育5周后，性腺开始发育。在男性胎儿中，未分化的性腺在Y染色体*SRY*基因的控制下发育成睾丸（睾丸的完全发育也涉及其他几个基因）。在胚胎发育的8～9周内，睾丸**间质细胞（Leydig cells）**开始分泌雄性类固醇睾酮。在没有SRY基因和Y染色体以及有两条X染色体的情况下，卵巢在第9周开始发育。卵巢内的生殖细胞发育成卵原细胞，然后增殖并进入减数分裂，成为初级卵母细胞。初级卵母细胞在这一阶段被抑制，直到在青春期后的性周期中被激活。发育中的卵巢产生女性类固醇激素，即雌激素。

在性腺发育开始之前，两性都发育出两对导管：**沃尔夫导管（wolffian ducts）**［或**中肾管（mesonephric ducts）**］和**米勒管（müllerian ducts）**。在睾酮的控制下，沃尔夫导管发育成男性结构（如图示）；同时，胎儿睾丸的支持细胞（塞托利细胞）分泌糖蛋白激素——米勒管抑制因子，导致米勒管的退化。如果没有睾丸及其激素，沃尔夫导管将退化，米勒管则持续存在并形成雌性结构（如图示）。

外生殖器在发育早期也未分化，直到妊娠9～10周。在没有雄激素的情况下，女性生殖器发育。在男性中，由睾丸分泌的睾酮通过原始的生殖器结构转化为双氢睾酮（DHT），而DHT刺激男性生殖器的发育。

在青春期开始前1年或2年，肾上腺网状带开始产生雄激素DHEA和雄烯二酮（见本章第七节），导致第二性征出现，如阴毛和腋毛、痤疮和油性皮肤，以及成人的体味。青春期的正式开始与下丘脑和腺垂体的成熟有关。随着下丘脑对性激素的负反馈变得不那么敏感，下丘脑分泌的GnRH（一种十肽）增多，并且呈现出节律性波动的模式。随后垂体开始分泌促性腺激素［卵泡刺激素（FSH）和黄体生成素（LH）］。这些促性腺激素进一步刺激性腺成熟和性激素（类固醇，在女性为雌激素和孕酮，在男性为睾酮）的合成。下丘脑-垂体-性腺激素系统的控制见本章第十五节。作为各种不同激素的作用结果而产生的生理和解剖学变化包括：

- 性腺成熟和性激素的合成及释放受到促性腺激素的影响。
- 其他性器官和生殖器的成熟，在女性主要受雌二醇影响，在男性则主要受睾酮影响。
- 第二性征的出现包括身体和面部毛发的分布、乳房发育、身体脂肪分布、肌肉发育和音调的变化，这些都受类固醇（女性主要是雌激素，男性则为睾酮）的影响。
- 快速的生长发育主要由雌激素引起，后者最终促进骨骼的骺板闭合，使身高不再增长。

涂绘

- ☐ 1. 沃尔夫体
- ☐ 2. 沃尔夫导管
- ☐ 3. 米勒管
- ☐ 4. 膀胱
- ☐ 5. 泌尿生殖窦
- ☐ 6. 源自米勒管的结构（与3颜色相同）
- ☐ 7. 源自沃尔夫导管的结构（与2颜色相同）

习题答案

A. Y，SRY

B. 睾酮，双氢睾酮

C. 米勒管

D. 肾上腺雄激素（脱氢表雄酮和雄烯二酮）

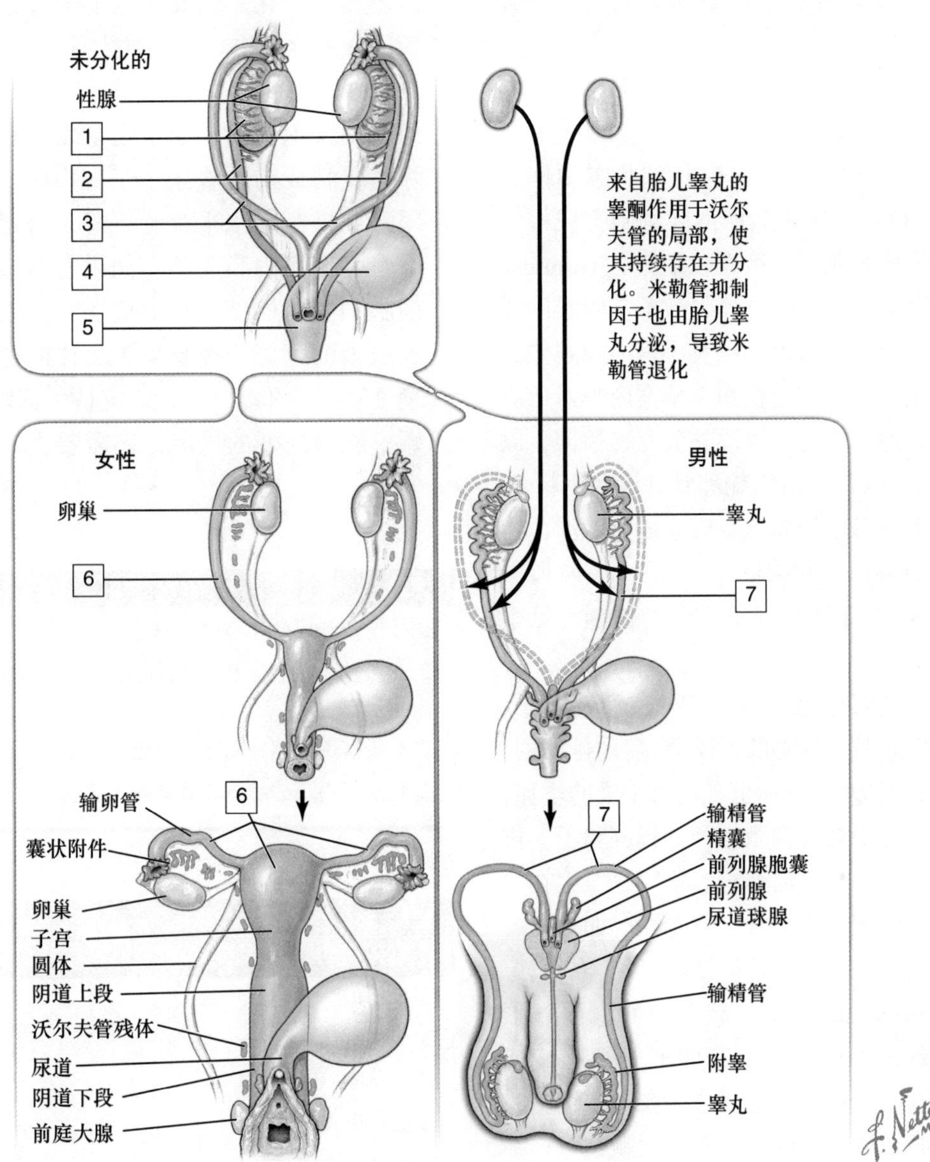

习题

A. 在 ____________ 染色体上的 _______ 基因存在时，未分化的性腺变成了睾丸。

B. 男性生殖器的发育主要是由于 ___________ 分泌的影响，在它产生这种影响之前就会转化为 ________________。

C. 输卵管、卵巢和子宫均由 __________________ 形成。

D. 第二性征的早期发育如阴毛的出现等，是由 ___________________________ 引起的。

第十五节　月经周期和女性生殖内分泌

在青春期后期，女孩出现初潮，这是月经周期的开始。除非怀孕时中断，月经周期将一直持续到更年期。女性月经周期平均为 28 天，包括 3 个阶段（见图示）：

- 卵泡期或增殖期开始于月经周期的第 1 天，即 DAY 1。月经通常持续 3～5 天。与此同时，FSH 使一些原始卵泡从原本停止的状态中恢复继续成熟的过程。LH 刺激卵泡膜细胞合成雄激素，雄激素在 FSH 刺激下被**颗粒细胞（granulosa cells）**转化为雌二醇。雌二醇刺激子宫内膜的增殖（此时，月经已经结束）以及子宫内膜腺体和螺旋动脉的生长，这使受精卵在子宫内膜着床成为可能。雌二醇还能促使宫颈黏液变得稀薄，以便精子进入子宫（继而进入输卵管并在此受精）。最终，某一个发育中的卵泡变成了成熟卵泡［**格拉夫卵泡（graafian follicle）**］。在这一阶段，下丘脑-垂体-性腺轴受到负反馈的控制（见本章第十六节）。
- 在卵泡期接近结束时，雌二醇上升到一个高水平，并触发对促性腺激素分泌的正反馈，启动排卵期。正反馈导致 LH 激增，FSH 也有相对少量的增加，从而在大约月经中期时刺激排卵，释放卵子。排出的卵子会被纤毛扫进输卵管。排卵只发生在一侧卵巢，左右两侧卵巢每月交替排卵。如果只有一侧卵巢，则该卵巢每个月都排卵。
- 在**黄体期（luteal phase）**，破裂的卵泡内卷形成**黄体（corpus luteum）**。其卵泡膜细胞变成卵泡膜黄体细胞，颗粒细胞变成颗粒黄体细胞，卵泡内膜细胞会继续产生雄激素，而颗粒黄体细胞则产生孕酮、抑制素及少量雌二醇。内分泌轴也恢复为负反馈控制（见本章第十六节）。在孕酮的持续控制下，子宫内膜的分泌和增殖继续出现相应变化。因此，这个阶段也被称为分泌期。宫颈分泌物变得更加黏稠，这使得精子难以进入子宫。为了顺利怀孕，卵子必须在排卵后的一两天内受精。受精通常发生在输卵管内。除非受精成功并着床于子宫内膜，否则最终类固醇和抑制素水平都会下降，月经再次开始，增殖的子宫内膜脱落。如果着床成功，胚胎样细胞和胎盘样细胞将形成胎盘，人绒毛膜促性腺激素的分泌“挽救”了黄体的退化。黄体持续分泌孕酮和雌二醇，以支持子宫内膜增殖和妊娠。随着妊娠的进展，还需要进一步的内分泌变化。

涂绘

- ☐ 1. 发育和成熟卵泡中的卵子
- ☐ 2. 黄体（黄色，中心用红色表示成熟卵泡破裂导致出血）
- ☐ 3. 子宫内膜螺旋动脉（红色）
- ☐ 4. 子宫内膜的静脉和静脉湖（蓝色）

描绘显示激素水平的图表，注意这些激素如何随卵巢和子宫内膜的变化而波动：

- ☐ 5. LH
- ☐ 6. FSH
- ☐ 7. 孕酮
- ☐ 8. 雌激素
- ☐ 9. 抑制素

习题答案

A. 孕酮

B. LH，FSH，排卵

C. 黄体期

D. 月经初潮

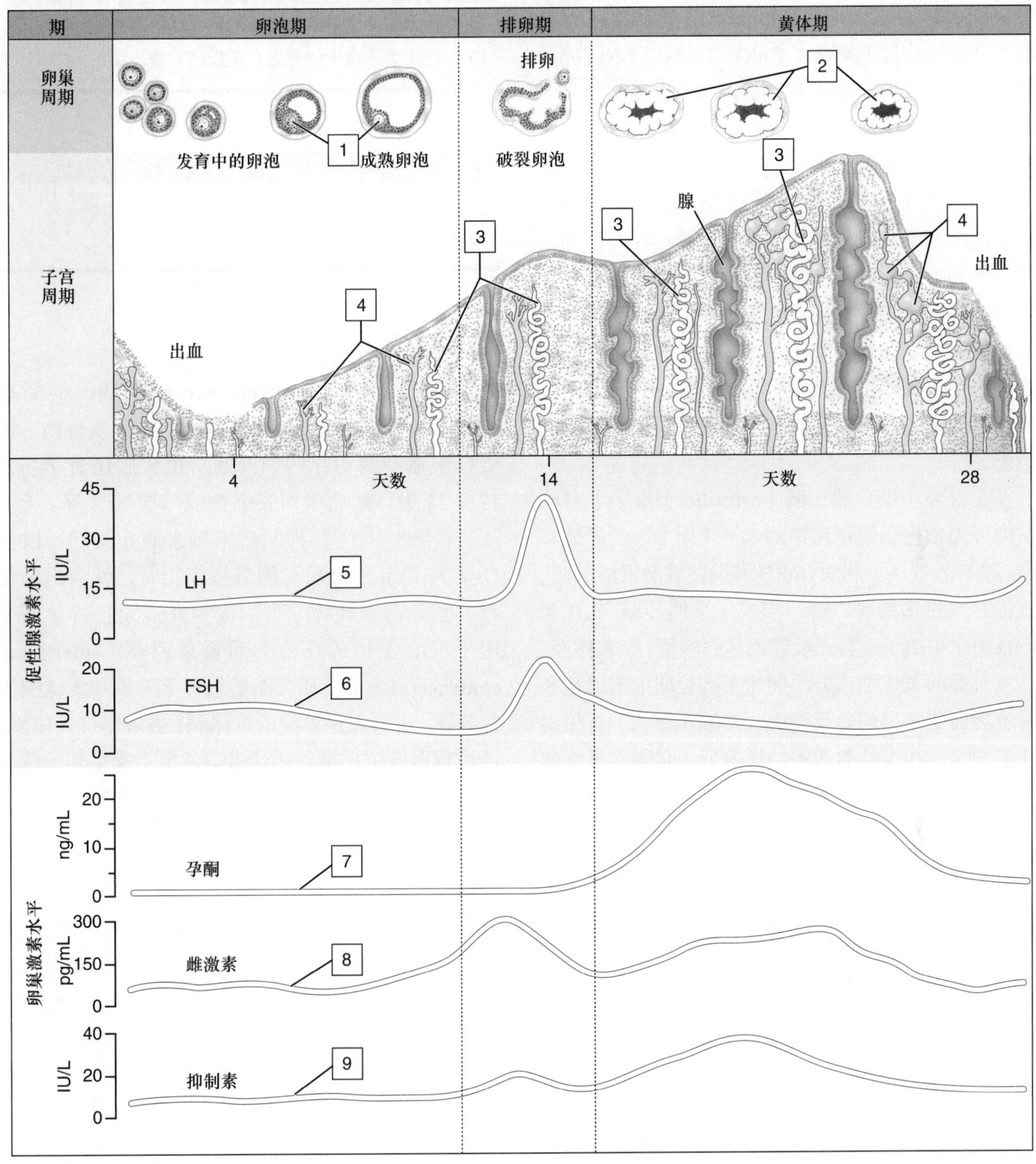

习题

A. 子宫内膜维持在增殖状态主要是 ________________ 作用的结果。

B. 高水平雌二醇的正反馈导致 ____________ 和 ____________ 的产生激增，从而发生 ______________。

C. 月经周期的分泌期与 ________________ 同义。

D. 女性第一次出现月经的时间被称为 ________________。

第十六节　成年女性内分泌系统的调节

在育龄女性中，内分泌系统最终由下丘脑调节，在那里 GnRH 由特殊的促性腺激素神经元合成，并在正中隆起释放。GnRH 扩散到垂体门静脉系统，并被带到腺垂体（见图 A 和本章第一节）。腺垂体的促性腺激素通过释放 LH 和 FSH 来响应 GnRH。促性腺激素对卵巢的作用导致卵泡发育和卵泡期雌激素合成（本节和第十五节图片）；颗粒细胞的抑制素合成和分泌也受到刺激。在卵泡期，雌二醇和抑制素对轴产生负反馈，雌激素抑制下丘脑对 GnRH 的合成和释放，腺垂体促性腺激素释放促性腺激素（LH 和 FSH）；抑制素抑制促性腺激素对 FSH 的释放。请注意，A 图是一个复合图，显示了发生在月经周期的卵泡期或黄体期的负反馈系统。

在月经中期，**雌二醇（estradiol）**水平上升到在内分泌轴内引起正反馈的水平（图 B）。具体来说，雌二醇进一步刺激 GnRH 和促性腺激素的分泌，从而合成更多的雌二醇，形成正反馈环路。LH 和 FSH 的水平由于这种正反馈而达到峰值，导致排卵。

月经的黄体期或分泌期始于破裂卵泡的退化和系统转向更常见的负反馈内分泌轴（图 A）。值得注意的是，在促性腺激素的影响下，孕酮水平大幅上升，雌二醇的上升幅度较小（本章第十五节）。两种类固醇对 GnRH 和促性腺激素的分泌产生负反馈；颗粒细胞产生的抑制素对 FSH 分泌有更具体的抑制作用。

习题答案

A. 卵泡刺激素（FSH）

B. 孕酮，雌二醇

C. 雌二醇

D. 黄体生成素（LH）

描绘

- □ 1. 箭头表示激素的负反馈效应（红色）
- □ 2. 箭头表示激素的刺激和正反馈效应（绿色）

涂绘

- □ 3. 下丘脑
- □ 4. 垂体前叶

临床知识点

口服避孕药（oral contraceptive pills）通常是雌激素和黄体酮（类似孕酮的药物）的复合物。接受口服避孕药治疗的妇女通常每天服用避孕药，持续 21 天，然后服用安慰剂或停服避孕药 7 天。通过外源性类固醇抑制激素轴来防止排卵（以及怀孕）；当 21 天后类固醇被停用时，就会出现月经。紧急避孕药物（事后避孕丸或紧急避孕药）用于没有保护的性行为后**紧急避孕（emergency contraception）**，其可能是包含雌激素和黄体酮的复合物，也可以是单纯的黄体酮，或者是抗黄体酮，通过延迟或防止排卵达到避孕效果（这是外源性激素的效应或是药物作用于内分泌轴的结果）。

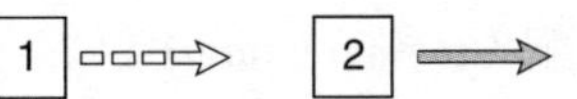

A.负反馈通路

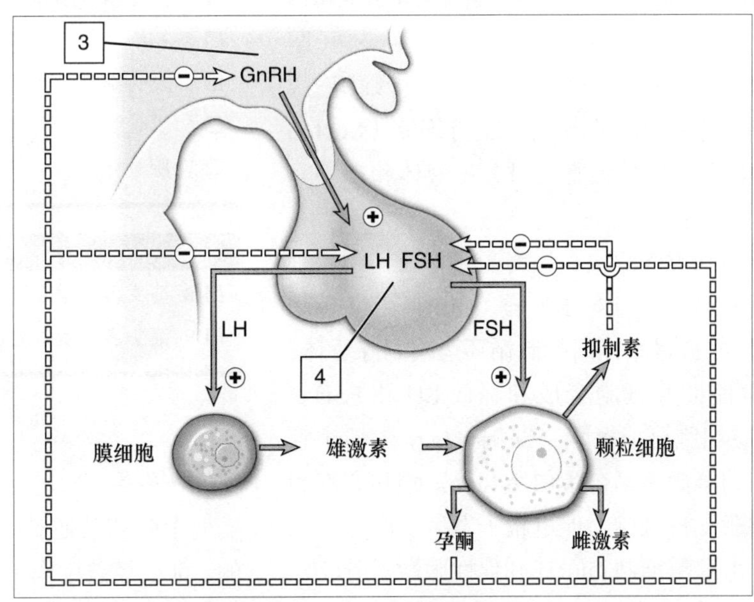

B.正反馈通路

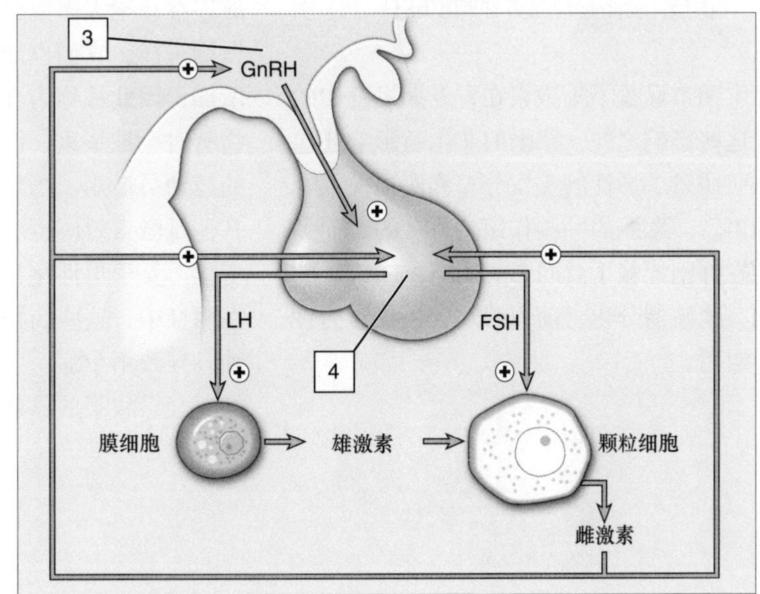

J. Perkins
MS, MFA

习题

A. 抑制素对 ________________ 的分泌产生负反馈。

B. 在月经黄体期，____________ 和 ___________ 对 GnRH 形成负反馈。

C. 下丘脑-垂体-卵巢轴的正反馈是由高水平的 ______________ 激素形成的。

D. 大约在月经中期，排卵最直接的原因是 ______________ 的激增。

第十七节 男性生殖内分泌学

与女性卵巢产生成熟的卵子和女性类固醇类似，男性睾丸是**精子发生**（**spermatogenesis**）的部位，并可合成男性激素**睾酮**（**testosterone**）。精子发生出现在睾丸复杂的**生精小管**（**seminiferous tubules**）内，这些小管之间的间质细胞产生睾酮（图A）。在小管内壁中，精原细胞-原代精母细胞-次级精母细胞-精子细胞的分化与**支持细胞**（**Sertoli cells**）密切相关，支持细胞通过分泌液体和多种方式来支持这一过程。

精子发生和类固醇生成最终受到下丘脑和腺垂体的调节（图C）。与女性一样，GnRH由下丘脑神经元分泌，并通过垂体门静脉循环运输到腺垂体，在那里刺激促性腺细胞合成和释放LH和FSH。LH刺激间质细胞合成睾酮，睾酮与位于生精小管上支持细胞的雄激素结合蛋白结合；睾酮和卵泡刺激素一起刺激支持细胞，促进精子发生。内分泌轴的负反馈是由睾酮抑制GnRH和促性腺激素分泌，以及抑制素（由支持细胞合成）抑制FSH分泌引起的。

本章第十四节涵盖了雄激素在青春期发育中的作用。除了这些影响之外，睾酮的非生殖影响还包括增加骨骼肌质量、男性的头发分布和谢顶模式，以及低沉的声音。睾酮的一些作用是直接的，而另一些作用的发挥则依赖于其向二氢睾酮（DHT）的转化。例如，生殖器分化、前列腺发育生长、男性头发分布和谢顶。

涂绘

- □ 1. 睾丸间质细胞
- □ 2. 生精小管
- □ 3. 次级精母细胞
- □ 4. 初级精母细胞
- □ 5. 支持细胞
- □ 6. 下丘脑
- □ 7. 腺垂体

描绘

- □ 8. 箭头表示激素的刺激作用（绿色）
- □ 9. 箭头表示激素的负反馈效应（红色）

临床知识点

睾酮和其他雄激素，不管是天然产生还是合成的，都已经被用作兴奋剂，即提高运动成绩的药物，故现在在绝大多数运动中都被禁止使用。像内源性睾酮一样，它们也能促进骨骼肌的生长和肌肉力量增加，因此被称为合成代谢类固醇。因此，这些药物有时会被举重、健美、美式足球、棒球以及其他的运动员滥用。当然，随着机体的合成代谢作用，其他雄激素效应也会发生，包括各种身体和情绪的变化。女子男性化是由合成代谢类固醇引起的，而在两性中，这些药物的存在都抑制了内源性内分泌轴，导致不孕症、睾丸或卵巢萎缩和其他影响。可能还会导致某些癌症以及心脏病的发病率和死亡事件的增加。

习题答案

A. 促性腺激素释放激素，促性腺激素

B. 间质细胞，支持细胞

C. 抑制GnRH、促性腺激素和睾酮的分泌

D. 双氢睾酮（DHT）

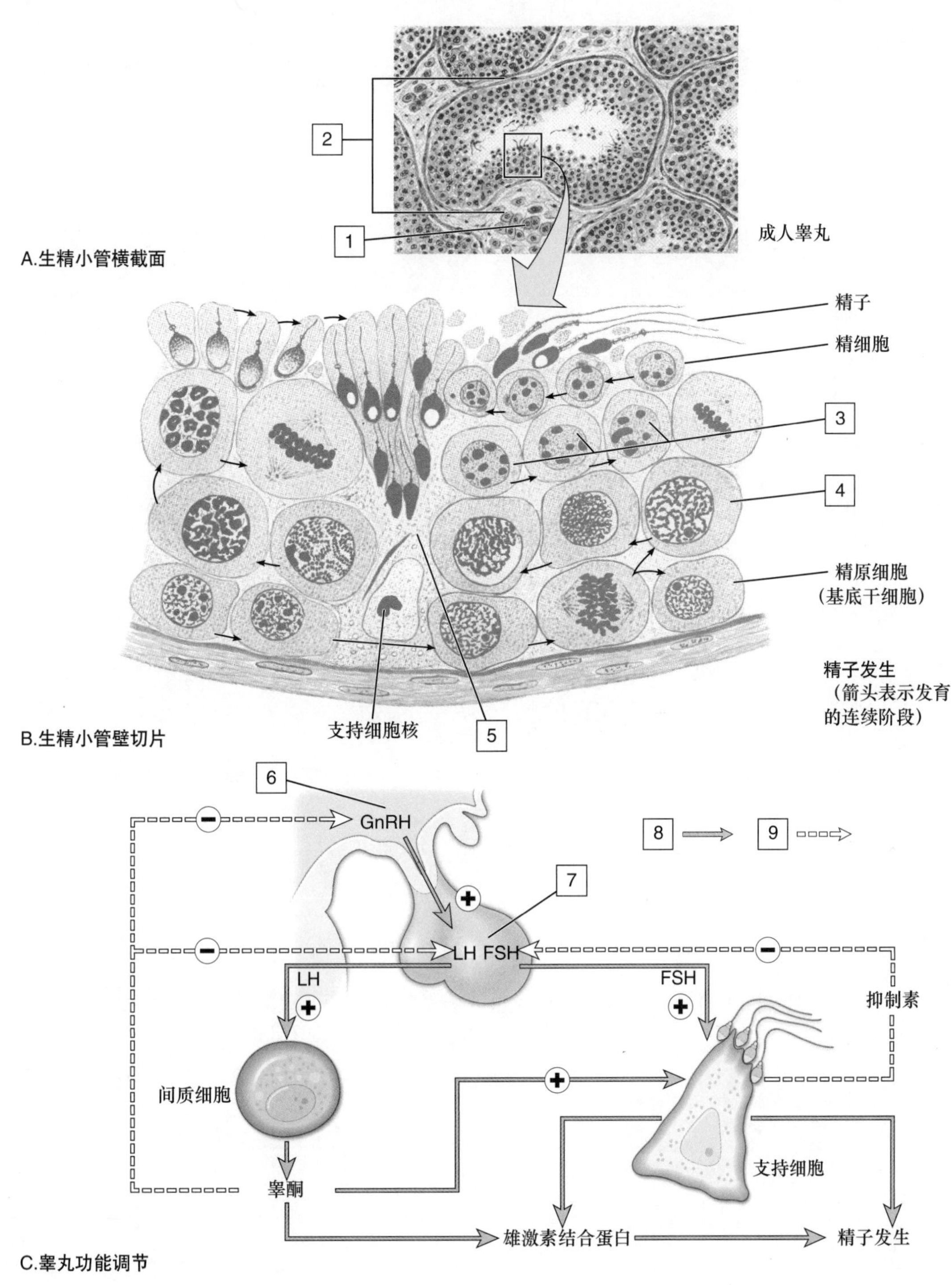

习题

A. 睾酮抑制 ________ 和 ________________ 的分泌。

B. 由 __________ 合成的睾酮与生精小管中 __________ 上的雄激素结合蛋白结合。

C. 使用含有雄激素的兴奋剂对男性生殖激素轴有什么影响?

D. 睾酮的某些活性作用的发挥需要其被靶细胞转化为 ________________。